Für meine Mutter

Es war, als lebte sie ein halbes Leben,
das an keinem Ort ganz vollständig war.

Sofía Segovia,
Das Flüstern der Bienen

PROLOG

Johanna, Den Haag 2013

Den Mantel eng an mich gepresst, drückte ich mich auf einen freien Platz in der letzten Reihe. Hier hinten war gut. Hier blieb ich unbemerkt. Niemand würde meine Tränen sehen, falls sie kamen, und ich könnte während der Verhandlung kurz hinausgehen, ohne zu stören.

Der Raum war brechend voll, das versammelte Publikum mir von meinen früheren humanitären Einsätzen engstens vertraut. Journalisten vor aufgestellten Kameras, Diplomaten und Repräsentanten internationaler Organisationen in dunklen Anzügen, dazwischen Vertreter von NGOs in Jeans und Sweatshirt. Einen Augenblick lang dachte ich wehmütig an diese Zeit zurück. Als ich noch brannte für das, was ich tat. Als Julian noch da war und mein Leben voller Möglichkeiten.

Die Luft im Zuschauerraum war warm und von leisem Gemurmel erfüllt. Ich hörte Englisch, ein wenig Französisch und zwischendurch liberianisches Kreol. Jemand räusperte sich, irgendwo raschelte Papier.

Ich wusste nicht, was mich erwartete und wie ich darauf reagieren würde. Aber ich kannte mich. Das unruhige Klopfen zwischen meinen Rippen, die kalten Hände, das Ziehen im Bauch. Vorboten des Schmerzes, der tief in mir saß, wie ein Gefangener, jederzeit bereit auszubrechen.

Mein Blick wanderte zu der dicken Glaswand, die den Zuschauerbereich vom Verhandlungssaal trennte. Schusssicheres Panzerglas, hatte ich gelesen. Auch die dickste Wand würde mein Herz nicht schützen können.

Dahinter erstreckte sich der Gerichtssaal, ein riesiger, fensterloser Quader. Elsas Reich. Neonröhren erleuchteten das schlichte, sandfarbene Dekor. Alles wirkte weit weg, unwirklich. Die hohen Wände mit den Glasschlitzen, hinter denen sich die Dolmetscher auf einen langen Arbeitstag vorbereiteten; die erhöhte Tischreihe für die Richter; die beiden Fahnen mit dem Emblem des Gerichtshofes.

Nichts an der neutralbeigen Atmosphäre des Saals ließ die Brutalität der Worte vermuten, die hier in wenigen Minuten gesprochen werden würden. Fröstelnd presste ich die Arme fester an den weichen Stoff meines Mantels.

Einen solchen Fall habe es noch nie gegeben, hatte ich während der Taxifahrt hierher im Radio gehört. Es ging um die Aufarbeitung des Bürgerkriegs in Liberia, aber das wusste ich natürlich. Zum ersten Mal stand ein ehemaliger Kindersoldat vor Gericht, zum ersten Mal umfasste ein Fall achtzig Anklagepunkte, und zum ersten Mal wurde jemand eines Verbrechens bezichtigt, das an ihm selbst begangen worden war: Rekrutierung und Einsatz von Kindersoldaten.

Die Schlagzeilen über den Prozess waren wie wilde Hunde. Von überall her sprangen sie mich an. Aus den Kurznachrichten auf meinem iPhone, den Zeitungen im Frühstücksraum meines Hotels, dem Fernseher auf meinem Zimmer. Selbst wenn ich gewollt hätte, wäre ich ihnen nicht entkommen.

Ich *wollte* ihnen nicht entkommen. Nicht heute. Schließlich war ich wegen Elsa hier.

Elsas erster Prozess am Internationalen Strafgerichtshof, dachte ich bewegt, während ich meine kalten Finger aneinanderrieb. Jahrelang hatte sie auf diesen Moment hingearbeitet. Und jahrelang hatte ich auf diesen Moment gewartet, auf die Chance, ihr wieder näherkommen zu dürfen.

Vor rund einem Monat rief sie mich aus heiterem Himmel an und bat mich, der Verhandlung beizuwohnen: »Niemand kennt die damaligen Zustände in Liberia so gut wie du, Mutter.«

Hinter ihrer Bitte steckte selbstverständlich ein anderer Grund. Sie wollte mir zeigen, was für eine gute Strafverteidigerin sie geworden war. Dass sie es geschafft hatte. Ich war stolz auf sie, dankbar für ihren Anruf. Nach einer langen Zeit, in der sie sich immer mehr von mir distanziert hatte, durfte ich endlich wieder an ihrem Leben teilhaben. In freudiger Erwartung, sie zu sehen, nahm ich mir ein paar Tage Urlaub und setzte mich ins Flugzeug nach Amsterdam. Wegen eines Termins in New York, der nicht zu verschieben war, konnte ich erst zum zweiten Verhandlungstag erscheinen. Aber das war nicht weiter schlimm, ich hatte die Eröffnung in den Medien mitverfolgt.

Die Begrüßung am Flughafen holte mich auf den Boden der Realität zurück. Kühl und förmlich trat Elsa mir entgegen, ihre Umarmung war steif, als begrüßte sie eine Fremde. Sie hatte abgenommen und sah müde aus. Ob sie genug aß? Ich versuchte, mir meine Sorge und Enttäuschung nicht anmerken zu lassen. Wollte ihr Zeit geben, sich wieder an mich zu gewöhnen.

Noch während wir auf den Ausgang zusteuerten, erklärte sie, dass sie ein Hotel für mich gebucht hatte. Ihre Wohnung sei zu klein, sie brauche ihren wenigen Platz, ihren Schlaf. Es störte mich nicht. Im Gegenteil, ich verstand ihre Ausflüchte, teilte ihre Angst vor der plötzlichen Nähe.

Ich wollte alles verstehen. Alles richtig machen. Und trotzdem konnte ich mich nicht mit ihrer Rolle als Strafverteidigerin abfinden. Schon während des Fluges hatte ich an nichts anderes gedacht. Meine Tochter verteidigte einen Menschen, der Mord, Sklaverei und Vergewaltigung zu verantworten hatte. Das war ihr Job als Strafverteidigerin, als Teil eines funktionierenden Rechtsstaats, und in jedem anderen Fall hätte ich das unbedingt befürwortet.

Aber es ging um Liberia. Mit diesem Land verband ich zutiefst Persönliches, das ich mit niemandem teilen konnte, vor allem nicht mit Elsa. Bilder, die mich verfolgten, und eine Schuld, so groß und unvorstellbar, dass ich fast daran zerbrochen wäre.

»Vergiss nicht, dass mein Mandant selbst als Kind entführt und versklavt worden ist«, betonte Elsa während der Zugfahrt von Amsterdam nach Den Haag, als ahnte sie, was in mir vorging.

Sie war davon überzeugt, dass der Angeklagte nicht bestraft werden durfte für Taten, deren Opfer er selbst gewesen war.

Ich sagte nichts dazu, versuchte, meine Gedanken zu ordnen. Es hinzunehmen.

Ich hatte nur meine Erinnerungen. Elsa hingegen hatte sich monatelang intensiv mit dem Fall beschäftigt und besaß Informationen, über die sie nicht sprechen durfte. »Er hat nur das getan, wozu man ihn gezwungen hat.«

So war sie eben – unvoreingenommen und empathisch. Jede Seite habe ein Recht, gehört zu werden, sagte sie immer. Sie dafür zu kritisieren, stand mir nicht zu. Es war ihr Leben. Ihre Karriere. Es war richtig. Und dennoch …

Die Frau neben mir fingerte an der Spracheinstellung ihres Kopfhörers herum. Plötzlich sprangen zwei junge Männer, die in der ersten Stuhlreihe gesessen hatten, auf und schlugen mit den Fäusten gegen das Panzerglas. »Massenmörder«, rief der Größere von ihnen, »Sklavenhalter«, der andere. Ihr Protest dauerte nur wenige Augenblicke, dann erschienen bewaffnete Sicherheitsmitarbeiter und geleiteten die Männer nach draußen.

Unter uns und für die Zuschauer nicht sichtbar saßen die Zeugen, wusste ich von Elsa. Eine Schutzmaßnahme, denn nur so konnte ihre Anonymität gewahrt werden.

Als die roten Leuchtziffern der digitalen Wanduhr auf 9:00 umsprangen, begann der Großbildschirm, der schräg neben der Panzerglaswand hing, zu flimmern. Im Gerichtssaal öffnete sich eine Seitentür, Kläger und Verteidiger schritten in den Raum, um ihre Plätze einzunehmen. Die Kläger links, das Verteidigungsteam mit Elsa auf der rechten Seite.

Ich hatte nur Augen für meine Tochter. Wie schön sie war, in ihrer schwarzen Amtstracht mit dem weißen Jabot. Selbstsicher und stolz, in ihrem Gesicht keine Spur von Nervosität. Als hätte sie nie etwas anderes gemacht.

»All rise, veuillez vous lever«, rief der Saaldiener in sein Mikrofon. Elsa und die anderen erhoben sich. Aus den Lautsprechern im Zuschauerraum drang das scharrende Geräusch sich verschiebender Stühle.

Mit wehenden Roben betraten die Richter den Verhandlungssaal. Mein Blick sprang zwischen der Nahaufnahme auf dem Bildschirm und dem Gesamtbild, das sich hinter der Glaswand abspielte, hin und her. Ich musterte den Angeklagten, der leicht versetzt hinter Elsa Platz nahm. Er war vielleicht Mitte dreißig, nur ein paar Jahre älter als sie, und hatte weiche, ebenmäßige Gesichtszüge. Als Einziger im Gerichtssaal trug er weder Robe noch Uniform, sondern einen Anzug, dazu ein hellblaues Hemd mit weinroter Krawatte. Er sah nicht aus wie ein Mensch, der Frauen vergewaltigte oder Männern die Arme abhackte, wenn sie nicht gehorchten. Nicht wie einer, der damit angab, wie viele Kinder in seiner Brigade für ihn kämpften. Aber wie sollte so jemand schon aussehen?

Der präsidierende Richter, ein stattlicher Mann mit dunkelblondem Haar und randloser Brille, begrüßte die Anwesenden. Dann wandte er sich an den Angeklagten: »Mr. Akerele,

Sie behaupten, Sie verstünden die Anklage nicht. Erinnern Sie sich daran, Folgendes gesagt zu haben, ich zitiere: ›Dass ich die Anklageschrift gelesen und verstanden habe‹?«

Der Großbildschirm zeigte Akerele. Der Liberianer blinzelte unsicher in den Saal, während ein Dolmetscher die Frage in seine Sprache übersetzte. Dann räusperte er sich.

»Ich habe die Anklageschrift verstanden, Euer Ehren, aber nicht die Anklagepunkte gegen *mich*. Ich bin ein Opfer dieser Verbrechen gewesen und bestreite sämtliche Anklagepunkte.«

Ich knetete das Kabel meines Kopfhörers. Wie konnte er so etwas behaupten? Und wie viel davon stammte aus der Feder von Elsa und ihrem Team?

Das Sprechen kostete Akerele sichtlich Mühe. Auf seinem Gesicht hatten sich Schweißperlen gebildet. Er legte die Hand auf die Stirn.

»Ist Ihnen nicht gut?«, fragte der Richter.

Wie gebannt starrte ich abwechselnd auf den Bildschirm und hinunter in den Gerichtssaal, zu Elsa. Ihre Miene war unbeweglich.

»Mir ist ... geht gleich wieder«, murmelte Akerele, nach Atem ringend. Er griff sich an seine Krawatte, lockerte den Knoten und öffnete den obersten Hemdsknopf. Ein Raunen ging durch die Zuschauerreihen hinter mir.

»Sie plädieren also auf nicht schuldig in allen achtzig Anklagepunkten?«, fragte der Richter weiter.

»Ja«, gab Akerele zurück und befreite seinen Hals von dem eng sitzenden Hemdkragen.

Da sah ich sie: drei Quer- und vier Längsstreifen, rot wie Blut. Das Tattoo hatte sich genauso tief in meine Erinnerung eingebrannt wie auf Akereles linke Halsseite.

Ich begann, am ganzen Körper zu zittern. Etwas Eisiges legte sich auf meine Kehle und schnürte mir den Atem ab. Der Gerichtssaal verschwamm vor meinen Augen.

Ich war wieder zurück am Ort des Verhängnisses. Erlebte den Moment, der meine Schuld besiegelt und mein Leben zerstört hatte, erneut.

Dann sah ich nichts mehr.

KAPITEL 1

Johanna, Sankt Goar 2023

»Höher, Hanni, höher«, keuchte Toni schräg über mir, während sie nach einem Ast griff und sich weiter nach oben hangelte. Die Zweige knackten, Blätter raschelten. »Gleich haben wir's geschafft.«

Ich presste mich an den Stamm der riesigen Buche und blinzelte nach unten. Wie Spielzeugmöbel standen die Gartenstühle im Gras, ihre roten Sitzkissen waren zu winzigen Punkten geschrumpft. So hoch hatten wir uns noch nie gewagt. Fünfzehn Meter? Zwanzig?

Ein leichter Windhauch bewegte die Zweige, vereinzelte Sonnenstrahlen blitzten durch das Laub. Die Luft roch nach Sommer und Freiheit. Ein summendes Glücksgefühl erfasste mich. *Die Welt gehört den Mutigen*, sagte Tante Toni immer. Ich reckte das Kinn der Sonne entgegen und lauschte dem Flüstern der Blätter.

»Grandios!«, stieß die Tante über mir aus. »Von hier aus kann man bis zur Loreley sehen!«

»Ich komme«, rief ich ihr vergnügt zu und packte den nächsten Ast, um mich ein Stück höher zu schwingen.

Schon verblasste das Bild. Grau senkte sich der Himmel über mich, Regen klopfte auf meine Schultern. Die Buche stand im Vorgarten, einsam und stolz, als hätten wir sie nie erklommen. Tränen traten mir in die Augen und vermischten sich mit den Regentropfen auf meiner Haut.

Meine geliebte Tante Toni, dachte ich, warum, verdammt noch mal, bist du nicht mehr da?

Ich holte tief Luft und wischte mir über die Augen. Dann zog ich den Schlüsselbund, den Herbert, der Testamentsvollstrecker, mir geschickt hatte, aus der Tasche und öffnete die Tür.

Wenn ich früher dieses Haus betreten und die Flurtapete mit dem goldenen Lilienmuster erblickt hatte, war jedes Mal ein innerer Druck von mir abgefallen. »Willkommen daheim«, hatten die Lilien geflüstert und mir freundlich ihre Köpfe zugeneigt.

Sofort tauchte wieder das Gesicht der Tante vor mir auf, hörte ich ihr herzliches Lachen, mit in den Nacken geworfenem Kopf. Ihr ehrlich erstauntes »Mensch, Hanni, bist du groß geworden«, bevor sie mich sanft durch den Flur schob und die altmodische Behaglichkeit des Hauses mich in sich aufnahm.

Tonis Möbel erzählten Geschichten aus längst vergangenen Zeiten, als man noch mit D-Mark bezahlte und in Berlin die Mauer stand. Es duftete nach frisch gemahlenem Kaffee, Speick-Seife und den kleinen Lavendelsäckchen, die sie überall in den Schränken aufbewahrte.

Heute nicht. Statt des gewohnten Duftgemisches empfing mich ein kalter, leicht muffiger Geruch, als sei seit Langem nicht mehr gelüftet worden. Im Flur herrschte Dunkelheit. Bereits im Vorgarten hatte ich bemerkt, dass sämtliche Fensterläden geschlossen waren. Das Haus trauerte.

Ich knipste das Licht an und strich mit dem Finger über die goldenen Lilien. Sie klebten an der Wand, zu ewiger Blüte erstarrt.

Nun würde *ich* also in diesen Wänden wohnen – zwischen Erinnerung und Neubeginn, zwischen gestern und morgen. Wie Toni es sich gewünscht und in ihrem Testament bestimmt hatte. Ihre Ehe war kinderlos geblieben, also hatte ich das alte

Haus am Rhein geerbt. Nach dreißig Jahren Rastlosigkeit in New York war ich in meine stille, schöne Heimat zurückgekehrt. Das Frührentenpaket bei den Vereinten Nationen hatte ich unterschrieben, meine Wohnung in Manhattan verkauft.

Ein Schauer lief mir über den Rücken. Ob die Entscheidung richtig gewesen war? Würde ich die Langsamkeit, die den Alltag der Menschen in Deutschland bestimmte, wieder erlernen können? Mich an Ladenschlusszeiten und Feiertagsträgheit gewöhnen, so wie früher?

»Natürlich wirst du das«, hörte ich Tonis Stimme im Geiste sagen – leise, aber bestimmt. »Du bist hier doch glücklich gewesen.«

Ich schob die Hände in die Manteltaschen. Sie hatte recht. In den letzten Jahren in New York war meine Sehnsucht, wieder in Deutschland zu leben, immer stärker geworden. Während ich von meinem Fenster im fünfunddreißigsten Stock den rauschenden Verkehr tief unter mir betrachtet hatte, hatte ich von dem mächtigen Rheintal mit seinen Steilhängen, wo die Weinreben auf handbeackerten Terrassen wuchsen, geträumt. Vom Geruch reifer Mirabellen in Tante Tonis Garten, vom Blick über den Fluss und vom Geschmack von Apfelpfannkuchen. Diese kleinen Dinge meiner Kindheit, die mich durch mein Leben getragen hatten – ich wollte wieder dauerhaft von ihnen umgeben sein. Ohne Tonis Erbe hätte ich diesen Schritt zurück vielleicht niemals gewagt.

»Manchmal muss man dich eben zu deinem Glück zwingen«, meinte Toni. In ihrer Stimme schwang Schalk mit.

»Wie gut du mich kennst«, flüsterte ich den Lilien zu.

Nachdem ich meine beiden schweren Koffer über die Türschwelle gewuchtet hatte, suchte ich zuerst das Badezimmer auf, um mir die Hände zu waschen.

Alles in diesem Raum war froschgrün – Fliesen, Wände, Handtücher. Toni hatte kräftige, Licht schluckende Farben geliebt, und als Kind fand ich sie viel schöner als das langweilige Beige im Haus meiner Eltern. Aber als ich nach so vielen Jahren wieder auf der dunkelgrünen, plüschigen Fußmatte stand und mich wie auf dem Grund eines Fischteichs fühlte, wurde mir klar: Dieses Grün musste weg.

Ich drehte den altmodischen Wasserhahn auf. Zuerst spuckte er nur ein paar rostrote Spritzer aus, doch kurz darauf rieselte warmes Wasser über meine Hände.

Beim Abtrocknen sah ich mich um. Wie unzeitgemäß und abgenutzt alles war. Durch die emaillierte Badewanne zogen sich Risse, das ovale Waschbecken war stark zerkratzt, und von der Wand über der Toilette löste sich die grüne Tapete. Hoffentlich versteckte sich dahinter keine undichte Rohrleitung. Hier stand dringend eine Renovierung an.

Ich hängte das Handtuch zurück und stieg die alte Holztreppe hinauf in den ersten Stock. Nachdem meine Tante und Otto vor über einem halben Jahrhundert hier eingezogen waren, hatten sie die Schlaf- und Badezimmer in das etwas dunklere Erdgeschoss und den Wohnbereich mit Küche nach oben verlegt, um die herrliche Aussicht, die sich dort von allen Zimmern bot, auch tagsüber genießen zu können. Die Stufen ächzten unter meinen Schritten, so wie Toni in den letzten Jahren, als das Treppensteigen immer beschwerlicher für sie geworden war.

Oben angekommen, ging ich in die Küche, öffnete die Fensterläden und sah mich um.

Der Raum wirkte kalt und unbewohnt. Das große runde Keksglas auf der Anrichte, seit eh und je mit Tonis selbstgebackenen Makronen und Mandeltalern gefüllt, enthielt nichts als ein paar Krümel. Der Esstisch, auf dem sich sonst Rezepte, Einkaufslisten und Gedichtbände stapelten, war bis auf ein einziges Buch leergeräumt, die Stühle ordentlich unter den Tisch geschoben.

Wieder fiel mir das verbrauchte Mobiliar auf. Der klotzige Kühlschrank, der laut brummte, die hellbraunen Schränke mit dekorativen Einfräsungen, die gehäkelten Gardinen. Früher hatte ich all das geliebt. Es gehörte zu Toni wie ihr Lachen. Aber jetzt würde *ich* hier leben. Und ich brauchte eine moderne Küche.

Mein Blick heftete sich auf den elfenbeinfarbenen Bosch-Herd. Er stammte noch aus den siebziger Jahren, hatte hervortretende Kochfelder und riesige Drehknöpfe. Als kleines Mädchen hatte ich darauf meinen ersten Schokoladenpudding von Dr. Oetker gekocht, mehlig und voller Klumpen, weil ich mich mit den Maßen vertan hatte.

Mit seinen verkrusteten Rändern und der dunklen Backofenscheibe war der Herd nie besonders ansehnlich gewesen. Sonntagmorgens jedoch, wenn ich Toni ehrfürchtig dabei zusah, wie sie hier ihre berühmten Apfelpfannkuchen zubereitete, verwandelte er sich für mich in einen Altar.

Weich und süß schmeckten ihre Pfannkuchen, nach einer Welt voller Wunder, nach Unbeschwertheit und Schulferien, die nie vergehen durften.

»Der Trick ist ein großzügiger Schuss Sprudelwasser«, erklärte Toni augenzwinkernd, während sie die dickflüssige Masse in eine Gusseisenpfanne füllte. »Die Kohlensäure macht den Teig so fluffig.« Ich prägte mir ihre Worte und Bewegungen genau ein, als verriete sie mir ein kostbares Familiengeheimnis.

Sie wischte sich die Hände an ihrer Schürze ab, und gemeinsam beobachteten wir den kreisrunden Fladen, der in schäumender Butter brutzelte und sich goldgelb färbte. Die Äpfel hatten wir kurz vorher von den Bäumen gepflückt, in schwindelerregender Höhe. »Da hängen die besten«, behauptete sie.

Ein zarter Karamellduft breitete sich in der Küche aus. Mir

lief das Wasser im Mund zusammen. Ich konnte es kaum erwarten, mir ein Stück in den Mund zu stecken.

Viele Jahre später stand Elsa hier, so wie ich damals, im Nachthemd und mit schief geflochtenen Zöpfen, und wartete auf den ersten Bissen aus der heißen Pfanne.

»Pusten, mein Schatz, sonst verbrennst du dir die Zunge!«, rief ich warnend.

»Weiß ich doch, Mama.«

Elsa. Ob sie glücklich war in Den Haag? Ich wünschte es ihr so sehr.

Mein knurrender Magen holte mich in die Wirklichkeit zurück. Seit dem Frühstückssnack kurz vor der Landung in Frankfurt heute Morgen hatte ich nichts mehr gegessen. Ich zog die Kühlschranktür auf und entdeckte ein angebrochenes Senfglas, zwei Flaschen Apfelsaft und eine Packung Butter, seit Wochen abgelaufen. Ich warf die Packung in den Müll und schaute ins Vorratsspind. Toni hatte immer irgendwo eine Notration Butterkekse aufbewahrt. Aber ich fand nur ein paar Tüten mit Backpulver und Pfefferkörnern.

Dann musste ich nachher eben einkaufen gehen. Zu Fuß waren es höchstens zwanzig Minuten bis in die Altstadt, ein kleiner Spaziergang am Rhein entlang würde mir nach dem Flug gut tun.

Ich verließ die Küche und betrat das Esszimmer, ein heller Raum mit weiß verputzten Wänden, der durch eine breite Schiebetür mit dem Wohnzimmer verbunden war. Toni und ich hatten nie an dem langen Kirschholztisch mit den beiden Auszugsplatten gesessen, sondern es uns lieber in der Küche gemütlich gemacht.

Die Vorhänge waren zugezogen. »Theatervorhänge« nannte ich sie als Kind, weil sie so schwer und dunkelrot waren. Ich schob sie zur Seite. Dann öffnete ich das Fenster, stieß die Läden auf und blickte über die weitläufige Wiese hinter dem

Haus, die sich bis zum Nachbargrundstück erstreckte. Das Gras war hoch und zerzaust, überall hatten sich Unkraut und wilde Blumen ausgesät. Dazwischen standen die alten Obstbäume, Mirabellen, Pfirsiche und Äpfel. Auch um sie schien sich länger niemand mehr gekümmert zu haben. An den Stämmen rankten Moose und Flechten empor, das Blattwerk war dicht und die Äste in alle Richtungen gewachsen. Manche bogen sich so tief nach unten, dass sie fast den Boden berührten. In den letzten Jahren hatte Toni keine Kraft mehr gehabt, selbst im Garten zu arbeiten, und der Gärtner, der bis zu ihrem Tod gekommen war, schien nur das Allernötigste erledigt zu haben.

Es hatte aufgehört zu regnen. Die Wolkendecke war aufgerissen, erste zarte Sonnenstreifen brachen hindurch. Es roch satt und feucht, nach nassem Laub, Gras und Flieder. Ein Windhauch strich über mein Gesicht. Wie angenehm, der Schwüle in New York entkommen zu sein, wo um diese Jahreszeit schon die Klimaanlagen ratterten.

»Mairegen bringt Segen«, sagte Toni. »Und jetzt raus mit dir zum Sauerstofftanken.« Sie nahm meine Hand, und wir stürmten barfuß nach draußen.

»Wer zuerst am Gatter ist«, schrie ich lachend, machte mich von ihr los und rannte, so schnell ich konnte. Unter meinen Füßen pikte das nasse Gras, Vögel stoben vor uns auf.

Ich sah, wie Tonis bunter Rock an mir vorbeiflog und ihr geöffnetes Haar auf ihren Schultern auf und ab hüpfte. »Ich bin schneller«, rief sie, die Arme in die Luft gestreckt.

Ich ballte die Hände zu Fäusten und spannte meinen Körper an. Frühlingsluft drückte sich in meine Lungen. Schon hatte ich sie eingeholt. Dicht an dicht liefen wir das letzte Stück, bis ich mit wenigen Metern Vorsprung das Gatter als Erste erreichte. »Gewonnen«, keuchte ich triumphierend. Toni nickte lächelnd, bevor ihre zarte Gestalt im Gras entschwand.

Die Sonne trat nun ganz hinter den Wolken hervor. Müde blinzelte ich in das kräftige Sonnenlicht, dann schloss ich das Fenster wieder und ließ den Blick durchs Zimmer schweifen. An der Wand neben der Schiebetür hing immer noch die kleine, gerahmte Bleistiftskizze von Tonis Haus, die mein Vater vor vielen Jahren angefertigt hatte. Die Striche gerade und steif, so wie er selbst gewesen war.

Wir hatten uns nie nahegestanden. Dennoch bereute ich es in diesem Moment, dass meine Mutter und er meine Rückkehr nicht mehr miterlebten. Sicher hätten sie sich gefreut, auf ihre alten Tage ihre einzige Tochter wieder in der Nähe zu wissen.

Ich ging ins Wohnzimmer, das zur Straße zeigte. Auch hier war alles verdunkelt. Voller Vorfreude zog ich die Gardinen auf. Und da lag er, der Rhein, majestätisch, in der Sonne glitzernd.

Ich öffnete die beiden großen Flügeltüren und trat auf den großzügigen Balkon, das Herzstück des Hauses. Ein weiter Blick über die rechte Rheinseite bot sich mir, so atemberaubend schön, dass er sich seit Kindertagen in mein Herz geprägt hatte. Ein Frachtschiff glitt lautlos durchs Wasser. Ringsherum die grünen, rollenden Hügel, auf denen sich Rebstöcke in geometrischen Linien in die Höhe zogen, als seien sie mit dem Lineal gesetzt worden.

Wie sehr hatte ich mich nach dieser Aussicht gesehnt, nach der stillen Tiefe dieser Landschaft und den sanften Bewegungen des Flusses. Diese Hügel waren meine Heimat. In ihnen fühlte ich mich geborgen.

Das einzig Beständige in meinem Leben war der Verlust gewesen. Aber hier, vor dieser gewaltigen Kulisse, musste ich erkennen, dass es wohl doch Dinge gab, die ewig währten.

Ich sah zur Burg Katz hinüber, einer Zollburg aus dem vierzehnten Jahrhundert. Stolz ragte der hohe Hauptturm aus der steinernen Festung hervor. Das dunkle, mysteriöse Gemäuer, das für Besucher nicht zugänglich war, hatte schon immer eine besondere Faszination auf mich ausgeübt.

»Erzählst du mir eine Geschichte über Burg Katz?«, bat ich Tante Toni jeden Abend vor dem Zubettgehen.

»Na, über wen möchtest du denn heute etwas hören?«, fragte sie dann, während sie die Decke über mir ausbreitete. »Den Burgherren mit dem gebrochenen Herzen, die beiden tapferen Ritter oder die clevere Magd?«

Wie gebannt lauschte ich ihrer feinen Stimme, die sie meisterhaft zu verstellen wusste. Erst wenn das Geschehen ein gutes Ende gefunden hatte, konnte ich einschlafen.

Nachdem ich eine Weile an der Brüstung verharrt hatte, ging ich zurück ins Wohnzimmer.

An der Wand neben der Tür stand der schwarz lackierte Bechstein-Flügel, ein altes Familienstück, das Toni wie ihren Augapfel gehütet hatte. Eine feine Staubschicht überzog das glänzende Holz. Ich setzte mich auf den Hocker, klappte den Deckel hoch und legte meine Hand auf die Tasten.

»Nicht vergessen, den vierten Finger aufs B, Hanni«, rief Toni von irgendwoher. »Sonst kommst du nicht bis zum C.«

Langsam spielte ich die F-Dur-Tonleiter über zwei Oktaven, achtete auf den Fingersatz.

Zu Hause hatten wir kein Klavier gehabt. Meine Eltern interessierten sich nicht für Musik und hörten nur das, was gerade im Radio lief. Vielleicht hatte ich auch deshalb den Ferien so entgegengefiebert, weil Toni mir dann wieder ein paar Stunden Unterricht gab. In New York war mir die Welt der klassischen Musik leider entglitten. Familie, Beruf und meine ständigen Reisen hatten mir keine Zeit dafür gelassen.

Später lernte Elsa ihre ersten Stücke hier bei Toni, wenn wir im Sommer aus den Staaten angereist kamen. Hochkonzentriert saßen die beiden nebeneinander am Flügel, während Elsas kleine Finger unermüdlich dieselbe Melodie spielten.

Wieder und wieder. Perfekt musste es sein, so wie alles, was sie tat.

Wie ich sie vermisste, meine Elsa von früher. Vielleicht hatte mein Wunsch, wieder in Deutschland zu leben, auch ein wenig mit ihr zu tun. Seit sie nicht mehr in New York lebte, war die Stadt für mich bedeutungslos geworden, ein graues Labyrinth aus Wolkenkratzern, in dem ich verloren herumirrte.

Die Vorstellung, ab sofort jederzeit ins Auto steigen zu können und in rund vier Stunden bei ihr in Den Haag zu sein, machte die Distanz, die seit Jahren zwischen uns herrschte, erträglicher.

Seufzend klappte ich den Deckel wieder zu, fuhr mit dem Finger über seine glatten Rundungen und versuchte, an etwas Positives zu denken.

Hier im beschaulichen Sankt Goar würde ich endlich dazu kommen, mich wieder mit der Musik zu beschäftigen, die Toni, Elsa und mir einst so viel Freude bereitet hatte. Warum nicht noch einmal mit dem Unterricht anfangen?

Frührentnerflausen, dachte ich kopfschüttelnd und gluckste in mich hinein. Was ich mir in den letzten Wochen schon alles vorgenommen hatte, wozu ich mein ganzes Leben nicht gekommen war. Das Gesamtwerk Tolstois lesen, den dreihundertzwanzig Kilometer langen Rheinsteig abwandern, ehrenamtlich aktiv werden – und jetzt auch noch Klavier spielen?

Ich drehte mich um und erspähte den dunkelbraunen Sessel mit den verschnörkelten Armlehnen und dem dazugehörigen Hocker. Tonis Lieblingsplatz. Ich vergaß den Flügel und meine Ruhestandspläne und näherte mich dem Sessel.

Das Sitzkissen war leicht eingedrückt, als hätte sie eben noch hier gesessen. Zärtlich strich ich über die Mulde und versuchte, die aufsteigenden Tränen zu unterdrücken. Dann sank ich in das weiche Polster.

Der Jetlag traf mich wie ein Fausthieb. Ich streifte die Schuhe von den Füßen, die nach dem Flug leicht angeschwollen waren, und legte die Beine auf den Hocker. Wie angenehm, die Zehen endlich wieder richtig bewegen zu können. Ich hatte immer noch meinen Trenchcoat an, aber das war mir gleich. Die Augen brannten, jede Faser meines Körpers sehnte sich danach, endlich ruhen zu können.

Ein durchdringendes Läuten weckte mich. Ich zuckte zusammen und schlug die Augen auf. Sonnenlicht fiel auf mein Gesicht. Wo war ich? Verwirrt blinzelte ich in den warmen Schein. Dann erblickte ich die geöffnete Balkontür – alles kam zurück. Sankt Goar, mein neues, altes Zuhause. Und jetzt gehörte es mir.

Der Gedanke, nicht zu Besuch hier zu sein, sondern für immer, fühlte sich schön und zugleich fremd an, als hielte ich einen seltenen Stein in den Händen. Ich warf einen Blick auf meine Armbanduhr. Halb vier. Donnerwetter, ich hatte über zwei Stunden geschlafen.

Wieder ertönte die Haustürklingel. Sollte ich sie einfach ignorieren? Ich erwartete niemanden. Und dass Toni vor drei Monaten verstorben war, musste sich in der Nachbarschaft längst herumgesprochen haben. Mein linker Fuß begann, unangenehm zu kribbeln. Ich kreiste ihn mehrmals, bis der Krampf nachließ.

Es schellte ein drittes Mal. Vielleicht brauchte jemand Hilfe, dachte ich aus einem alten Reflex heraus. Mit knackenden Gliedern stand ich auf und ging in Mantel und Socken nach unten, um die Tür zu öffnen.

Ein Mann in einem dunkelblauen Anorak, verblichenen Jeans und Budapestern stand vor mir. Er war groß und kräftig, etwa Ende sechzig, mit dichtem grauen Haar und freundlichen Augen. An seiner Schulter baumelte eine Jutetasche, die überhaupt nicht zu seinem übrigen Erscheinungsbild passte.

»Guten Tag«, begrüßte er mich lächelnd. »Entschuldigen Sie die Störung. Ich bin Richard Sturm.«

Der Name sagte mir etwas. »Guten Tag«, erwiderte ich und rieb mir etwas Schlaf aus den Augen.

»Ich habe eine kleine Arztpraxis im Ort und wohne nebenan«, fuhr er fort, »genauer gesagt, da drüben.« Er deutete mit dem Kopf in Richtung Obstwiese. Auf dem Grundstück dahinter befand sich eine stilvolle Gründerzeitvilla. Als ich noch klein war, hatte dort ein älteres Ehepaar gelebt, erinnerte ich mich. Dann stand sie lange Zeit leer.

»Ich wusste, dass Sie heute kommen«, sagte mein Nachbar. »Sie sind Tonis Nichte Johanna, nicht wahr?«

Ich zog die Stirn in Falten. »Kennen wir uns?«

»Nicht direkt. Aber Sankt Goar ist ein Dorf, da bleibt nicht viel verborgen.« Ein verschmitztes Lächeln huschte über sein Gesicht. »Herbert, der Testamentsvollstrecker, hat es mir erzählt. Er ist einer meiner Patienten.«

Da fiel es mir ein – Dr. Sturm war Tonis Hausarzt gewesen. Sie hatte ihn in den letzten Jahren manchmal am Telefon erwähnt. Wie aufmerksam und erfahren er war und dass sie ihm blind vertraute.

»Ich habe Sie vorhin ins Haus gehen sehen«, erklärte er. »Da dachte ich, ich schaue kurz vorbei und stelle mich vor.« Er nahm ein längliches Päckchen, das in graues Papier gewickelt war, aus seiner Tasche und streckte es mir entgegen. »Nusskuchen, frisch aus dem Ofen. Sie haben bestimmt überhaupt nichts im Haus.«

Überrascht nahm ich das Gebäck in Empfang. »Das ist aber nett, Herr Dr. Sturm. Bitte richten Sie auch Ihrer Frau ein herzliches Dankeschön aus.«

Er schüttelte den Kopf. »Der ist nicht von meiner Frau. Den habe ich gemacht. Und bitte nennen Sie mich Richard.«

»Ein Mann, der backt«, staunte ich. Hoffentlich klang das

jetzt nicht zu unemanzipiert. Ich kannte Männer, die gerne und häufig kochten. Aber Kuchen und Kekse waren doch außer in Konditoreien aus unerfindlichen Gründen etwas fundamental Weibliches geblieben.

Wir lächelten uns an. Sein Blick war unaufdringlich, aber offen und direkt. Er gab mir das Gefühl, als schaute er tief in mich hinein. Etwas in mir regte sich. Etwas, das ich längst für tot gehalten hatte.

Ich schaute weg. Es war mir unangenehm, ihm so müde und ungeschminkt gegenüberzustehen. Was für einen Eindruck er von seiner neuen Nachbarin bekommen musste. Eine Dreißigjährige konnte so herumlaufen und dabei hinreißend aussehen, aber ich war Anfang sechzig.

Allerdings wäre es unhöflich, ihn jetzt einfach wegzuschicken. Wenn ich ehrlich war, freute ich mich über die unerwartete Gesellschaft.

»Kommen Sie doch herein«, schlug ich vor. »Dann können wir Ihren Kuchen gleich probieren.«

»Sie hatten eine lange Reise«, meinte er zögernd, »ich will mich nicht aufdrängen.«

»Nicht im Geringsten«, versicherte ich, trat einen Schritt zurück und forderte ihn mit einer Geste auf, einzutreten.

Er folgte mir, an meinen Koffern vorbei, die Treppe hoch und in die Küche. »Außer Leitungswasser kann ich Ihnen leider nichts zu trinken anbieten«, entschuldigte ich mich. »Es war noch keine Zeit …«

»Überhaupt kein Problem«, unterbrach Richard mich freundlich, »ich habe Ihnen ein paar Kleinigkeiten mitgebracht.« Er griff erneut in seine Tasche und förderte ein Päckchen Kaffee, mehrere Filtertüten und eine Flasche Milch zutage.

»Das wäre aber nicht nötig gewesen«, sagte ich verlegen. Seine Umsicht rührte, ja beeindruckte mich. Im anonymen

New York gab es solche Aufmerksamkeiten nicht. Außer einem kurzen Gruß im Vorbeigehen hatte ich mit den Menschen, die neben mir wohnten, nie ein Wort gewechselt.

»Nicht der Rede wert«, winkte Richard ab, »dafür sind Nachbarn doch da.« Er zog seine Jacke aus und hängte sie über einen Stuhl. »Wie fühlt sich das an, wieder hier zu sein, nach so vielen Jahren in der Ferne?«

»Das sage ich Ihnen in ein paar Wochen, wenn ich es begriffen habe«, gab ich augenzwinkernd zurück.

Ich füllte Tonis Kessel mit Wasser und stellte ihn auf den Herd.

Während ich Teller und Besteck aus dem Schrank nahm und etwas von Richards mitgebrachtem Kaffee in Tonis Porzellanfilter gab, setzte er sich und betrachtete das Buch. Einsam und vergessen lag es mitten auf dem Tisch, als hätte Toni es mir hinterlassen.

»Lew Kopelew – Ein Dichter kam von Rhein«, las er laut und hielt den vergilbten Band hoch. »Die beste Heine-Biografie, die ich je gelesen habe. Von einem Russen geschrieben.«

Ein Arzt, der backte und sich für Literatur interessierte. Richard Sturm wurde mir von Minute zu Minute sympathischer.

»Toni war ein großer Heine-Fan«, erklärte ich. »Viele seiner Gedichte konnte sie auswendig.«

Richard summte die Vertonung von Heines berühmtem Loreley-Gedicht. »Ich weiß nicht, was soll es bedeuten …«

»… dass ich so traurig bin«, ergänzte ich singend und erschrak über meine plötzliche Leichtigkeit. Wann hatte ich das letzte Mal gesungen?

Ich setzte mich zu ihm. »Kannten Sie meine Tante gut?«

»Ja«, nickte er, »eine großartige Frau. Voller Lebensfreude, hilfsbereit und dankbar. Und dieses ansteckende Lachen – unmöglich, sich ihrem Charme zu entziehen. Manchmal hat sie mich auf ein Glas Wein eingeladen. Wir konnten uns herrlich unterhalten, über Gott und die Welt, und im Winter habe ich bei ihr Schnee geschaufelt.« Er strich über den Buchdeckel. »Leider hat ihr Herz in den letzten Jahren nicht mehr so mitgemacht, wie sie wollte. Sie musste einiges an Medikamenten schlucken. Trotzdem hat sie sich nie beklagt. Solche Menschen trifft man selten.«

Der Kessel stieß ein durchdringendes Pfeifen aus. Ich eilte zum Herd, nahm den Kocher von der Platte und goss das blubbernde Wasser durch den Filter.

»Von Ihnen hat sie immer ganz besonders geschwärmt«, sagte Richard hinter mir. »Sie war so stolz auf Sie und das, was Sie bei den Vereinten Nationen bewirkt haben.«

Ich spürte, wie mir die Röte in die Wangen stieg.

»Toni hat da wohl ein wenig übertrieben«, murmelte ich, da ich mich mitnichten wie die Heldin fühlte, die ich in den Augen meiner Tante gewesen sein musste. »So grandios und nachhaltig waren meine Leistungen leider nicht.«

Ich füllte den frischen Kaffee in zwei Becher, bevor ich sie mit der Kanne auf den Tisch stellte. Richard bedankte sich, dann trank er sogleich davon.

»Ich glaube, ich kann mir eine gewisse Vorstellung davon machen, wie hart Ihre Arbeit gewesen sein muss«, sagte er. »Früher sind meine Frau und ich viel gereist. Mit dem Rucksack durch Asien und Südamerika und so. Schockierend, wie viel Armut und Bedürftigkeit wir in manchen Ländern gesehen haben.«

Ich schnitt zwei Stücke Kuchen ab und verteilte sie auf unseren Tellern. »Wo genau ist Ihre Praxis?«, fragte ich, während ich bereits die Möglichkeit abwägte, ihn zu meinem neuen Hausarzt zu machen. Dann dachte ich an die Schlaftabletten, ohne die ich nur selten zur Ruhe kam. Alle zwei Monate brauchte ich ein neues Rezept. Sollte mein Nachbar so etwas über mich wissen? Besser, ich suchte mir einen anderen Arzt.

»Auf der Heerstraße«, antwortete Richard. »Aber seit einem Jahr arbeite ich nur noch drei Tage pro Woche.« Er griff nach seiner Gabel, doch anstatt sie in den Kuchen zu stechen, drehte er sie nur in seiner Hand. »Deshalb habe ich mit dem Backen und Gärtnern angefangen. Irgendwie muss man die viele Zeit ja rumkriegen. Wie soll das erst werden, wenn ich ganz aufhöre?«

Er legte die Gabel zurück auf den Tisch und sah durch das Fenster in den Garten. »Hübscher Blick von hier durch die Obstbäume«, bemerkte er. »Aus diesem Winkel habe ich mein Haus noch nie gesehen. Toni und ich saßen immer im Wohnzimmer.« Er runzelte die Stirn und fixierte sein Grundstück. Plötzlich war es, als sei er mit seinen Gedanken weit weg.

»Alles in Ordnung?«, fragte ich verunsichert.

Er atmete tief durch und wandte mir sein Gesicht wieder zu. »Entschuldigen Sie. Es ist nur ... das Fenster oben in meinem Dach. Ich sehe es sonst nie aus dieser Perspektive. Von hier wirkt es ...« Er unterbrach sich, suchte ein geeignetes Wort. »So friedlich«, sagte er schließlich. »Als ob dort nie etwas passiert wäre.«

Verwirrt blickte ich ebenfalls zu seinem Haus. Das Dachfenster, von dem er sprach, war groß und rund und glänzte in der Nachmittagssonne. Sicherlich verlieh es dem Raum, zu dem es gehörte, eine wunderbar helle Atmosphäre.

»Passiert?«, hakte ich vorsichtig nach.

Richard schloss die Hände um seinen Kaffeebecher, als wollte er sich daran festhalten. »Es war das Zimmer meiner Frau.« Er sah mich unverwandt an. Die Gelassenheit in seinen Augen war verschwunden.

»Als sie vor fünf Jahren da oben eingezogen ist, ging es ihr nicht gut«, erzählte er mit belegter Stimme. »Ulrike war sehr krank. Bauchspeicheldrüsenkrebs. Wir lebten völlig zurückgezogen. Sie litt unter furchtbaren Schmerzen und wollte niemanden sehen. Ich habe sie bis zum Ende gepflegt.«

»Das tut mir leid«, sagte ich.

Richards Blick wanderte zurück zu seinem Haus. »Fast neun Monate lag sie in diesem Zimmer. Überall im Haus hat sie gefroren, nur unter dem Dach war es für sie erträglicher. Außerdem liebte sie den Blick aus dem runden Fenster. Vom Bett schaut man direkt in den Himmel.«

Da begriff ich die Einsamkeit dieses Mannes. Seine Versuche, die Leere, die seine Frau hinterlassen hatte, mit Backen und Gartenarbeit zu ersticken.

Wie hatte ich selbst dagegen angekämpft. Tat es noch immer. Doch anstatt einen Teig auszurollen, schluckte ich lieber Schlafmittel. Ich dachte an Julian, an die erste Zeit nach seinem Tod und die Lautlosigkeit, die seitdem in meinem Herzen herrschte.

»Diejenigen, die von uns gehen, haben es leichter«, murmelte ich, mehr zu mir selbst als zu Richard. »Sie spüren den Schmerz nicht mehr.«

Er nickte. »Wie recht Sie haben.«

»Wo leben Ihre Kinder?«, fragte ich, um das Thema zu wechseln. Die meisten Menschen machte es glücklich, über ihren Nachwuchs zu sprechen.

Doch Richard schüttelte nur traurig den Kopf. »Wir haben leider keine. Erst wollte Ulrike nicht, und später ging es nicht mehr.«

Er drückte mit der Gabel auf seinem Kuchenstück herum.

»Wollen wir uns vielleicht ins Wohnzimmer setzen?«, schlug ich vor, um die düstere Stimmung zu durchbrechen. »Der Blick über den Rhein ist traumhaft.«

»Danke, Johanna, aber es geht schon wieder.« Er schenkte mir ein zuversichtliches Lächeln, nahm die Kaffeekanne und goss sich eine weitere Tasse ein.

»Ich bin eigentlich nicht der sentimentale Typ. Das eben hat mich selbst erstaunt.«

»Warum arbeiten Sie nicht wieder Vollzeit?«, wollte ich wissen, erleichtert, dass er seine Fassung zurückgewonnen hatte. »Mir hat die Arbeit immer gut getan.«

Er winkte ab. »Ach, nach dreißig Jahren muss auch mal Schluss sein. Der Pandemie-Stress steckt mir noch in den Knochen. Ich habe jetzt einen jungen Kollegen eingestellt, und er macht seine Sache ausgezeichnet. Bald wird er die Praxis hoffentlich ganz übernehmen.« Er rührte in seinem Kaffee herum, obwohl er keine Milch dazugegossen hatte. »Planen Sie denn, länger hierzubleiben?«, wollte er wissen.

Ich nickte. »Für immer, hoffentlich.«

Er sah mich überrascht an. »Müssen Sie nicht nach New York zurück?«

»Mir geht es ähnlich wie Ihnen«, erklärte ich. »Nach dreißig Jahren muss Schluss sein mit den Vereinten Nationen. Und mit der Erbschaft war meine Entscheidung, mich hier niederzulassen, schnell gefallen.«

»Herzlichen Glückwunsch«, sagte er freundlich. »Sankt Goar ist ein angenehmer Ort zum Leben. Ist zwar nicht besonders viel los hier, aber die Landschaft ist inspirierend.« Er deutete mit dem Kopf auf die Heine-Biografie. »Und Sie leben jetzt am meistbesungenen Fluss der Erde. Da kann auch der Big Apple nicht mithalten.«

Wir lachten. Die dunklen Wolken von eben hatten sich endgültig verzogen.

»Jetzt muss ich aber endlich Ihren Kuchen probieren«, sagte ich und steckte mir ein Stück in den Mund. »Hm, wunderbar«, stieß ich zwischen zwei Bissen aus. Erst jetzt merkte ich, wie hungrig ich immer noch war, und aß gierig weiter.

»Danke!« Er lächelte und begann ebenfalls zu essen, jedoch mit weitaus weniger Appetit. »Haben Sie schon Pläne?«, fragte er nach einer Weile. »Oder werden Sie jetzt auch Kuchen backen?«

»Das Backen gehört leider nicht zu meinen Talenten«, meinte ich grinsend und nahm mir ein zweites Stück. »Ich habe vor, als freie Beraterin weiterhin für die UNO tätig zu sein. Strategiepapiere schreiben, Projektanträge entwerfen und so weiter. Weniger als früher natürlich und nur das, worauf ich wirklich Lust habe.«

»Nur das, worauf Sie Lust haben«, wiederholte er, »klingt äußerst vernünftig.« Er schraubte die Milchflasche auf und goss sich einen Schluck in seinen Kaffee. »Kennen Sie die Wagners?«, fragte er. »Die Nachbarn hier drüben?« Er deutete nach links.

»Leider nein«, gab ich zurück. »Ich war lange nicht mehr hier. In den letzten Jahren habe ich Toni immer am Starnberger See getroffen, wenn sie im Sommer dort zur Kur war.«

»Ich werde sie Ihnen vorstellen«, sagte Richard. »Ein reizendes Paar. Manuel arbeitet bei der Stadtverwaltung in Koblenz, und Silvia ist Klavierlehrerin.«

Ich horchte auf. »Das trifft sich gut«, meinte ich. »Nebenan steht Tonis alter Flügel. Ich habe mit dem Gedanken gespielt, wieder Klavierunterricht zu nehmen. Jetzt, wo ich endlich die Zeit hätte ...«

»Eine ausgezeichnete Idee«, ermunterte mich Richard. »Mit Silvia werden Sie sich gut verstehen. Im Herbst und Winter gibt sie oft Hauskonzerte.«

»Ich sehe schon, mir wird nicht langweilig werden.« Mein Blick wanderte durch die Küche, und ein Schatten fiel auf meine gute Laune. »Leider hat mir meine Tante nicht nur einen Flügel und eine herrliche Aussicht vermacht, sondern auch eine Menge Arbeit«, seufzte ich. »Ich werde gründlich renovieren müssen.« Ich zeigte auf Schränke und Herd. »Alles uralt. So möchte ich auf Dauer nicht leben.«

Richard kratzte sich an der Wange. »Sicher, das Haus ist nicht mehr ganz frisch, aber es hat eine schöne, klare Struktur. Da ließe sich was draus machen.«

Er schaute mich mit derselben warmen Direktheit an wie vorhin an der Haustür. »Wenn Sie möchten, helfe ich Ihnen dabei. Als wir drüben eingezogen sind, haben wir unser Haus komplett saniert. Ich kenne sämtliche Handwerker in der Umgebung und weiß, wer gut und preisgünstig arbeitet und wer nicht.«

Kontakte. Ratschläge. Genau das, was ich brauchte. Mit Richards Hilfe könnte es so viel leichter werden, dieses Haus zu meinem zu machen.

»Das wäre schön«, sagte ich. »Außer einer alten Freundin kenne ich kaum jemanden hier. Außerdem bin ich ziemlich unbeholfen, was praktische Dinge angeht.«

»Hausrenovierungen sind immer unangenehm«, meinte er. »Jeder ärgert sich über unzuverlässige Handwerker und den Dreck, den sie verursachen. Ich helfe gern.« Grinsend strich er sich über den Bauch. »Allein schon deshalb, weil mich das vom Backen und Kuchenessen ablenkt.«

Ich lächelte. Toni und er hatten sicher viel Spaß miteinander gehabt.

»Erzählen Sie mir, was Sie sich vorstellen«, forderte Richard mich auf. »Vielleicht kann ich Ihnen gleich ein paar Vorschläge machen.«

»Haben Sie denn noch einen Moment Zeit?«, fragte ich.

»Sicher«, nickte er, »die Praxis läuft heute ohne mich.«

»Warum schauen wir uns das Haus nicht gemeinsam an?«, schlug ich vor. »Dann kann ich Ihnen genau sagen, was ich verändern möchte.« Ich zog eine Grimasse. »Oder muss.«

»Los geht's«, nickte Richard, schob seinen Stuhl zurück und erhob sich.

»Am besten, wir fangen im Keller an«, sagte ich, während

wir die Küche verließen. »Da bin ich seit meiner Kindheit nicht mehr gewesen.«

Beim Öffnen der Kellertür stieg mir ein fauliger Geruch in die Nase. Ich ahnte nichts Gutes.

Richard schien ähnliche Gedanken zu haben. »Vor ein paar Jahren ist der Rhein über seine Ufer getreten«, sagte er. »Vielleicht ist das Haus seitdem nicht mehr trocken, und deshalb riecht es jetzt so muffig.«

Vorsichtig kletterten wir die wackelige Holzstiege hinunter. An der Wand flackerte ein schwaches Licht, die Luft war kühl und feucht. Der Geruch wurde schärfer. Ich rümpfte die Nase.

»Fäulnis kann alle möglichen Ursachen haben«, erklärte Richard und blickte sich um, als suchte er Wände und Decke nach Schimmelpilzen ab. »Fehlende Mauerabdichtungen, eine kaputte Wasserleitung oder ein defektes Heizungsrohr. Wichtig ist, dass der Schimmel schnell beseitigt wird. Die Mykotoxine sind höchst gesundheitsschädlich.«

Gleich neben den Stufen lagerte Tonis kleiner Weinvorrat. »Die Regale sind ja alle gefüllt«, staunte ich. Ich zog ein paar Flaschen heraus, junge Jahrgänge aus der Region und kaum verstaubt.

»Ihre Tante hat immer Wert auf einen guten Tropfen gelegt«, gab Richard zurück. »Die Rieslinge aus Eltville mochte sie am liebsten.«

Ich schob die Weine zurück und ging weiter. Der Rest des dunklen Kellergewölbes war weniger erfreulich. Ich war froh, dass ich nicht alleine hier unten war, sondern mit jemandem, der sich mit alten Häusern auskannte.

Überall stand Gerümpel herum. Ein alter Sessel mit eingerissenen Polstern, aus denen die Füllung quoll. Kisten voller Zeug, Aktenordner, die noch von Otto beschriftet worden waren. Dazwischen Kleidersäcke, Werkzeug und Gartengeräte, alles durcheinander.

Ich holte tief Atem und seufzte laut. »Das wird Wochen dauern, bis ich das alles durchgesehen habe.« Vielleicht befanden sich in manchen Kisten Familienstücke, über die sich Elsa irgendwann freuen würde. Alte Leuchter, Großmutters Silberbesteck, das Toni geerbt hatte, oder Fotoalben mit Bildern von meiner Mutter und ihr als Kinder.

Wir zwängten uns an Kartons und alten Möbeln vorbei, bis wir im hinteren Raum angelangt waren. Ich hatte ihn noch nie betreten. Er war erstaunlich groß mit halbrunden Fenstern, die zur Straßenseite zeigten.

Richard versuchte, eins der Fenster zu öffnen, doch es ließ sich nicht bewegen. Nachdem er eine Weile am Griff herumgeruckelt hatte, gab er auf. »Wahrscheinlich hat sich der Rahmen verzogen. Alte Häuser sind wie alte Menschen. Überall zwickt es.«

Ich stellte mir Richard in seiner Praxis vor, im weißen Kittel, ein Stethoskop um den Hals. Sicher war Toni nicht die Einzige, die ihn schätzte, ging es mir durch den Kopf, während ich dabei zusah, wie er die Wände eingehend inspizierte. Er gehörte ganz klar zum Typ Seelsorger-Arzt, der seinen Patienten schon allein dadurch Besserung verschaffte, dass er ihnen geduldig zuhörte und die richtigen Fragen stellte.

»Das muss sich ein Fachmann ansehen«, meinte er nach einer Weile und wischte sich die Hände an seiner Jeans ab. »Ich kenne eine Firma in Bingen, die sich auf so etwas spezialisiert hat.«

Er stemmte die Arme in die Hüften und warf einen prüfenden Blick durch den Raum. »Den Keller wieder herzurichten ist keine Kleinigkeit. Aber er hat Potenzial. Große Fenster, ein hochwertiger Fußboden, viel Platz.«

Auf den Boden hatte ich überhaupt nicht geachtet. Ich betrachtete die dunklen Kacheln. Manche waren abgestoßen, hatten Ölflecken oder Farbkleckse, und an einigen Stellen hatte jemand einfach ein paar Linoleumplanken darübergeklebt. Früher mussten sie einmal sehr schön gewesen sein.

Richard zeigte zu einer Holztür auf der gegenüberliegenden Seite. »Sie können von hier aus sogar direkt in den Garten gehen. Wenn Sie mich fragen, ein idealer Partykeller.«

»Partykeller?«, wiederholte ich mit gespielter Entrüstung. »Also, dafür bin ich wirklich zu alt.«

»Na gut, dann eben etwas anderes. Lesungen oder Filmabende.« Er lächelte. Dann maß er den Raum mit langen Schritten ab. »Wir haben eine gute nachbarliche Gemeinschaft. Mit ein wenig Eigeninitiative kann man hier eine Menge auf die Beine stellen.«

Sagte der Mann, der aus Langeweile Kuchen backte. Aber das behielt ich für mich.

Richard klopfte auf die Verbindungswand zwischen den beiden Kellerzimmern. »Wenn Sie die rausreißen, haben mindestens zwanzig Personen hier Platz. Mit weiß verputzten Wänden und sauberen Kacheln kann das ein stilvoller Saal werden. Würde auch den Wert des Hauses steigern.«

Noch vor wenigen Minuten hatte ich hier ausschließlich Dreck und Gerümpel gesehen. Doch je länger Worte wie »stilvoll« und »Wertsteigerung« in mir nachklangen, desto mehr sah auch ich die Räume mit anderen Augen.

Meine Finger juckten, meine alte Energie erwachte wieder. Ich stellte mir vor, wie schön es wäre, einen kleinen Buchclub ins Leben zu rufen, dessen Mitglieder sich jeden Monat hier unten zu angeregten Diskussionen trafen.

Im Geiste sah ich meine Tante entzückt in die Hände klatschen. »Eine ganz wunderbare Idee«, jauchzte sie. »Mach das, Hanni.«

Als ich noch verheiratet war, hatte Ralph sich um sämtliche häuslichen Angelegenheiten gekümmert. Von der Renovierung unserer Wohnung in Manhattan auf der 74th Street hatte ich kaum etwas mitbekommen. Während ich mit der katastrophalen Hungersnot in Somalia beschäftigt war, rannte er durch die Geschäfte und suchte vom Teppichboden bis zur Waschmaschine alles aus, was wir benötigten.

Auch nach meiner Scheidung war ich nicht wählerisch gewesen und hatte das erstbeste Apartment gekauft, das meinem Budget entsprach.

Diesmal würde ich mich nicht mehr mit den Entscheidungen anderer zufriedengeben, mit Ralphs Grautönen oder den bunt gemusterten Teppichböden früherer Vermieter, sondern zum ersten Mal Farben und Materialien auswählen, in denen *ich* mich wohlfühlte.

Ich blickte durch die milchigen Fensterscheiben in den Garten und stellte mir mein neues Zuhause vor. Ein weißes Bad, eine moderne Küche, den Buchclub im Keller.

Konnte es sein, dass Toni mir die Renovierung mit Absicht überlassen hatte? Damit ich mein letztes Heim nach eigenen Wünschen und Kriterien gestalten konnte und mich schnell wieder einlebte?

»In dir hat schon immer eine gute Psychologin gesteckt«, raunte ich meiner seligen Tante zu.

»Ach Kind, nun übertreib mal nicht«, winkte sie ab. »Ich hätte das Haus längst selbst instand gesetzt, aber mir fehlte einfach die nötige Kraft.«

Ich hörte, wie Richard mit den Fingerknöcheln auf etwas klopfte und drehte mich um. »Sie haben recht«, sagte ich. »Die Wand muss raus.«

Nach dem Keller zeigte ich ihm das restliche Haus. Das froschgrüne Badezimmer, die Schlafräume und natürlich das Wohnzimmer.

Schließlich waren wir wieder in der Küche angelangt. Während ich eine zweite Kanne Kaffee kochte, zog Richard ein kleines Buch aus seiner Jackentasche und blätterte darin.

»Ich schaffe es nicht, mich von meinem Adressbuch zu trennen und die Daten im Telefon zu speichern«, erklärte er, beinahe entschuldigend. »Oder Smartphone, wie man auf Neudeutsch so schön sagt«, fügte er grinsend hinzu und hielt das Buch hoch. »Hier stehen alle Nummern drin, die Sie brauchen. Maler, Elektriker, Klempner und so weiter. Haben Sie ein Stück Papier?«

Ich sah mich nach Tonis Notizblock um, und tatsächlich, er lag wie eh und je auf der Arbeitsplatte gleich neben dem Telefon. »Zitronen, Mehl, Eier, Walnüsse, Haferflocken«, stand in ihrer schnörkeligen Handschrift auf dem obersten Blatt. Mein Hals schnürte sich zu. Das musste sie kurz vor ihrem Tod notiert haben. Tonis letzte Einkaufsliste. Ich würde sie in Ehren halten.

Ich riss den Zettel ab, verwahrte ihn in einer Schublade und übergab Richard den Block. Mit gerunzelter Stirn und konzentriertem Blick, als stellte er mir eine ärztliche Anweisung aus, übertrug er seine Kontakte.

»Das Rezept für dein neues Leben«, kicherte Toni. »Doktor Richard hat für alles eine Lösung.«

Ich schmunzelte.

»So, jetzt lasse ich Sie aber erst einmal in Ruhe ankommen«, sagte er, während er sein Adressbuch zuklappte. »Wenn Sie etwas brauchen, kommen Sie einfach vorbei, egal wann.«

Ich wusste instinktiv, dass Richard es wirklich so meinte.

Nachdem wir uns verabschiedet hatten, trat ich ans Küchenfenster und beobachtete, wie er hinter das Haus und über die Obstwiese bis zu dem hölzernen Zaun schlenderte, der unsere beiden Grundstücke voneinander trennte.

Er schnupperte kurz an einem blühenden Fliederbusch, dann öffnete er das Gatter und verschwand im dichten Grün seines Gartens.

Mein Blick wanderte wieder zu dem runden Dachfenster.

Im Schatten der späten Nachmittagssonne ging etwas Düsteres von ihm aus. Oder lag das daran, dass ich mir jetzt seine verstorbene Frau hinter den schützenden Scheiben vorstellte?

Ich setzte mich an den Tisch und aß den letzten Happen Kuchen. Mein Jetlag kam mit einem Schlag zurück, heftiger als vor drei Stunden. Heute würde es ohne Tabletten gehen, das spürte ich.

KAPITEL 2

Elsa, Den Haag 2023

»Wir haben einen Riesenfisch an der Angel«, dröhnte Adrian, »mit dieser Zeugin wird sich alles ändern. Alles, Elsa, hörst du?«

Ich drückte die Voicemail weg und starrte in die Dunkelheit. Der Rest seiner Nachricht war mir bekannt, im Laufe des Tages hatte ich sie immer wieder mit klopfendem Herzen abgehört. Sein Anruf aus Bangui war wie eine Bombe eingeschlagen, als ich unserem Team heute Morgen davon berichtet hatte. Zu einer Einigkeit über die beste Vorgehensweise war es jedoch nicht gekommen.

Ich stieß einen tiefen Seufzer aus. Seit Stunden lag ich hellwach im Bett, das Kissen in den Nacken gestopft, und spulte die Argumente in Endlosschleife vor und zurück.

Ganz gleich, wie ich es drehte und wendete, wir brauchten diese Zeugin. Unbedingt. Adrian hatte recht – wenn wir es schafften, dass sie eine Aussage vor Gericht machte, hätten wir eine Chance. Aber sie lebte in der Zentralafrikanischen Republik, und sie weigerte sich, nach Den Haag zu kommen. Ich verstand ihre Angst. Es ist riskant, jemanden zu entlasten, der dein halbes Volk auf dem Gewissen hat.

Wäre ich doch selbst nach Bangui geflogen. Als Frau hätte ich vielleicht einen besseren Zugang zu ihr aufbauen können als Adrian. Solche Gespräche mussten mit äußerster Sensibilität angegangen werden.

Draußen fuhr ein Auto vorbei. Mattes Scheinwerferlicht drang durch den schmalen Spalt zwischen den Vorhängen, streifte mein Gesicht und huschte über die Schlafzimmerwand. Dann wurde es wieder dunkel, der Wagen entfernte sich. Nachts fuhren hier selten Autos, in meinem Viertel waren die Menschen mit dem Fahrrad unterwegs.

Ich warf einen erneuten Blick auf das Smartphone. Viertel nach drei. In rund zwei Stunden begann mein Tag.

Meine Lider juckten. Ich schob das Telefon unter die Decke, schloss die Augen und überließ mich meiner Erschöpfung. Nachts, wenn die Farben des Tages einem gleißenden Schwarz gewichen waren und die Stille über mir zusammenbrach, war die Müdigkeit besonders stark. Dann spürte ich ihre lähmende Macht bis in die Haarspitzen.

Vor rund sechs Monaten hatte es angefangen. Langsam und unerbittlich war sie in meinen Körper gedrungen, bis sie mein gesamtes Denken, Fühlen und Handeln bestimmte. Manchmal war ich versucht gewesen, die Schlaftabletten zu schlucken, die uns die Krankenstation des Gerichtshofs für Langstreckenflüge verschrieb. Doch ein einziger Gedanke an Mutter reichte, um die Finger von dem Zeug zu lassen. Und wenn ich vor Übermüdung ins Büro kriechen musste.

Heute würde es besonders hart werden, durch den Tag zu kommen. Heute brauchte ich jedes Quäntchen an Energie, das noch in mir steckte. Um Punkt sechs erwartete unser Mandant das gesamte Team zur Vorbesprechung im UN-Gefängnis. Die anschließende Verhandlung im Gerichtshof würde bis in den Abend dauern. Dann folgten die Nachbesprechung und die Vorbereitungen für den morgigen Tag.

Ich musste funktionieren. Seit über zwei Jahren arbeiteten wir an diesem Prozess. Achtzig Anklagepunkte, darunter siebenfache Kriegsverbrechen. Vergewaltigung, Massaker, Folter.

Die Straftaten unserer Mandanten ähnelten sich alle, sowohl in ihrer Unvorstellbarkeit als auch in ihrer Brutalität. Aber auch Täter waren Menschen. Menschen mit einem Recht auf Verteidigung. Artikel sechs Absatz drei der Menschenrechtskonvention.

Ich döste vor mich hin. Wieder dachte ich an die Zeugin. Es gab bestimmt einen Weg, sie umzustimmen und hierherzuholen.

Allmählich wurden meine Glieder leichter, verflüchtigten sich die Argumente, die Sorgen. Endlich kam er, der Schlaf, auf den ich so lange gewartet hatte.

Drei Stunden später hastete ich durch das mittelalterliche Eingangsportal des UN-Gefängnisses im Stadtteil Scheveningen, unweit der Promenade am Nordseestrand. Hier saßen die Angeklagten des Strafgerichtshofes – ehemalige Regierungschefs, Warlords und Rebellenführer – in Untersuchungshaft. Wegen seiner gehobenen Ausstattung hieß es in unseren Kreisen nur das »Haager Hilton«.

Trotz meines Smartphone-Alarms um halb fünf war ich danach erneut kurz eingenickt und kam nun über eine Viertelstunde zu spät.

Nachdem ich hektisch die Sicherheitskontrolle passiert und meine Tasche in ein Schließfach gestopft hatte, brachte mich ein Wachmann in das Besprechungszimmer. Ein schmaler Raum mit grau betonierten Wänden, einem rechteckigen Tisch und mehreren Plastikstühlen. Neben der Tür hing ein Evakuierungsplan für den Brandfall.

Meine Anwaltskollegen aus dem Verteidigungsteam, unsere beiden Rechtsanwaltsgehilfen, die Ermittler und ein Dolmetscher saßen bereits mit unserem Mandanten, Germain Vounbo, dem »Schlächter«, wie er in seinem Land genannt wurde, am Tisch. Vor ihnen standen aufgeklappte Laptops und Pappbecher mit Kaffee aus dem Automaten. Der Gefängniskiosk, wo es den besseren Kaffee gab, machte erst um sieben auf.

Vounbo starrte abwesend an die Wand, als sei er mit seinen Gedanken ganz woanders. Er trug den dunklen Anzug, den man ihm bei seiner Inhaftierung für die Verhandlungstage ausgehändigt hatte, und eine blaue Krawatte. An der Decke über ihm blinkte das Rotlicht der Überwachungskamera.

Robert, Hauptverteidiger und Teamleader, musterte mich schweigend und mit hochgezogenen Brauen. Ich merkte, wie ich errötete, murmelte eine Entschuldigung und suchte mir eilig einen freien Platz zwischen meinem Kollegen Christopher und dem Dolmetscher.

Sobald ich saß, spürte ich eine fiebrige Schwere in den Schultern. Wie warmer Sirup floss sie durch Bauch und Beine, bis in die Füße. Mir wurde schwindelig.

»Schon wieder zu spät«, raunte Christopher grinsend, fuhr sich durch seine Locken und knuffte mich freundschaftlich in die Seite. »Soll ich morgen persönlich vorbeikommen und dich wecken?«

Wir zogen uns oft gegenseitig auf, aber heute war ich nicht in Stimmung. Unter meinen Augenlidern klebte die Müdigkeit der vergangenen Monate, Jahre. Ich rang mir ein knappes Lächeln ab, legte meinen Laptop auf den Tisch und zwängte mich aus dem Mantel. Meine Finger zitterten leicht, als ich das Passwort in den Rechner tippte und die Prozessakte öffnete.

Ich lechzte geradezu nach einem Kaffee. In der Eile nach dem Aufstehen hatte ich keine Zeit mehr gehabt, mir einen zu machen.

Robert räusperte sich lautstark. »Wo waren wir stehengeblieben? Punkt fünf. Der Angriff auf Bambari.«

Seine Worte hallten in mir nach, als befänden wir uns in einem riesigen Saal. Der Tisch begann, sich leicht zu drehen.

Ich kannte das, in letzter Zeit wurde mir öfters schwindelig. Es würde gleich wieder vergehen.

Robert schlug einen Ordner auf und blätterte darin. »Von den insgesamt vierundzwanzig Zeugen, die die Anklage vorgeladen hat, behaupten zwei, sie hätten Mr. Vounbo am Tag des Angriffs in Bambari gesehen.« Er hielt inne und wartete, bis der Dolmetscher die beiden Sätze vom Englischen ins zentralafrikanische Sango übersetzt hatte.

Vounbo nickte bedächtig und führte seinen Becher zum Mund. Neidisch sah ich ihm dabei zu, während ich den leichten Kaffeegeruch einsog, der über uns schwebte.

»Elsa«, riss mich Robert aus meiner Trance. Er blickte über den Rand seiner Lesebrille zu mir. »Gehe ich richtig in der Annahme, dass wir genug Material haben, um diese Aussagen zu entkräften?«

Alle Augen richteten sich auf mich.

Wir hatten es hundertmal durchgekaut, ich war bestens vorbereitet. Doch jetzt, in den Sekunden der Stille, die auf seine Frage folgten, war mein Kopf wie leergefegt. Ich schluckte, versuchte mich zu sammeln. Langsam kamen die Sätze zurück.

»Vielleicht nicht genug, um sie zu entkräften«, sagte ich. »Aber genug, um sie glaubwürdig anzuzweifeln.« Tanzende Schatten schoben sich vor meine Augen. Ich versuchte sie wegzublinzeln.

»Kannst du etwas genauer werden?«, hakte Robert nach, während er mit der Spitze seines Kugelschreibers mehrmals auf die Tischplatte tippte.

Ich scrollte durch das geöffnete Dokument auf meinem Bildschirm. Die Worte verschwammen vor meinen Augen, die Schatten verdichteten sich. Was war nur heute los? Sonst dauerten diese Schübe nur wenige Augenblicke.

»Wir haben nicht ewig Zeit«, drängte Robert.

Das Klopfen des Kugelschreibers wurde lauter, hämmerte in meinen Ohren. Bis ich merkte, dass das mein Herzschlag war.

»Zeuge P-037«, murmelte ich, »er hat …« Ich holte Luft, spürte den kratzenden Stoff meiner Bluse auf dem Rücken. Hitze stieg in mir auf, meine Beine fingen an zu kribbeln. Und dann wurde es schlagartig dunkel um mich, als hätte jemand das Licht ausgeknipst.

»Elsa, was hast du?«, hörte ich Christopher wie aus weiter Ferne fragen. Jemand packte mich am Arm.

Gemurmel waberte durch den Raum, wurde lauter. Eine Tür ging auf, Schritte. Dann verebbten die Geräusche, bis ich auch nichts mehr hören konnte.

Als ich wieder zu mir kam, lag ich ausgestreckt auf einer Liege, in eine Wolldecke gehüllt. Neonlicht erhellte einen weißen Raum. Es roch nach Gummi und Desinfektionsmitteln.

Zurück im Krankenhaus?, durchfuhr es mich. Wie kann das sein? Es war doch alles vorbei.

Ich schirmte die Augen mit der Hand ab und hob den Kopf. Die schmerzvolle Erinnerung verblich.

Ein Herr mit Glatze und grauem Haarkranz trat an mich heran. Er trug einen weißen Kittel. »Mrs. Forbes, wie fühlen Sie sich?«

Ich blickte ihn verständnislos an.

»Ich bin Dr. van den Berg, der leitende Arzt dieser Haftanstalt. Sie haben heute früh während Ihrer Besprechung kurz das Bewusstsein verloren und danach mehrere Stunden tief geschlafen.« Er legte eine Manschette um meinen Arm, die sich brummend festzurrte.

»Heute *früh*?« Ich furchte die Stirn.

Dr. van den Berg sah auf seine Armbanduhr. »Na ja, jetzt ist es kurz nach zwölf. Also, vor rund sechs Stunden.«

Ein Schock jagte mir durch die Glieder. »Ach du liebe Güte, ich muss sofort los. Die Verhandlung …« Mit einem Ruck setzte ich mich auf und riss mir die Decke von den Beinen. Die Manschette begann, laut zu piepen. Mir wurde schwarz vor Augen. Ich hielt inne, wartete, bis das Schwächegefühl nachließ.

»Geht gleich wieder«, murmelte ich, »ich habe heute noch nichts gegessen.«

»Immer mit der Ruhe, Mrs. Forbes.« Dr. van den Berg klopfte mir sanft auf die Schulter. »Gönnen Sie sich eine warme Mahlzeit. Die Verhandlung läuft auch ohne Sie.«

Ich schüttelte heftig den Kopf. »Das geht nicht.«

»Oh, doch, das geht«, widersprach er und drückte meinen Oberkörper sanft auf die Liege zurück. »Bitte entspannen Sie sich, damit ich Ihren Blutdruck messen kann.«

Widerstrebend gab ich nach. Besser, jetzt hier mitzuspielen, dann entließ er mich auch schneller. Ich fühlte mich müde und benommen, wie nach einem zu kurzen Mittagsschlaf.

Während sich die Manschette zum zweiten Mal um meinen Arm schloss, dachte ich an meine Kollegen. In den drei Stunden, die ich vom Prozess verpasst hatte, war noch nicht viel gelaufen. Verlesung der Tagesordnung, Zusammenfassung der Verhandlung vom Vortag. Aber gleich nach der Mittagspause würde es um die Situation in den Gefängnissen von Bangui gehen. Da durfte ich unter keinen Umständen fehlen. Wir hatten entlastendes Beweismaterial gefunden, das ich präsentieren sollte.

Der Gerichtshof befand sich nur wenige Bushaltestellen vom UN-Gefängnis entfernt. Wenn ich in den nächsten zehn Minuten hier losfuhr, würde ich es pünktlich schaffen und hätte noch genügend Zeit, die wichtigsten Punkte ein letztes Mal vorher durchzugehen.

»90 zu 54«, bemerkte Dr. van den Berg und nahm mir die

Manschette wieder ab. »Etwas niedrig, aber nicht weiter bedenklich.«

»Gut«, sagte ich erleichtert. »Wahrscheinlich hat mir heute Morgen nur ein starker Kaffee gefehlt.« Ich setzte mich auf. Meine rechte Hand fing an zu zittern. Nicht schon wieder, nicht jetzt. Schnell versteckte ich sie in meiner Hosentasche. »Dann mache ich mich mal auf den Weg.«

»Kommt gar nicht in Frage«, erwiderte Dr. van den Berg. Er hob mahnend den Zeigefinger, als rügte er ein ungehorsames Kind. »Sie gehen jetzt schön nach Hause, essen etwas und ruhen sich aus.«

»Aber ich werde im Gerichtshof erwartet«, wandte ich ein, während ich mich nach meinem Mantel und Laptop umsah. Ich entdeckte die Sachen auf einem Hocker neben der Liege.

»Ich habe Sie bis auf Weiteres krankgeschrieben, Mrs. Forbes.«

Ich starrte ihn ungläubig an. »Wieso das denn?«

Er ging zu seinem Drehstuhl und setzte sich. »Sie befinden sich in einem chronischen Erschöpfungszustand. Vermutlich ein Burnout.« Seine Stimme klang auf einmal sehr ernst.

»Ich habe manchmal Schwierigkeiten einzuschlafen, aber das ist auch schon alles«, schwindelte ich. »Ich fühle mich bestens.«

»Da bin ich mir nicht so sicher«, sagte Dr. van den Berg. »Ihre Symptome deuten auf etwas ganz anderes hin. Es tut mir wirklich leid, aber Ihre Arbeit ist jetzt zweitrangig. Sie müssen sich therapieren lassen. Entschleunigen.«

»Sagen Sie das meinem Chef«, hielt ich ihm mit einem spöttischen Lächeln entgegen. »Der wird sich bedanken.«

Dr. van den Berg verzog keine Miene. »Das habe ich schon und ich habe ihm dringend geraten, Sie für ein paar Monate freizustellen. Ein Burnout sollte man nicht auf die leichte Schulter nehmen.«

»Sie machen Scherze.« Ich ballte die Hand in meiner Tasche zu einer Faust. »Heute Morgen haben die Anhörungen der Verteidigung begonnen. Jede Aussage zählt. Da muss ich dabei sein.«

»Niemand ist unersetzlich, auch Sie nicht«, gab Dr. van den Berg achselzuckend zurück. »Am liebsten würde ich Sie direkt in eine Klinik einweisen. Sie müssen von Kopf bis Fuß untersucht werden.« Er verschränkte die Arme vor der Brust. »Aber das besprechen Sie lieber mit Ihrem Hausarzt.«

»Ich habe keinen Hausarzt«, entgegnete ich bissig. *Burnout. Klinik. Entschleunigen.* Worte, die in meinem Leben keinen Platz hatten.

Mein Blick fiel auf die Wanduhr über seinem Schreibtisch. Als ich sie fixierte, wackelte sie leicht. Ich kniff die Augen zusammen, doch ich konnte die Zeiger nicht erkennen.

»Außerdem muss ich jetzt wirklich los«, sagte ich und deutete mit dem Kopf auf die Uhr. »Die Sitzung fängt bald an.« Ich schlüpfte in meinen Mantel und fingerte an den Knöpfen herum.

Ich merkte, dass Dr. van den Berg mich beobachtete, sofort ließ ich die zittrige Hand wieder in der Tasche verschwinden.

»Bemühen Sie sich nicht, Mrs. Forbes«, meinte er. Ich fühlte mich ertappt, merkte, wie mein Gesicht heiß wurde.

»Ihr Chef hat Ihre Freistellung bereits veranlasst. Wenn eine Angestellte während der Dienstzeit zusammenbricht, kann man nicht einfach zur Tagesordnung übergehen. So etwas hat Konsequenzen – vor allem in einer internationalen Bürokratie wie der Ihren.«

Ich senkte den Blick. Wie in Zeitlupe sickerten seine Worte in mich ein.

»Ich kann Ihnen jemanden empfehlen, der sich mit Burnout auskennt«, fuhr er fort.

Ich reagierte nicht, sondern starrte auf den Linoleumboden. Er war grau, an manchen Stellen wellte er sich leicht.

Eine tiefe, lauernde Angst schloss sich um mein Herz. Dieser Vorfall konnte das Ende meiner Karriere bedeuten. Eine hohe psychische Belastbarkeit und der Umgang mit Stress gehörten zu den Grundvoraussetzungen, um sich am Gerichtshof dauerhaft zu bewähren.

Jahrelang hatte ich in diesem System brilliert. Und jetzt sollte auf einmal alles vorbei sein? Meine Kehle zog sich zusammen, Tränen drückten sich in meine Augen.

Dr. van den Berg beugte sich über seinen Schreibtisch, kritzelte etwas auf einen Zettel und reichte ihn mir. »Hier, ein Rezept für ein Schlafmittel. Das wird Ihnen über die Runden helfen, bis Sie einen Therapieplan haben. Die Telefonnummer des Spezialisten habe ich Ihnen ebenfalls notiert.«

Mit einer mechanischen Bewegung nahm ich den Zettel, bedankte mich und verließ das Arztzimmer. Sobald ich die Tür hinter mir zugezogen hatte, zerknüllte ich das Rezept und stopfte es in die Manteltasche. Keine Medikamente, hatte ich mir geschworen. Niemals.

Ich lief in Richtung Lobby, spürte das Gewicht des Laptops in meinem Arm. Zwei Jahre Arbeit steckten darin. Zwei Jahre, in denen ich alles gegeben hatte.

Ein unbestimmtes Gefühl von Zeit- und Planlosigkeit breitete sich in mir aus, während meine Schritte durch die Gänge hallten.

Ich holte meine Tasche aus dem Schließfach und wartete, bis das Wachpersonal die erste und kurz darauf die zweite Sicherheitstür entriegelt hatte. Dann ging ich nach draußen in den angebrochenen Tag. Der Nordseewind blies mir Salz und Leere ins Gesicht.

Beim Betreten meiner Wohnung empfing mich eine ungewohnte Ruhe. Nirgendwo rauschte eine Wasserleitung, in dem Apartment über mir tobten keine Kinder, und im Treppenhaus waren keine Stimmen zu hören. Die Bewohner dieses Gebäudes saßen jetzt in ihren Büros, Praxen, Schulen, Geschäften oder Kanzleien. Empfingen Kunden, führten Besprechungen und schrieben Berichte. Alle außer mir.

Schon bereute ich es, nicht doch in den Gerichtshof gefahren zu sein. Aber was hätte das gebracht? Die Entscheidung war längst getroffen, Robert hatte mich tatsächlich in einen dreimonatigen Zwangsurlaub befördert, wie ich auf dem Nachhauseweg beim Durchlesen meiner E-Mails erfahren hatte. Eine Bestätigung des Personalbüros mit Details über Lohnfortzahlung und potenzieller Gehaltsreduktion, sollte die Krankschreibung um ein paar Monate verlängert werden müssen, würde folgen, schrieb er. Dann wünschte er mir eine »schnelle Genesung« – als hätte ich mir eine Erkältung eingefangen.

Robert war kein Mann von großen Worten, und schon gar nicht heute. Dennoch hatte mir die Nüchternheit seiner Nachricht einen Stich versetzt. Seit Jahren kämpften wir Seite an Seite für Recht und Gerechtigkeit. Immer war ich seinen Bitten und Anweisungen nachgekommen, hatte Wochenenden geopfert, Abendessen abgesagt und Ferien verschoben. Und jetzt nahm er sich nicht einmal zwei Minuten Zeit, um mir ein paar mitfühlende Worte zu schicken.

Von Christopher hatte ich eine SMS erhalten. »Melde dich, wenn ich was für dich tun kann«, gefolgt von einer Reihe weinender, entsetzter und besorgter Emojis, die winkend auf und ab tanzten. Ich fragte mich, ob er wirklich käme, wenn ich ihn um Hilfe bäte, oder mir im letzten Moment einen Entschuldigungs-Emoji schicken würde.

Nachdem ich Tasche und Mantel abgelegt hatte, stand ich

eine Weile unschlüssig im Flur herum. Ein ganzer Nachmittag ohne Verpflichtungen. Keine Termine, keine Verhandlung, keine Deadlines. Ein dreimonatiger Scheintod. Was, wenn ich danach den Sprung zurück ins Berufsleben nicht mehr schaffte? Wenn sich meine Vertretung als kompetenter, charismatischer und geeigneter erwies als ich?

»Niemand ist unersetzlich«, echoten Dr. van den Bergs Worte in mir. Augenblicklich kam das Angstgefühl zurück. Mein Herz raste, kalter Schweiß trat mir auf die Stirn. Den Rücken gegen die Wohnungstür gepresst, zerrte ich am Knopf meiner Bluse. Niklas anrufen war das Einzige, was ich denken konnte. Aber das war ausgeschlossen.

Nach einer Weile beruhigte sich das wilde Klopfen in mir endlich. Ich löste mich von der Tür, wischte mir über die Stirn und stolperte in die Küche. Höchste Zeit, etwas zu essen.

Im Kühlschrank fand ich einen Becher Joghurt, seit Tagen abgelaufen, und den Karton mit Take-out-Thainudeln von gestern Abend. Ich stellte ihn in die Mikrowelle. »Hier kommt die warme Mahlzeit, die du mir verschrieben hast, Herr Gefängnisdoktor«, rief ich, knallte die Ofentür zu und schnitt meinem Gesicht, das sich in ihr spiegelte, eine Grimasse.

Das Gerät begann, gleichmütig zu summen. Wie angenehm, der Stille für einen Moment zu entkommen. Nach wenigen Sekunden stieg mir der Duft von würzigem Curry und Zitronengras in die Nase. Doch statt des erhofften Appetits löste er ein wehmütiges Ziehen im Bauch aus. Denn Thainudeln rochen nach der Aufregung von Verhandlungstagen, wenn ich keine Zeit hatte, mir etwas zuzubereiten. Sie rochen nach einer Mission, der ich mich mit Leib und Seele verschrieben hatte.

Ich ignorierte das Ziehen, so wie ich alle anderen Symptome meines Körpers zu ignorieren gelernt hatte, und konzentrierte mich auf das Summen der Mikrowelle.

Sobald ich die aufgewärmte Schachtel wieder in der Hand

hielt, begann ich zu essen. Im Stehen, an die Arbeitsplatte gelehnt – wie immer, wenn es schnell gehen sollte.

Aber das war doch jetzt vorbei, schoss es mir sofort durch den Kopf, es musste nicht mehr schnell gehen. *Ent-schleu-ni-gung*, hatte der Arzt gesagt.

Alles in mir sträubte sich gegen dieses Ent-Wort. Es klang nach Duftkerzen, Yogahosen und Atemübungen. Die Meditations-App, auf die meine Kollegin Martha schwor, hatte ich nach dem Herunterladen sofort wieder gelöscht. Meditieren mit dem iPhone – absurd.

In Wahrheit bedeutete Entschleunigung nichts anderes als Rückschritt. Abbau. Niedergang, eingehüllt in Lavendelduft.

Meine Arbeit war mein erstes Chakra gewesen. Meine Mitte. Sie hatte mich gestärkt und geerdet. Mir wieder auf die Beine geholfen, als ich den Boden unter den Füßen verloren hatte.

Ich steckte die Gabel in die Nudeln und schleppte mich ins Wohnzimmer.

Einen Esstisch besaß ich nicht mehr. Den hatte Niklas mitgenommen. Also setzte ich mich an meinen Schreibtisch, der direkt vor dem Fenster stand. Ich stellte die Schachtel mit den Nudeln auf die Transkripte und Protokolle des Vounbo-Prozesses und aß weiter. Wieder sah ich ihn vor mir, den »Schlächter«, in seinem dunklen Anzug, und mit welcher Ruhe er heute Morgen seinen Kaffee getrunken hatte. Eine Gabel voll Nudeln landete auf einer Gerichtsakte. Auch egal jetzt.

Ich sah zu den roten Backsteinhäusern auf der gegenüberliegenden Straßenseite. Wie aus dem Bilderbuch standen sie da – eng aneinandergereiht, mit weißen Sprossenfenstern und geschwungenen Giebeln. Abends und an den Wochenenden parkten vor den Haustüren unzählige Hollandräder. Jetzt waren die Fahrradständer leer.

Die vielen Räder und die schmucken, alten Häuser hatten es mir sofort angetan, als ich vor elf Jahren nach Den Haag gezogen war. Nicht sattsehen hatte ich mich an ihnen können, ständig hatte ich sie fotografieren wollen.

Mittlerweile schenkte ich ihnen keine Beachtung mehr, sie waren einfach nur da.

Ich schlang ein paar weitere Bissen hinunter, dann schob ich die Schachtel mit den Reisnudeln von mir. Hier an meinem Arbeitsplatz, auf Wörtern wie »Massaker«, »Verbrechen« und »Folter« schmeckten sie zu stark nach gestern – als ich noch tief in den Vorbereitungen steckte und euphorisch über die Zeugin nachdachte, von der Adrian gesprochen hatte.

Mein Blick fiel auf den umgedrehten Bilderrahmen neben dem Telefon. Wie ein Mahnmal der Vergangenheit lag er da. Ich hatte es nicht übers Herz gebracht, ihn fortzuräumen. Ich legte meine flache Hand darauf, wagte es jedoch nicht, ihn umzudrehen. Wollte das Glück nicht sehen, das sich darunter verbarg. Niklas und ich am Strand, mit Sonne in den Haaren und dem Strahlen frisch Verliebter.

Als er noch hier gewohnt hatte, hatte ich nicht aus braunen Take-out-Schachteln gegessen. Niklas kümmerte sich ums Essen. Sorgte dafür, dass die Milch für unseren Kaffee immer frisch war, stoppte nach dem Joggen beim Bäcker und ging am Wochenende auf den Markt. Aber Niklas war nicht mehr hier. Und seitdem trank ich meinen Kaffee schwarz.

Ich stand auf und streunte ziellos durchs Zimmer. Vor dem Bücherregal blieb ich stehen, strich mit dem Finger über die Buchrücken. Internationales Strafrecht, Völkerrecht, die letzten Jahresberichte des Strafgerichtshofs, dazwischen ein paar ungelesene Romane. Ich zog einen heraus. Jetzt hatte ich ja Zeit. Doch dann schob ich ihn wieder zurück, mir war nicht nach Lesen zumute.

Um nicht ständig an die Arbeit erinnert zu werden, ging ich ins Schlafzimmer. Die Vorhänge waren noch zugezogen, das Bett zerwühlt. Vor dem geöffneten Kleiderschrank lagen einzelne Schuhe verstreut, Kleiderbügel und ein paar zusammengeknüllte Anziehsachen, die ich längst zur Reinigung hatte bringen wollen. Als ich meine magere Gestalt im Wandspiegel erblickte, erschrak ich. Das Gesicht schmal und weiß wie meine Bluse, die Hose viel zu weit. Meine dunklen langen Haare, einst mein ganzer Stolz, wirkten stumpf, die Spitzen zerfranst.

Ich wandte mich ab und ließ mich, so wie ich war, in Hose und Bluse, ins ungemachte Bett fallen.

Erst als ich lag, meine Augen geschlossen, die Decke bis unters Kinn gezogen und umgeben von einer Stille, die weh tat, ließ ich den Gedanken zu, vor dem ich seit Monaten davongerannt war wie vor einem wilden Tier: Ich war am Ende meiner Kräfte. In mir schwelte eine Erschöpfung, die schon lange mit Schlaf nicht mehr zu kurieren war.

Dr. van den Berg wusste es. Robert wusste es. Alle wussten es. Sogar Christopher, der sich mit seinem sarkastischen »schon wieder zu spät« verraten hatte.

Auch ich wusste es natürlich. Spürte seit Langem, dass ich auf einem untergehenden Schiff saß. Doch ich hatte die Warnsignale meines Körpers nicht beachtet. Das Zittern, das wie aus dem Nichts kam und wieder verschwand, den Schwindel, die Appetitlosigkeit, die gähnenden Schatten unter meinen Augen.

Es würde schon gehen, hatte ich mir eingeredet, es war doch immer gegangen. Bis heute.

Ich fürchtete mich vor dem, was vor mir lag. Vor der vielen Zeit, die ich nicht mehr mit Arbeit würde füllen können, den Fragen, die beantwortet werden wollten. Vor der Stille in meiner Wohnung und den langen, wachen Nächten.

Ich dachte an Niklas, an das, was hätte sein können und nicht hatte sein sollen. Mein Magen krampfte sich zusammen. Ich zog die Decke enger um mich.

Wenn ich wenigstens für ein paar Wochen bei Großtante

Toni untertauchen könnte. Sie hätte gewusst, was zu tun wäre, und mich aus meinem Tief wieder herausgeholt. So wie früher, wenn ich mich beim Klettern verletzt, an der Herdplatte verbrannt hatte oder in die Brennnesseln gefallen war.

»Wird schon wieder, meine Kleine. Davon lassen wir uns nicht unterkriegen.« Eine Salbe, ein Lächeln, ein Kuss auf die Stirn.

Sie fehlte mir so. Ihr Lachen, das auch an grauen Tagen die Sonne wieder aufgehen ließ. Das schelmische Zwinkern in ihren Augen, wenn wir etwas Verbotenes taten – vor dem Essen naschen oder spätabends noch lesen. Ihre Hände, die kiloweise Mirabellen einkochen und Hecken beschneiden konnten und mir sanft über den Kopf strichen, selbst als ich schon längst erwachsen war. Bei niemandem würde ich mich je wieder so geborgen fühlen.

Ihr Haus am Rhein, in dem ich die schönsten Wochen meiner Kindheit verbracht hatte, gehörte jetzt Mutter. Hoffentlich würde sie die Erinnerung an Toni bewahren und keine großen Veränderungen vornehmen. Eine Gänsehaut spannte sich über meine Arme.

Schnell lenkte ich meine Gedanken zurück zu Toni. Dachte an meinen letzten Besuch bei ihr im Winter, kurz vor ihrem Tod. Schwach und dünn war sie gewesen, mit bläulichen Lippen und geschwollenen Füßen. Die Haut durchscheinend wie Papier. Nur ihre wasserblauen Augen strahlten wie eh und je. In ihnen lag eine Ruhe und Zufriedenheit, eine Bereitschaft zu gehen, die mich noch tagelang erfüllte.

Und während ich im Geiste Tonis kalte, von Adern durchwölbte Hand in meiner fühlte, gelang es mir, am helllichten Tag wieder einzuschlafen.

Der nächste Morgen glich einer Reihe unzusammenhängender Momente zwischen Lärm und Lautlosigkeit. Zuerst spürte ich nur den Kopfschmerz, pochend und dumpf, dann mein eingeschlafenes Bein. Ich hatte seit gestern Nachmittag fast nur geschlafen, von einigen kurzen Unterbrechungen abgesehen. Wie spät mochte es wohl sein? Mein Handy lag nicht wie sonst auf dem Nachttisch, sondern immer noch in meiner Tasche neben der Wohnungstür.

Ich massierte meine Schläfen und streckte den Fuß. Währenddessen hörte ich, wie das Haus zu neuem Leben erwachte. Kinderfüße trommelten über mir, irgendwo begann ein Radio zu plärren, und beim Nachbarn rechts nebenan brummte die Espressomaschine. Ich tippte auf Viertel nach sieben.

Aus alter Gewohnheit erhob ich mich ebenfalls, ließ das morgendliche Schwindelgefühl passieren und widerstand dem Reflex, noch vor dem Zähneputzen das Handy zu holen, um meine E-Mails durchzugehen.

Der Badezimmerspiegel zeigte mir ein verquollenes Gesicht mit verschmierter Wimperntusche. Ich schminkte mich ab und kämmte mir die Knoten aus den Haaren. Dann befreite ich mich endlich von der Bürokleidung und schlüpfte in meinen Pyjama.

Der Kopfschmerz wurde stärker – klarer Fall von Koffeinentzug. Ich kochte mir einen Kaffee und trank den Becher in wenigen, gierigen Schlucken aus. Es half sofort. Zufrieden legte ich mich wieder ins Bett.

Draußen auf der Straße ertönten Stimmen, vermischt mit Fahrradklingeln. Dann wurde es auf einmal ganz ruhig, so wie gestern.

Ich schaltete den Fernseher ein, zappte mich durch die englischsprachigen Kanäle. Nachrichten, die ich nicht hören wollte, da man die Vounbo-Verhandlungen erwähnen würde. Eine Kochshow, die mir auf die Nerven ging. Und Peppa Wutz. Ich mochte das alberne Ferkelmädchen mit dem feinen britischen Akzent, ließ die Fernbedienung sinken und schloss die Augen.

Während Peppa und Penny Eisbär Luftsprünge übten, dachte ich an meine Kollegen. Sie waren bereits mit Vounbo im Gerichtshof und bereiteten sich fieberhaft auf die heutigen Verhandlungen vor. Mein innerer Druck, unbedingt dabei zu sein, hatte nachgelassen. Allein die Vorstellung, jetzt in Kostüm und Feinstrumpfhose neben Robert zu sitzen, ließ mich erschaudern.

Die Müdigkeit, die ich so lange unterdrückt hatte, umspülte mich wie eine große, warme Welle. Und endlich musste ich nicht mehr vor ihr davonlaufen, sondern durfte die Arme ausbreiten, mich in sie hineinfallen und von ihr treiben lassen.

Ich döste vor mich hin, und gerade als ich glaubte, erneut in einen leichten Schlaf zu gleiten, hörte ich, wie die Wohnungstür aufgeschlossen wurde. Ich schrak hoch und begann am ganzen Körper zu zittern. Wer konnte das sein?

»Elsa?«, tönte eine vertraute Stimme.

Niklas. Was machte er hier? Ich wollte nicht, dass er mich so sah. Wieso hatte er überhaupt noch den Wohnungsschlüssel?

Schritte näherten sich. »Du bist noch zu Hause?«

Ich zog die Decke bis unter die Achseln und starrte zur Zimmertür.

Schon kam er hereingelaufen, eine Aftershave-Wolke segelte durch den Raum. Der Duft, den ich ihm letztes Jahr zu Weihnachten geschenkt hatte. Alles an Niklas wirkte durchdacht und ordentlich, bereit für den neuen Arbeitstag. Sein schwarzer Anzug, das weiße Hemd. Die Wildlederjacke, in dessen Innentasche er früher stets ein frisches Taschentuch für mich aufbewahrt hatte, »weil du nie eins dabei hast«. Die Hosenbeine, wie immer von Fahrradklammern mit Leuchtreflektoren zusammengehalten.

»Hey, was machst du hier?«, fragte er, legte seine Tasche ab und lächelte zaghaft.

Ich funkelte ihn an. »Die Frage sollte ich dir stellen. Hättest du nicht wenigstens vorher anrufen können?«

»Hab ich doch, zig Mal.« Er zog die Schultern hoch und breitete entschuldigend die Arme aus. »Gestern Nachmittag und abends noch mal. Hast du deine Sprachbox nicht abgehört?«

Ich sank in die Kissen zurück und schwieg.

»Seit wann schaust du eigentlich Zeichentrickfilme?« Niklas deutete grinsend auf den Fernseher, dann setzte er sich neben mich. »Was ist los mit dir? Krank? Müsstest du nicht im Gericht sein? Euer Prozess läuft doch. Die Nachrichten sind voll davon.«

»Kannst du mir endlich erklären, was du hier willst?«, fragte ich gereizt, nahm die Fernbedienung und schaltete das Gerät ab.

»Sorry.« Er hob abwehrend die Hände. »Ich wollte nur endlich die Bücher abholen, die ich beim Auszug vergessen habe. Den Science-Fiction-Kram. Der hat dich doch sowieso nie interessiert.« Er legte seine Hand auf die Decke, auf die Stelle, unter der mein Arm war. Ich zog ihn weg.

»Dann nimm sie dir«, entgegnete ich schroff. »Und gib mir endlich den Wohnungsschlüssel zurück.«

»Wir hatten doch ausgemacht, dass ich ihn behalte«, erklärte er, »falls du dich ausschließt oder so.«

»Werde ich schon nicht.«

Er runzelte die Stirn. »Du siehst blass aus. Soll ich dir was vom Bäcker holen? Oder von der Apotheke?«

Ich schüttelte den Kopf. Mir war nicht danach, ihm Rede und Antwort zu stehen. Mein Leben ging ihn nichts mehr an. Außerdem hatte ich keine Lust auf dieses altkluge »Hab ich's dir nicht gesagt«, das dann garantiert folgen würde. Gleichzeitig tat es irgendwie gut, mich ein paar Minuten lang der Illusion hinzugeben, nicht allein zu sein.

»Jetzt red schon«, beharrte er. »Ich dachte, du steckst seit Tagesanbruch im Gerichtshof. Läuft da nicht gerade dieser Prozess?« Er kratzte sich am Kopf. »Wie heißt der Typ noch? Hab gestern was darüber in den Nachrichten gehört.«

»Vounbo«, flüsterte ich. Obwohl ich mich dagegen wehrte, hatten Niklas' Stimme und sein Interesse etwas in mir in Bewegung gesetzt. Ich senkte verschämt den Kopf und schluckte den leichten Druck hinunter, der sich in meiner Kehle formte.

Aber Niklas hatte längst verstanden. Er rückte ein Stück näher und schlang seine Arme um mich. »Ach Elsi«, wisperte er, »das tut mir so leid. Ich hatte gehofft, du wärst langsam darüber hinweg.«

Der Rasierwasserduft, mein Kosename und die Zartheit, mit der er ihn ausgesprochen hatte, der warme Druck seiner Arme. Mein innerer Widerstand löste sich auf, und wie ein Sturm fegten die Erinnerungen über mich hinweg. Die guten und die, die ich lieber vergessen hätte.

Dann kamen die Tränen. Lange und eisern hatte ich sie zurückgehalten, genauso wie die Müdigkeit, nur um jetzt von ihnen überwältigt zu werden. Den Kopf an seine Brust gepresst ließ ich sie los. Weinte hilflos in den Kragen seines gestärkten Hemds. So, wie ich es in jenen Tagen gewollt und nicht gekonnt hatte, als ich begriff, dass das, was uns trennte, stärker war als das, was uns verband.

Damals steckte ich noch voller Vorwürfe und Groll. Heute floss nur der Schmerz aus mir heraus, heiß und bitter.

Und Niklas hielt mich. Stellte keine weiteren Fragen. Sondern war einfach nur da, so wie die roten Backsteinhäuser. So wie am Anfang, als es noch eine gemeinsame Zukunft gegeben hatte und das Foto von uns nicht umgedreht auf dem Schreibtisch lag.

Nach einer Weile löste ich mich von ihm. Schniefend wischte ich mir mit dem Schlafanzugärmel über das Gesicht.

Niklas fasste in die Innenseite seiner Jacke, zog das Taschentuch heraus und reichte es mir. »Frisch gebügelt«, murmelte er lächelnd. Ob er es für eine andere dabeihatte?

Ich griff nach dem Tuch und schnäuzte mich.

»Besser?«, fragte er. Ich nickte.

Er stand auf und trat ans Fenster. Behutsam schob er die Vorhänge auseinander. Mattes Morgenlicht fiel auf das Bett. »Komm, wir gehen eine Runde spazieren«, schlug er vor, den Blick auf die Straße gerichtet. »Frische Luft macht den Kopf frei.«

»Musst du nicht in deine Kanzlei?«, fragte ich überrascht.

Er drehte sich zu mir. »Arbeite ich etwa für den Internationalen Strafgerichtshof?«, fragte er verschmitzt zurück und zwinkerte mir zu. »Mein Mandant hat Streit mit seinem Nachbarn wegen einer Hecke. Das kann warten.«

Ein schnelles Lächeln stahl sich auf meine Lippen.

Er steckte die Hände in die Jackentaschen und ließ ein paar Münzen klimpern. »Mindestens sieben, acht Euro. Sollte für zwei Tassen Kaffee reichen.«

Ich dachte an mein verquollenes Gesicht. »Ich sehe schrecklich aus. Ich kann so nicht raus.«

»Kümmert doch niemanden, wie du aussiehst«, erwiderte er ungerührt. »Zieh dir deinen Kapuzenpulli über und alles ist gut. Im Achterhuis gibt's bestimmt schon frische Stroopwaffeln.«

Der Gedanke an den winzigen Coffeeshop zwei Straßen weiter, wo es immer nach Hefeteig duftete und der Kaffee in riesigen gelben Tassen serviert wurde, klang verlockend.

»Überredet.« Ich wälzte mich aus dem Bett, schlurfte zum Kleiderschrank und kramte den Pulli und eine Jogginghose heraus.

Als wir eine Viertelstunde später im Achterhuis vor unseren Tassen saßen und die zähe Karamellfüllung der Stroopwaffeln zwischen meinen Zähne klebte, war es einen Moment lang wieder so wie immer. Niklas und ich hatten oft hier gefrühstückt, meistens am Wochenende, wenn es ihm gelungen war, mich für eine Stunde vom Schreibtisch wegzulocken.

Ich blickte aus dem großen, halbrunden Fenster über die Straße. Die Häuser glänzten in der Morgensonne wie frischgestrichen, an den Zweigen der Kastanienbäume entfalteten sich die ersten Knospen. Radfahrer eilten an uns vorbei – Frauen in flatternden Röcken, Männer mit Fahrradklammern wie Niklas und Eltern, die behelmte Kinder auf Lastenrädern zur Schule chauffierten.

Alles war im Aufbruch, im Werden, voller Leben und Energie. Die Sonne, die Bäume, die Menschen.

Nur ich nicht. Ich saß mit krummem Rücken unter meiner Kapuze wie ein verdorrtes Blatt vom letzten Herbst.

»Ich glaube, du musst einfach nur mal raus hier aus dem Trott in Den Haag«, meinte Niklas, als hätte er meine Gedanken erraten. Er brach seine Waffel in zwei Hälften und reichte mir eine. »Warum fliegst du nicht für ein paar Wochen zu deinem Vater nach New York? Ihr steht euch doch sehr nahe.«

Ich nahm den Keks, tunkte ihn in meinen Kaffee. »Weiß nicht«, murmelte ich. Der Gedanke an neun Stunden Flug und die Hektik New Yorks trieb mir eine steinerne Schwere in die Glieder. Mich in Warteschlangen einreihen, auf ein freies Taxi warten, dicht gedrängt in Fahrstühlen stehen, in lauten Restaurants sitzen. Die normalsten Dinge der Welt fühlten sich auf einmal abschreckend an, geradezu unüberwindbar.

Ich legte die weich gewordene Waffel auf den Unterteller und starrte in meinen Kaffee. Wie eine Sonnenfinsternis sah er aus, so kreisrund und schwarz in der gelben Tasse. Wie die

Finsternis, die sich über mein Herz, mein ganzes Leben geschoben hatte.

»Ich glaube nicht, dass ich genug Kraft dafür habe«, seufzte ich, nahm ein Stück Würfelzucker und drehte es zwischen den Fingern.

»Verstehe.« Niklas goss sich noch etwas von der heißen Milch in seine Tasse. Fast weiß musste der Kaffee sein, damit er ihm schmeckte. »Gibt es irgendeinen Ort hier in der Nähe, wo du dich gerne erholen würdest?«, fragte er.

»Bei Tante Toni«, schoss es aus mir heraus. Sofort tauchte das Bild ihres Hauses vor mir auf, sah ich die grünen Fensterläden, die Obstwiese im Morgennebel, den weiten Blick über den Rhein. Eine wohlige Wärme erfasste mich. Nur um gleich wieder zu verschwinden.

»Aber da kann ich jetzt nicht mehr hin.«

»Ich weiß«, nickte er. Er sah mir fest in die Augen. »Und wenn doch?«

Ich zog die Stirn in Falten. »Wie meinst du das?«

»Na ja, es ist ja nicht so, dass das Haus in den Besitz einer fremden Person übergegangen ist.«

»Doch, genauso ist es«, konterte ich scharf und stieß die Tasse von mir, so dass der Kaffee überschwappte. »Weggenommen hat sie es mir. So wie alles andere auch.« Mein Herz klopfte schneller, Wut schäumte in mir hoch.

»Ach, Elsa, lass die Kindheit ruhen und denk an deine Zukunft.« Niklas legte seine Hand auf meine, so wie früher, um mich zu beruhigen. Seine Nähe fühlte sich fremd an nach den langen Wochen der Trennung. Fremd, aber doch immer noch vertraut. War es richtig, meine Hand unter seiner zu lassen?

»Wenn das Haus deiner Großtante der einzige Ort ist, an dem du gerne sein würdest, dann lass dir die Idee noch mal durch den Kopf gehen«, fuhr er fort. »Vielleicht könnt ihr beiden euch ja irgendwie arrangieren.«

»Arrangieren?« Mein Körper versteifte sich. Ich entzog ihm meine Hand und verschränkte die Arme vor der Brust. »Wie stellst du dir das vor?«

Er zuckte mit den Schultern. »Keine Ahnung. Du wohnst oben, sie unten – oder du gehst abends ins Hotel. Auf den Fotos, die du mir gezeigt hast, wirkte das Haus ziemlich groß. Es gibt bestimmt einen Weg, damit ihr euch nicht ständig in die Quere kommt.« Er trank einen Schluck und wischte sich den Milchschaum vom Mund. »Vielleicht ist deine Mutter ja auch gar nicht da. Dann hättest du das Haus für dich allein.«

Ich blickte aus dem Fenster, sah, wie eine Frau vom Rad stieg, ihre kleine Tochter aus dem Kindersitz hob und sie zärtlich küsste. Das Mädchen schlang strahlend seine Arme um ihren Hals.

Ein spitzer Stich bohrte sich in mein Herz. Ich biss mir auf die Lippen und wandte mich ab.

»Mit meiner Mutter unter einem Dach, das hat noch nie funktioniert«, sagte ich. Das Gespräch und die Gedanken und Gefühle, die es in mir aufwirbelte, hatten mich erschöpft. Niklas schien es bemerkt zu haben. »Ich bringe dich nach Hause«, sagte er, schob sich das letzte Stück Waffel in den Mund und legte ein paar Geldstücke auf den Tisch.

Wieder in meiner Wohnung, holte ich das iPhone aus meiner Handtasche. Ich sah Niklas' Anrufe von gestern Abend und eine lange Reihe neuer E-Mails an das gesamte Team. Bis zwei Uhr morgens hatten sie gearbeitet. Eine Nachricht von Adrian stach mir ins Auge. Betreff: »Extrem wichtig«, dahinter drei Ausrufezeichen, wie immer. Alles bei Adrian war wichtig. Sicher ging es um die Zeugin in Bangui.

Gerade wollte ich die Mail anklicken, doch dann warf ich das Handy kurzentschlossen in die Tasche zurück. Lieber gar nicht erst damit anfangen, ich würde von hier aus doch nichts ausrichten können.

Ich irrte durch die Wohnung, stieß meine schmutzige Wäsche mit der Fußspitze durchs Schlafzimmer und drehte mich auf meinem Schreibtischstuhl im Kreis herum. Ich hatte keine Energie, die Waschmaschine anzuwerfen oder die Wohnung aufzuräumen. Keine Lust, noch einmal in die Stadt zum Einkaufen zu gehen, und noch nicht genug Hunger, um mir etwas bei einem Lieferservice zu bestellen. Vielleicht später ...

Das Rezept von Dr. van den Berg fiel mir ein, auf dessen Rückseite er den Namen des Burnout-Arztes notiert hatte. Ich suchte in meinem Mantel nach dem zerknüllten Blatt und entfaltete es. »Spezialist für Erschöpfungsdepression«, las ich.

Eine dunkle Erinnerung stieg in mir hoch. Wie ich im Flur vor dem Schlafzimmer meiner Eltern hockte, das Ohr an die Tür gepresst. Die unterdrückten Schluchzer meiner Mutter. Mein Vater, der leise auf sie einredete. Und dieses verzehrende Verlangen in mir, bei ihr zu sein. Doch Mutter rief nie nach mir. Nicht ein einziges Mal.

Mit einer resoluten Geste zerriss ich das Rezept und sank in meinen Drehstuhl zurück.

Ich dachte an Niklas und seine Idee. *Und wenn doch?* Vielleicht war das alles gar nicht so verrückt, wie es sich vorhin im Café angehört hatte. Vielleicht würden mir ein paar Tage in Sankt Goar wirklich helfen, zur Ruhe zu kommen. Von Dingen umgeben sein, die mich an Schönes erinnerten. Tonis alte Schallplatten hören, über den Rhein zur Burg Katz schauen, auf Obstbäume klettern und bis nach Sankt Goarshausen sehen.

Klettern – was für eine Schnapsidee. Ich würde vom Baum fallen wie ein reifer Apfel. Ein Kichern entfuhr mir. Erschrocken hielt ich mir die Hand vor den Mund. Wo war das denn hergekommen? Ich konnte mich nicht entsinnen, wann ich das letzte Mal gekichert hatte.

Aber wenn allein der Gedanke an Tonis Haus reichte, um mich aufzuheitern, wie gut wäre es erst, *wirklich* dort zu sein?

Gegen Mittag hielt ich es nicht länger aus und rief meinen Vater an. Es war zwar noch nicht einmal sieben Uhr in New York, aber als hartgesottene Frühaufsteher saßen Susan und er sicher schon bei ihrer zweiten Tasse Tee in der Küche.

»Gedankenübertragung«, begrüßte er mich fröhlich, »ich hätte mich auch heute bei dir gemeldet. Wo steckst du? Im Büro?«

»Nein, zu Hause.« Ich schluckte. Er würde sich furchtbare Sorgen machen, wenn er von meiner Burnout-Diagnose erfuhr. Aber er musste es wissen. Er war der Einzige, dem ich mich anvertraute. Der immer auf meiner Seite stand und für mich da war.

»Bist du alleine?«, fragte ich, wie immer, wenn ich etwas auf dem Herzen hatte. Ich wollte nicht, dass meine Stiefmutter zuhörte. Sie war eine sympathische Frau, aber so richtig warm waren wir nicht miteinander geworden, was sicher auch daran lag, dass ich sie nur flüchtig kannte. Mein Vater und sie hatten geheiratet, kurz nachdem ich aus New York weggezogen war.

»Ja«, sagte er. »Susan ist schon unterwegs zu ihrem Early-Bird-Yogakurs.«

Ich atmete auf.

»Was ist los, Bunny? Du klingst bedrückt.«

Und dann erzählte ich ihm alles. Von der lähmenden Müdigkeit in mir, dem Schwindel, bis hin zum gestrigen Zusammenbruch und meiner Krankschreibung.

»Meine arme Bunny«, stieß er mitfühlend aus, so wie früher, wenn ich mir weh getan oder mich mit meiner besten Freundin gestritten hatte. Ich war zwar schon fünfunddreißig, aber

Bunny würde er mich wohl immer nennen. »Die Sache mit Niklas hat dich zu sehr mitgenommen«, meinte er, »seitdem bist du nicht mehr auf dem Damm. Aber das war ja auch ein harter Schlag.«

»Lass uns nicht mehr darüber reden, Dad.«

»Was wirst du jetzt tun? Hast du einen guten Arzt?«

»Ich ... ich bin am Überlegen, ob ...«

»Komm zu uns nach New York«, unterbrach er mich, »wir kümmern uns um dich.«

»Nein, Dad«, sagte ich entschieden, »bis nach New York, das schaffe ich im Moment nicht.«

»Ja, natürlich«, lenkte er sofort ein. Er schwieg einen Augenblick. »Ich werde mich nach einer guten Klinik in Europa umhören.«

Ich holte tief Luft. »Am liebsten würde ich für ein paar Tage nach Deutschland fahren. Zu Toni.« Ich vermied es absichtlich, »zu Mom« zu sagen.

Doch Dad verstand, wie immer. »Soll ich deine Mutter anrufen und herausfinden, ob sie da ist?«

»Ja, bitte.« Ich lächelte vor mich hin. Auf meinen Vater war Verlass. Schade, dass wir so weit weg voneinander wohnten.

»Übernachten möchte ich natürlich im Hotel«, fügte ich hinzu. »Aber wenn ich tagsüber etwas Zeit in Tonis Haus verbringen könnte ...«

Dad stieß ein langgezogenes »Hmm« aus, wie er es oft machte, wenn er nachdachte. »Hat denn deine Mutter die alte Nummer von Toni behalten?«

»Keine Ahnung.«

»Sie hat sich nicht bei dir gemeldet, seit sie wieder in Deutschland ist?«, fragte er empört.

»Doch schon, ich habe eine SMS bekommen mit ihrer neuen Handynummer. Aber ...«

»Ich erledige das, Bunny«, versicherte er, »und melde mich, sobald ich mit ihr gesprochen habe.«

»Danke!«

Ich beendete das Gespräch mit dem guten Gefühl, die richtige Entscheidung getroffen zu haben. Tonis ausgleichender Geist würde stärker sein als die Spannungen zwischen Mutter und mir. Ich musste nur fest daran glauben.

KAPITEL 3

Johanna, Sankt Goar 2023

Der junge Handwerker, den Richard mir empfohlen hatte, tippte mit der Spitze seines Zollstocks an die Wand. »Also, wenn wir die Räume hier neu streichen und den Boden abschleifen sollen, müssten Sie für ein paar Wochen woanders schlafen. Aber …«

»Kein Problem, Herr Nowak«, fiel ich ihm ins Wort, »stellen Sie mein Bett einfach nach oben ins Esszimmer.«

Er runzelte die Stirn, mein Eifer schien ihn zu verunsichern. »Und was ist mit der Küche?«, fragte er. »So eine Renovierung kann dauern. Sind Sie sicher, dass Sie zwei, drei Monate ohne Herd auskommen werden?«

»Na klar«, erwiderte ich mit einer wegwerfenden Handbewegung. »Eine elektrische Kochplatte tut's auch. Es ist Mitte Mai, bald wird es Sommer, da lebe ich von Obst und Salat.«

Sein Mund verzog sich zu einem breiten Grinsen. »Ich wünschte, ich hätte öfter so unkomplizierte Kunden wie Sie. Für die meisten sind solche Einschränkungen eine echte Herausforderung.«

»Ganz im Gegenteil«, versicherte ich lächelnd. »Ich bin froh, dass Sie sofort anfangen können.« Ich lehnte mich gegen den Türrahmen und vergrub die Hände in den Taschen. »Wissen Sie, ich habe früher in Kriegsgebieten gearbeitet. Auf Matratzen geschlafen und wochenlang Erdnussbutter gegessen. Dagegen ist ein Haus ohne Küche ein Klacks.«

»Alle Achtung«, murmelte er, klappte den Zollstock zusammen und streckte mir die Hand entgegen. »Sagen Sie ruhig Milosz zu mir. Ich freue mich auf unsere Zusammenarbeit.«

Ein paar Tage später ging es los. Männer in dunkelblauen Overalls betraten das Haus und schritten mit einer Selbstsicherheit hindurch, als gehörte es ihnen. Sie deckten dicke Plastikplanen über Tonis Kellergerümpel und legten die Flure mit Papier und Folie aus. Bereits nach wenigen Stunden zeichneten sich darauf die staubigen Abdrücke ihrer Stiefel ab.

Bis auf Milosz und seinen Kollegen Andrei sprachen sie nur gebrochen Deutsch, mit dem harten Akzent der Osteuropäer. Aber sie bemühten sich. Da ich es gewohnt war, von allen Sprachen umgeben zu sein, erkannte ich sofort, woher sie stammten.

Während zwei Rumänen im Keller große Ventilatoren aufstellten, um die Wände zu trocknen, rissen Milosz und Andrei im Erdgeschoss die Tapete im Schlafzimmer ab. Obwohl sie nur im Garten rauchten, verströmten sie stets überall einen leichten Tabakgeruch. Er erinnerte mich an früher, als noch überall geraucht werden durfte, und passte zu diesem altmodischen Anwesen.

Durch das Treppenhaus hörte ich die Männer reden und witzeln. Ihre Smartphones spielten Musik aus der Heimat.

Mir hatte es vor dem vielen Klopfen und Hämmern gegraut, doch nach wenigen Tagen merkte ich, dass es gar nicht so schlimm war. Im Gegenteil. Anstatt mich zu stören, hatte der Lärm etwas Belebendes.

Sobald die Handwerker morgens um acht mit Thermoskannen und Wasserflaschen bewaffnet in das Haus marschierten, begann auch meine Arbeit. Ich sortierte uninteressante Bücher, altmodische Tischdecken, Geschirr und sonstige Dinge aus, trug die Möbel, die ich verschenken oder verkaufen wollte, in die Garage oder in den Keller und ordnete das Chaos in Tonis unzähligen Schubladen.

Die Nachmittage verbrachte ich im Garten, schlenderte über die verwilderte Obstwiese oder saß lesend auf der Bank unter der alten Tanne. Ich war nicht besonders erfahren im Umgang mit Pflanzen und traute mich nicht so recht an die Aufgaben, die hier draußen auf mich warteten. Als Kind hatte ich meiner Tante oft beim Unkrautjäten, Mähen und Säen geholfen, seitdem aber jegliche Berührung mit der Natur vermieden. In New York wäre das auch kaum möglich gewesen.

Als ich jedoch eines Morgens im Keller die Schaufeln, Harken und anderen Geräte von früher wiederfand, sprudelten die Erinnerungen sofort in mir hoch.

Toni und ich im Spätsommer vor ihrem Kartoffelbeet. Meine Fingernägel schwarz vor Dreck, die Mundwinkel mit Himbeersaft verklebt. In der Luft der Duft von großen Träumen und geschnittenem Gras.

Toni drückte mir die Grabegabel in die Hand. »Damit stichst du jetzt in die Erde und ziehst die Kartoffeln an den Sprossresten heraus. Vorsichtig, sonst durchbohrst du welche.«

Ich bückte mich über eine der Pflanzen, hebelte sie aus dem Boden und hielt sie stolz in die Luft. An den Wurzeln baumelten unzählige kleine Kartoffeln. Toni riss eine der Knollen ab und rieb sie zwischen ihren Fingern, um zu prüfen, ob sie schon reif waren.

Ihre Augen leuchteten, während sie mit feierlicher Miene verkündete: »Hanni, hol den Korb aus der Küche. Heute Abend gibt's Pellkartoffeln mit Butter und Salz.«

Jetzt stand die alte Grabegabel seit vielen Jahren unbenutzt im Keller. Liebevoll strich ich über ihren abgenutzten Griff. An den langen, schmalen Zinken klebte ein wenig Erde. Erde aus guten Zeiten, als mein Leben noch frei und unbelastet war.

Auf einmal verspürte ich eine unbändige Lust, mit den Händen im Dreck herumzuwühlen. Und so landete ich, mit Schaufel und Harke bewaffnet, zwischen Tonis Beeten.

Zu Beginn tat ich mich schwer. Steif und ratlos stand ich da, riss hier und da ein paar Büschel Gras heraus. Doch nach und nach fielen mir die alten Handgriffe wieder ein, wie eine Sprache, die ich lange nicht gesprochen hatte. Bald wusste ich, was zu tun war, und wuselte im Garten herum, als hätten Toni und ich erst gestern noch hier gearbeitet. Was Julian wohl sagen würde, wenn er mich so sähe? Ob er hier mit mir hätte leben können?

Sobald die ersten Sonnenstrahlen über die Rebhänge krochen, war ich von nun an auf den Beinen und bis zum frühen Abend mit Aufräumen, Ausrangieren und Pflanzen beschäftigt. Die Tage vergingen so schnell wie das Flügelschlagen der Meisen, die in Tonis Vogeltränke badeten.

Wenn ich abends erschöpft im Lesesessel lag und über den Rhein schaute, der schwer und schwarz dahinfloss, wunderte ich mich, wie selten ich an meinen früheren Büroalltag dachte. Alles erschien mir so weit weg. Die Kollegen, die sich über die Trägheit des UN-Systems beschwerten und eigentlich nur von ihrer nächsten Beförderung träumten. Meetings in unterkühlten, fensterlosen Räumen. Die schmucklose Kantine im vierten Stock, mit Blick über den East River.

Es war, als verhöhnte das stille Rheintal meine Schnelllebigkeit und ständige Erreichbarkeit von früher.

Auch New York mit seinen strömenden Menschenmassen und dem ewigen Lärm vermisste ich nicht. Wie herrlich, der extremen Schwüle im Sommer und dem unerbittlichen Verkehr endlich entkommen zu sein.

Es tat so gut, der Welt nicht länger hinterherrennen zu müssen. Keine falsche Geselligkeit mehr vorzutäuschen, um mich Leuten anzupassen, die mir nicht wirklich nahestanden.

Hier in Tonis Haus, entlastet von den Zwängen meines vergangenen Lebens, spürte ich eine fast schon erhebende Freiheit. Alles erschien mir stärker: das Rauschen des Windes, mein Pulsschlag – meine ganze Existenz. Ich fühlte mich unverstellt. Echt.

Mit meinem ehemaligen Chef hatte ich vereinbart, meine Tätigkeit als Beraterin erst im September zu beginnen, wenn die Hausrenovierung abgeschlossen war. Ein langer, freier Sommer lag vor mir, den ich in vollen Zügen genießen würde.

Ich lief in alten Jeans und Shirts herum, ohne Wimperntusche und Lippenstift. Auch meine Armbanduhr trug ich nicht mehr, sondern orientierte mich stattdessen am Kommen und Gehen der Handwerker. Wenn es gegen Mittag plötzlich still im Haus wurde und alle fröhlich schwatzend nach draußen verschwanden, wusste ich, dass es gerade zwölf geschlagen haben musste – Essenspause. Um Punkt vier beendeten sie ihren Arbeitstag mit einem kurzen Gruß durchs Treppenhaus.

Ich staunte, wie wenig ich brauchte. Meine Blusen und Kostüme hingen ungetragen im Schrank, die hochhackigen Pumps lagen immer noch im Koffer. Trotz des fehlenden Make-ups sah ich besser aus als noch vor ein paar Wochen in Amerika. Wenn ich in den Spiegel schaute, kamen mir meine Wangen weniger eingefallen vor und mein Teint rosiger.

Ich lebte einen Minimalismus, der ganz meinem Wesen und meinen Bedürfnissen entsprach. Ich hatte nie zu den Frauen gehört, die sich nach teuren Schuhen und Handtaschen sehnten. Aber in den USA hatte ich immer das Gefühl gehabt, dass allein die Tatsache, im schillernden Manhattan zu leben, mir ein gewisses Maß an Stil und Modebewusstsein abverlangte. Im Büro war formelle Kleidung Pflicht gewesen, und Ralph hatte sich gerne an der Seite einer gut angezogenen Frau gezeigt. Nach langen Einsätzen in Sneakers und Trekkinghosen hatte ich es manchmal auch genossen, mich endlich wieder elegant zu kleiden und über solch bedeutungslose Dinge wie Seidenstrümpfe und passende Schuhe nachzudenken.

Mir gefiel meine neue, aktive Routine in Sankt Goar und die damit einhergehende Veränderung von Tag zu Tag besser. Ich war voller Tatkraft und Ideen, überlegte, wo ich meine Möbel, die in ein paar Wochen eintreffen würden, hinstellen sollte, wie man die Schlafzimmer streichen könnte und welche Kacheln ins Badezimmer passen könnten. Je mehr sich Garage und Keller mit alten Stühlen, altmodischen Lampen und ausgedienten Beistelltischen füllten, desto deutlicher wurde mir bewusst: Hierherzuziehen war die richtige Entscheidung gewesen.

Selbst an Julian zu denken tat hier weniger weh. Ich dachte jeden Tag an ihn. Aber wenn sein Gesicht jetzt vor mir auftauchte, hatte ich nicht mehr das Gefühl, keine Luft zu bekommen. Auch im Bauch drückte es weniger. Natürlich brauchte ich abends weiterhin eine Tablette, um einzuschlafen, aber ich hatte keine Alpträume von Liberia mehr. Ein samtener Friede schien sich über meine Schuld gelegt zu haben, gleich einer dünnen Schicht Moos auf felsigem Boden.

»Danke, Toni«, murmelte ich manchmal, wenn ich auf den Spaten gestützt in der Sonne stand und mich so etwas wie Zufriedenheit überkam. Ich traute mich kaum, dieses ungewohnte Gefühl in mir zuzulassen, das sich da in mir formte.

Toni legte dann ihre Hand auf meinen Arm und drückte ihn. »Lass gut sein, Kind. Die Vergangenheit ist die Vergangenheit. Schau endlich nach vorn.« Mit einem verschwörerischen Lächeln fügte sie hinzu: »Hab ich's nicht immer gesagt, dass du hierhergehörst?«

Als es an einem sonnigen Donnerstag gegen elf Uhr klingelte, eilte ich beschwingt zur Haustür. Das musste Richard sein. Er kam alle paar Tage vorbei, um die Fortschritte der Handwerker zu begutachten. Eine freundschaftliche Vertrautheit hatte sich zwischen uns entwickelt, und schon längst waren wir beim Du. Er fuhr mich auch zu verschiedenen Fachgeschäften, um mich zu beraten. Es machte einfach mehr Spaß, Kachelpreise zu vergleichen, moderne Einbauschränke für meine zukünftige Küche oder neue Schlafzimmervorhänge auszusuchen, wenn er dabei war. Mit Ralph war es nie so einfach und natürlich gewesen. Er hatte meine fehlende Häuslichkeit mit stummem Vorwurf hingenommen, ohne jemals zu versuchen, mich vielleicht doch dafür zu gewinnen. Einmal mehr musste ich erkennen, dass wir trotz unserer langjährigen Ehe nie wirklich zusammengewachsen waren.

Beim Öffnen hielt ich überrascht inne. Richard war heute nicht allein gekommen. Neben ihm stand eine hübsche Frau mit hellbraunen Locken. Sie war zierlich gebaut, höchstens Anfang vierzig, und strahlte mich aus meergrünen Augen an. Neugierig musterte ich Richards Begleitung. Hatte er etwa eine junge Freundin und sie die ganze Zeit verschwiegen? Ein drückendes Gefühl stahl sich in mein Herz.

»Morgen, Johanna«, sagte Richard, drehte sich zu der Frau und legte seine Hand auf ihre Schulter. »Das ist Silvia, unsere Nachbarin, von der ich dir erzählt habe. Sie war gerade in ihrem Garten, da habe ich sie kurzerhand rübergebeten, damit ihr euch kennenlernt.«

Ich lächelte und schämte mich innerlich für meine törichten Gedanken. »Freut mich, Silvia.«

»Willkommen in Sankt Goar«, rief sie und schüttelte mir die Hand. Alles an ihr wirkte warm und herzlich – ihre Stimme, ihr Händedruck, ihr Lächeln. »Was für ein Kaff, verglichen mit New York«, schmunzelte sie. »Aber ein schönes! Falls dir die Decke auf den Kopf fällt, einfach bei uns klingeln.«

Und auch noch unkompliziert. Wie angenehm.

»Gerne«, gab ich zurück.

»Richard erwähnte, dass du vielleicht Klavierunterricht nehmen möchtest?«, fragte Silvia.

»Ich überlege noch«, sagte ich.

»Melde dich, wenn du so weit bist«, meinte sie und strich sich eine Locke aus dem Gesicht. »Zu unserem nächsten Hauskonzert im September bist du natürlich jetzt schon eingeladen. Dann stelle ich dir unsere Freunde vor. Darunter sind auch Weitgereiste wie du.«

»Das ist nett, danke.« Eine tolle Frau! Und gleich nebenan. Sankt Goar wurde mir immer sympathischer.

»Wollt ihr nicht einen Augenblick reinkommen?«, fragte ich.

Silvia blickte auf ihre Uhr und schüttelte den Kopf. »Tut mir leid, aber ich muss wieder nach Hause. Mein nächster Schüler kommt gleich.«

Mein Blick richtete sich auf Richard. »Aber du bleibst doch noch, oder?«

Er nickte. »Einer muss den Handwerkern schließlich auf die Finger schauen«, scherzte er.

Wir verabschiedeten uns von Silvia und gingen nach oben. Während Richard sich mit Milosz unterhielt, kochte ich für alle eine große Kanne Kaffee. Das Wasser dafür erhitzte ich im Esszimmer auf einer winzigen Elektro-Kochplatte, die ich im Keller gefunden hatte.

Tonis Küche war jetzt eine unbetretbare Baustelle. Die Männer hatten die alten Schränke und den Boschherd entfernt. Als Nächstes wollten sie die ockerfarbenen Kacheln über dem Spülbecken abklopfen. Da ich es nicht übers Herz gebracht hatte, den Herd zu entsorgen, hatte Milosz ihn einstweilen in der Garage deponiert.

Nachdem ich die Thermoskannen der Arbeiter aufgefüllt hatte, setzten Richard und ich uns mit unseren Tassen auf den Balkon.

»Milosz' Leute haben an einer Stelle im Badezimmer Schimmel entdeckt«, berichtete er.

»Auch das noch«, stöhnte ich, schaufelte zwei Löffel Zucker in meine Tasse und rührte hektisch darin herum. »Und jetzt?«

»Sie müssen ihn entfernen und herausfinden, woher die Feuchtigkeit stammt.«

Ich zog die Augenbrauen zusammen. Eine ungute Vorahnung überkam mich. »Wer weiß, was sie noch alles finden werden«, sagte ich, »und wie teuer das dann wird.«

»Immer mit der Ruhe«, murmelte Richard. Er trank einen Schluck Kaffee und hielt sein Gesicht genießerisch in die Sonne. »Milosz arbeitet gründlich, da findet er eben manchmal auch ein paar Dinge, die übersehen wurden. Keine Panik auf der Titanic.«

Bei seinen letzten Worten musste ich unweigerlich lächeln. Das hatte meine alte Schulfreundin Claudia früher auch immer gesagt, wenn ich die Hausaufgaben vergessen oder eine schlechte Note geschrieben hatte. Sie wohnte ebenfalls in Sankt Goar, aber vor lauter Um- und Aufräumen war ich immer noch nicht dazu gekommen, mich bei ihr zu melden.

Sobald Richard gegangen war, rief ich sie endlich an.

Claudia stammte aus Offenbach, so wie ich, wir kannten uns seit der Grundschule. Als Kinder waren wir unzertrennlich gewesen. Erst mit dem Studium gingen unsere Wege auseinander – ich zog nach Berlin und später New York, sie blieb in Frankfurt. Nach dem zweiten Kind wechselte sie mit ihrer Familie den Wohnsitz nach Sankt Goar, wo ihr die Leitung einer Kindertagesstätte angeboten worden war. In den letzten Jahren hatte sich unser Kontakt auf ein paar sporadische E-Mails pro Jahr reduziert. Das würde sich jetzt ändern.

»Du bist zurück, Jo!«, stieß sie hervor. »Welch eine Freude. Wann können wir uns sehen?«

Es brauchte keine großen Worte, ich wusste es sofort: Sie war noch da, unsere alte Freundschaft.

Wir verabredeten uns spontan für denselben Abend zum Essen in der Krone, einem netten Lokal in der Altstadt. Früher war ich oft mit Toni dort gewesen, wenn sie keine Lust hatte zu kochen.

»Aber ob deutsche Hausmannskost das Richtige ist für deinen anspruchsvollen New Yorker Gaumen?«, fragte Claudia neckend.

»Ich bin längst nicht so verwöhnt, wie du glaubst«, versicherte ich. Wir lachten.

Rund sechs Stunden später spazierte ich über jahrhundertealtes Kopfsteinpflaster, vorbei an sorgfältig restaurierten Häusern und einem plätschernden Dorfbrunnen. Kein Auto. Keine Menschen, nur das leise gluckernde Wasser. Hier stand die Zeit still. Wie hatte ich das vermisst, das Alte, langsam Gewachsene, das diesen Kontinent von der Neuen Welt unterschied. Beglückt atmete ich die schöne Stimmung ein.

Ein weißes Fachwerkhaus tauchte vor mir auf. Ich erkannte es sofort. Es stand leicht zwischen den anderen hervor, hatte ein windschiefes Dach und bleiverglaste Fenster. Geranien in rechteckigen Blumenkästen leuchteten in der Abendsonne. Alles wirkte so behaglich und einladend wie früher, als seien seit meinem ersten Besuch hier nicht über fünf Jahrzehnte vergangen, sondern nur fünf Monate.

In gespannter Erwartung steuerte ich auf den Eingang zu und zog die schwere Eichentür auf. Der Innenraum mit seinen holzvertäfelten Wänden und vergilbten Gardinen hatte sich kaum verändert. Auch der leicht säuerliche Geruch, eine Mischung aus frisch gezapftem Bier und Frittiertem, war derselbe wie damals. Ein paar Herzschläge lang verwandelte ich mich wieder in das elfjährige Mädchen mit Pferdeschwanz, das von Tante Toni ins Restaurant ausgeführt wurde.

»Die Stützbalken da oben stammen noch aus der Reformation«, sagte meine Tante, während sie mit dem Zeigefinger zur Decke wies.

»Wie viele Jahre ist das her?«, wollte ich wissen.

»Ein halbes Jahrtausend«, erklärte sie.

Ich riss die Augen auf. Doch bevor ich eine ehrfürchtige Bemerkung machen konnte, fügte sie abwinkend hinzu: »Gerade mal halb so alt wie deine geliebte Burg Katz.«

Ich sah mich um. Claudia war noch nicht da. An der Bar hockten zwei ältere Männer und tranken Bier. Etwas weiter hinten versuchte ein Ehepaar, seine zankenden Kinder auseinanderzubringen, die sich mit Bierdeckeln bewarfen.

Ich suchte mir einen freien Tisch direkt neben der Tür. Gerade wollte ich mich setzen, da erschien Claudia.

»Jo«, rief sie strahlend und breitete die Arme aus, »lass dich drücken.«

Sie war rundlich geworden, was ihr gut stand und ihr Gesicht jünger wirken ließ. Statt der langen Haare von früher trug sie jetzt einen kecken Kurzhaarschnitt und eine schwarze Hornbrille. Doch in ihren Augen erkannte ich sofort das kleine, schüchterne Mädchen von damals wieder. Die Busenfreundin, mit der ich alles geteilt hatte – Pausenbrote, Musikkassetten, Elternfrust und Liebeskummer.

Wir umarmten uns, lange und fest. Dann fingen wir an zu erzählen, um endlich all die Dinge loszuwerden, die in unseren E-Mail-Grüßen und WhatsApp-Nachrichten unerwähnt geblieben waren.

»Meine Älteste hat sich von ihrem Freund getrennt und ist nach Bonn gezogen«, berichtete Claudia. »Seitdem ist sie richtig aufgeblüht.«

»Und dein Mann?«, fragte ich, »wie geht es ihm?«

»Manfred arbeitet jetzt zwei, drei Mal pro Woche im Homeoffice.« Sie rollte gespielt genervt mit den Augen. »Aber das

Abendessen, das er an diesen Tagen vorbereiten könnte, hat er mir gleich wieder ausgeredet.« Wir kicherten, so wie früher, wenn wir über arrogante Jungs oder strenge Lehrer herzogen.

Die Kellnerin brachte die Speisekarten, zusammen mit zwei Gläsern Weißweinschorle, die wir sofort nach unserer Begrüßung bei ihr bestellt hatten. Ich trank das Glas in einem Zug halbleer und merkte, wie mir der verdünnte Wein in die Wangen stieg.

»Mensch, hab ich einen Kohldampf«, stöhnte Claudia und schlug ihre Karte auf.

»Na, dann schauen wir mal, was der Küchenchef so zu bieten hat«, sagte ich und griff ebenfalls nach der Speisekarte. Sie fühlte sich genauso glatt und speckig an wie zu Tonis Zeiten. Sobald ich jedoch die Vorspeisen erblickte, zog sich mein Magen zusammen. Toast Hawaii, Strammer Max, Gulaschsuppe. Konnte das sein? Hatten sich die Essgewohnheiten in Sankt Goar trotz Globalisierung, Clean Eating und einer stetig wachsenden Zahl von Vegetariern und Veganern um keinen Deut dem Zeitgeist angepasst?

Schnell blätterte ich zu den Hauptgerichten weiter. Es gab Rumpsteak, Sauerbraten und einen Grillteller »Art des Hauses«, für achtzehn Euro neunzig. Ich ließ die Speisekarte sinken und trank einen Schluck Schorle. Ich würde umdenken müssen. Mich anpassen. Selbst kochen. Den letzten Gedanken verwarf ich gleich wieder. Ich hatte seit Jahren nicht mehr am Herd gestanden. In Manhattan wurde schließlich alles zu jeder Zeit frisch und fertig vor die Wohnungstür geliefert.

Ich merkte, wie Claudia mich beobachtete. »Nicht das Richtige dabei für die New Yorkerin?«, fragte sie belustigt.

»Doch schon«, flunkerte ich, »ich habe mich nur noch nicht entschieden.«

»Und das soll ich dir glauben?«

Die Kellnerin trat erneut an unseren Tisch, zückte ihren Block. »So, was darf ich Ihnen bringen?«

»Also, für mich bitte den Grillteller mit Salat«, beschloss Claudia.

Unschlüssig überflog ich erneut die Essensangebote.

»Jetzt stell dich nicht so an, Hanni«, drang Tonis Stimme durch die uralten Stützbalken. »Pfeif auf diese neumodischen Essenstrends. Es hat auch sein Gutes, wenn es noch Orte auf dieser Welt gibt, wo sich außer den Jahreszeiten nichts ändert. Das Jägerschnitzel war immer ausgezeichnet. Die Käsespätzle sowieso.«

Der Balken über mir knackte unruhig.

»Ich nehme die Käsespätzle«, sagte ich schnell.

Ich sollte meine Wahl nicht bereuen. Die dicken Eierteignudeln, die mir eine Viertelstunde später unter einer Haube aus zerlaufenem Käse und Semmelbröseln serviert wurden, waren buttrig zart und zergingen auf der Zunge.

»Himmlisch«, murmelte ich zwischen zwei Bissen. »So etwas Gutes habe ich schon lange nicht mehr gegessen.«

Claudia machte ein ungläubiges Gesicht. »Sag bloß, in New York gibt's keine Spätzle.«

»Doch, schon. Aber nicht *solche.*«

»Eins zu null für Sankt Goar.« Sie lachte, laut und tief wie früher, und schnitt sich ein Stück Fleisch ab.

Eine Weile konzentrierten wir uns auf unser Essen.

»Ich war neulich in Offenbach auf einer Feier«, sagte sie. »In der großen Halle, die dein Vater vor vierzig Jahren entworfen hat.«

»Der Höhepunkt seiner Architekturkarriere«, bemerkte ich trocken und dachte an seinen mit Plänen und Papierrollen vollgestopften Büroraum bei uns im Keller, wo ich nichts anfassen durfte und es immer nach Vanilletabak roch. In der einen Ecke saß mein Vater über seinen Zeichentisch gebeugt, die Pfeife im Mundwinkel, in der anderen meine Mutter und telefonierte.

»Mein Gott, konnte er böse schauen, wenn wir ihn gestört haben«, erinnerte sich Claudia. »Ein scharfer Blick, und mir zitterten die Knie.«

»Deshalb war ich damals auch viel lieber bei euch«, entgegnete ich. »Bei uns ging es ja tagein, tagaus nur um Baupläne, Grundrisse und Genehmigungsanträge. Wie ich das gehasst habe.«

Claudia spießte sich ein paar Salatblätter auf die Gabel. »Und deine Mutter?«, fragte sie, »ist ihr das nie zu viel geworden?«

Ich schüttelte den Kopf. »Keineswegs. Sie war doch seine Angestellte – Sekretärin, Buchhalterin und Personalchefin in einem. Rund um die Uhr beschäftigt. Und ich musste mir mein Abendessen in der Mikrowelle aufwärmen.«

Versonnen stocherte ich mit der Gabel auf meinem Teller herum und beobachtete die dünnen Fäden, die der Käse zog. »Damals schwor ich mir, niemals so ehrgeizig und besessen wie meine Eltern zu werden.« Ich schielte auf den Balken schräg über mir und lächelte. »Gott sei Dank hatte ich Tante Toni.«

»Aber einen gemütlichen Bürojob hast du dir bei den Vereinten Nationen dann ja nicht ausgesucht«, wandte Claudia ein.

Mein Herz zog sich zusammen. Ohne es zu ahnen, hatte sie einen wunden Punkt getroffen. Als stünde ich unter einem Fluch, handelte ich später, als Elsa auf der Welt war, genau wie meine Mutter. Mit ungleich schlimmeren Folgen.

Ich dachte an Elsa, als sie acht war. An ihr hysterisches Schluchzen, wenn ich meinen gepackten Koffer zur Wohnungstür zog, um für mehrere Wochen in ein weit entferntes Land zu entschwinden, das gerade unterging.

Ich hasste diese Abschiede, brachte es kaum übers Herz,

ihren kleinen erhitzten Körper, der sich mit wilder Entschlossenheit an meinen klammerte, von mir zu lösen.

»Bleib, Mama«, schrie sie in kindlicher Verzweiflung, »bleib hier.« Sie dennoch Ralph in die Arme zu schieben und die Tür zuzuziehen war schlimmer, als das Elend auf meinen humanitären Einsätzen zu sehen.

Ich konnte meiner Tochter nicht immer genau erklären, wo ich hinflog und warum es so lange dauerte, bis ich wieder zurückkam. Sie verstand noch nicht, warum viele Kinder in den Krieg ziehen mussten, anstatt zu spielen, oder wie eine Überschwemmung ein ganzes Land vernichten konnte. Sie kannte nur den rohen, sich wiederholenden Schmerz unserer Trennung. Und sie wusste, dass es da draußen eine zerstörerische Welt gab, mit der sie mich teilen musste.

Irgendwann schien Elsas Schmerz zu versickern, wie Wasser in der Erde. Noch irgendwie da, aber tief unten. Doch ich trug den Schmerz, ihr inständiges »Bleib!« in mir weiter, bis zum heutigen Tag.

»Jo?« Claudia berührte meinen Arm. »Ist mir etwas Falsches über die Lippen gekommen?«

Ich schrak hoch und fuhr mir verlegen durchs Haar. »Nein, nein, alles okay. Tut mir leid, ich bin nur gerade mit meinen Gedanken kurz woanders gewesen.«

Ich wollte Claudia von meinen Problemen mit Elsa erzählen, von den Schuldgefühlen, die mich plagten, und hören, was sie darüber dachte. Aber nicht heute. Heute war ich einfach nur froh über unser Wiedersehen.

Der Stützbalken ächzte leise. »Mach dir keine Vorwürfe, Liebes«, flüsterte Toni. »Humanitäre Arbeit in Kriegsgebieten ist kein Achtstundentag, sondern eine Mission, die einem alles abverlangt. Sei stolz auf dich – wer traut sich so was schon? Du hast wichtige Arbeit geleistet. Und deine Mutter übrigens auch, also verurteile sie nicht.«

Ich legte das Besteck auf meinen Teller und schob ihn zur Seite. »Ich glaube, mehr schaffe ich nicht.«

Claudia lehnte sich zurück. »Ich auch nicht.« Sie zeigte auf die in Plastik eingeschweißte Dessertkarte vor uns auf dem Tisch. »Aber ein Nachtisch geht noch, oder?«

Ich spähte auf die Karte und kicherte. »Eisbecher Loreley. Vanille, Erdbeere, Schokolade – und Sahne. Wie vor fünfzig Jahren.«

Ertönte da im Balken über mir ein verächtliches Schnauben?

Claudia blinzelte amüsiert. »Genau das Richtige für eine Wahl-Amerikanerin, die in Sankt Goar gestrandet ist.«

Als ich später wieder zu Hause saß und über den Rhein blickte, fühlte ich, wie ich hier innerlich ankam. Dank Richard hatte meine umfassende Renovierung begonnen, meine alte Freundschaft mit Claudia war wieder erwacht und eine neue – mit Silvia – wartete darauf, geschlossen zu werden. Ich spürte es ganz deutlich: Sankt Goar war dabei, sich in mein Zuhause zu verwandeln.

Am nächsten Tag gegen Mittag läutete auf einmal Tonis altes Haustelefon. Ich war gerade mit der Gartenarbeit fertig geworden und saß mit einem großen Glas Wasser in Tonis Lesesessel. Der gellende Klingelton ließ mich vor Schreck zusammenzucken. Ich hatte ihn seit Ewigkeiten nicht mehr gehört, denn Milosz und Richard riefen mich immer auf meinem neuen deutschen Handy an.

Nachdem ich mich von meinem ersten Schock erholt hatte, zog ich den Beistelltisch heran, auf dem der schwere Apparat stand, und nahm den Hörer ab.

»Hi, ich bin's.« Ralph! Mein Herz stockte. Sofort drückten sich die Enge und Einsamkeit, die ich mit den letzten Jahren unserer Ehe verband, wieder in mir hoch. Wir hatten lange nicht mehr miteinander telefoniert, meinen Umzug nach Deutschland hatte ich ihm noch aus New York per E-Mail mitgeteilt.

Nach einer kurzen Begrüßung kam er umgehend zur Sache. Die Nachricht über Elsa traf mich wie ein Fausthieb. Ich schluckte betroffen. Meine eifrige, ehrgeizige Tochter. Immer und überall die Beste, Jüngste, Schnellste. Wie hatte das passieren können?

»Sie ist ziemlich geschwächt und scheint viel Zeit alleine zu Hause zu verbringen«, erklärte Ralph, »ich mache mir große Sorgen.«

»Mein Gott, warum hast du dich denn nicht früher gemeldet?«, fuhr ich ihn an. Schon sah ich mich in Tonis alten Golf springen und nach Den Haag brausen.

»Hab ich doch«, schnappte er zurück. »Vor ein paar Tagen schon. Und gestern Abend noch mal. Du bist ja nie da. Und einen funktionierenden Anrufbeantworter scheinst du auch nicht zu besitzen.«

»Entschuldige«, murmelte ich einlenkend und holte Luft. »Ich bin gerade etwas überfordert.«

Ralph räusperte sich. »Elsa möchte gern ein paar Wochen in Sankt Goar verbringen.«

»Sie will zu *mir*?« Mein Puls beschleunigte sich.

»Der lange Flug bis zu uns ist zu anstrengend für sie«, erklärte er. »Und Manhattan ist wahrscheinlich nicht der ideale Ort, um sich von einem Burnout zu erholen.«

Ich brachte keinen Ton hervor. Dass ich einen Kurztrip nach Den Haag machte, um nach ihr zu sehen – ja, das konnte ich mir vorstellen. Dort wäre ich frei zu gehen, wann immer ich wollte. Aber der Gedanke, Elsa in ihrem derzeitigen Zustand für mehrere Wochen um mich zu haben, war völlig abwegig. Sie brauchte ärztliche Versorgung, nicht eine Mutter, von der sie sich komplett entfremdet hatte. Außerdem war das

Haus dreckig und voller Handwerker, und es würde noch eine Weile dauern, bis ich wieder eine funktionierende Küche besaß.

»Johanna? Bist du noch dran?«

»Ja, natürlich«, krächzte ich. Die Hand, mit der ich den Hörer umklammerte, war eiskalt. »Wie stellst du dir das vor?«, fragte ich, griff nach meinem Glas und trank einen Schluck Wasser. »Elsa verweigert seit Jahren jegliche Nähe zu mir. Wir telefonieren zum Geburtstag und zu Weihnachten, mehr nicht. Und wenn ich ihr schreibe, reagiert sie kurz angebunden oder gar nicht.«

»Ich weiß«, entgegnete Ralph ruhig, »aber jetzt möchte sie kommen.«

»Mich zu sehen, wird sie nur noch mehr aufregen«, wandte ich ein. »Und für die große Aussprache ist jetzt definitiv nicht der richtige Zeitpunkt.«

Ich hörte, wie unten die Haustür auf- und zuging. Wahrscheinlich einer der Handwerker, der von seiner Zigarettenpause zurückkam.

»Jetzt mach es nicht so kompliziert«, insistierte Ralph.

»Ich renoviere gerade«, wich ich aus. »Die Arbeiter sind den ganzen Tag im Haus und machen Lärm.« Peinlich hörte sich das an. Meiner Tochter ging es schlecht, und aus lauter Angst vor einer Konfrontation mit ihr redete ich von der Renovierung.

»Mein Gott, Johanna. Du hast dich kein bisschen verändert«, stellte Ralph fest, »immer noch genauso stur und egoistisch wie früher. Ihr werdet euch schon nicht auf die Füße treten. Außerdem will sie im Hotel übernachten und nur tagsüber ein paar Stunden in Tonis Wohnzimmer sitzen und über den Rhein schauen. Das kannst du ihr doch nicht abschlagen. Sie liebt dieses Haus.«

Seine Worte stachen mir direkt ins Herz. Bruchstücke einer

alten Erinnerung tauchten vor mir auf und setzten sich langsam vor meinem inneren Auge zusammen. New York, Elsas Zimmer, mein weißer Kaschmirpulli, in ihrem Bett versteckt. Fast konnte ich die weiche, zerdrückte Wolle wieder zwischen meinen Fingern spüren, wie an jenem Tag, als ich den Pullover zufällig entdeckte. Der Fund hatte mich tief berührt – welch ein erschütternder Beweis für Elsas unterdrückte Sehnsucht nach mir. Ich hatte nie den Mut gehabt, mit ihr darüber zu reden.

Etwas in mir löste sich. Anstatt vor Elsa davonzurennen, sollte ich die Gelegenheit, mich um sie kümmern zu können, annehmen wie ein Geschenk. Nur wir beide in Tonis Haus, in dem wir früher jedes Jahr einen Teil ihrer Sommerferien miteinander verbracht hatten.

Vielleicht war dies meine Chance, das, was ich vor Jahren versäumt hatte, endlich nachzuholen. Elsa zu zeigen, dass ich nicht die selbstsüchtige Mutter war, für die sie mich hielt. Und wenn es ihr zu eng wurde, konnte sie sich jederzeit ins Hotel zurückziehen.

»Du hast recht«, sagte ich nach einer Pause. »Sie soll kommen. Ich werde ihr im Rheinhotel ein Zimmer reservieren und alles tun, damit sie sich hier wohlfühlt.«

»Na also«, gab Ralph zurück. »Geh einkaufen oder spazieren, wenn sie da ist, damit sie ihre Ruhe hat. Ich gebe dir morgen Bescheid, wann sie eintrifft. Wahrscheinlich noch Ende dieser Woche.«

Kaum hatte ich das Gespräch beendet, wurde ich von Panik ergriffen. Ende dieser Woche? Das war in zwei, höchstens drei Tagen. Ich musste sofort mit den Vorbereitungen beginnen. Aufräumen, einkaufen, vielleicht einen Kuchen backen? Verflixt, das ging doch im Moment gar nicht. Und wenn sie sich mal ein paar Stunden hinlegen wollte, ohne gleich ins Hotel gehen zu müssen? Das Erdgeschoss sollte demnächst gestrichen werden. Bei mir oben im Esszimmer hörte man die Handwerker, die in der Küche klopften, und das Sofa im Wohnzimmer war zu schmal für einen Mittagsschlaf. Schon bereute ich es, Ralph so schnell zugesagt zu haben. In diesem Chaos würde Elsa niemals zur Ruhe kommen.

Ich stürzte aus dem Zimmer und die Treppe hinunter. »Milosz?«

»Hier hinten, Frau Glück«, tönte es aus meinem früherem Schlafzimmer. Ich lief durch den Flur, seiner Stimme hinterher. Milosz stand am Fenster, eine dicke Rolle Kreppband in der Hand. Der alte Schrank, der Nachttisch und der Fußboden waren mit Plastikfolien abgedeckt.

»Wie lange werden Sie ungefähr brauchen, um dieses Zimmer zu streichen?«, fragte ich, nach Atem ringend. »Meine Tochter ...« Ich stockte einen Moment. »... kommt mich besuchen.« Wie lange hatte ich diesen Satz nicht gesagt.

Milosz riss ein langes Stück Kreppband von der Rolle und klebte es vorsichtig auf den Fensterrahmen. »Also, der Raum ist ja nicht besonders groß«, überlegte er. »Wenn ich heute eine Extraschicht einlege, könnte ich morgen Abend fertig sein.«

Ich warf ihm ein erleichtertes Lächeln zu. »O ja, bitte!«

Milosz nickte. »Geht in Ordnung. Leider müssen Sie dann weiterhin oben im Esszimmer übernachten«, gab er zu bedenken, während er noch einen Streifen von der Rolle riss. »Das Zimmer nebenan ist nämlich deutlich größer. Außerdem muss dort der Holzboden an einigen Stellen repariert und neu abgeschliffen werden. Das wird dauern.«

»Lassen Sie sich Zeit«, sagte ich. »Hauptsache, Elsa bekommt ein fertiges Zimmer.«

Milosz klebte das Band auf den Rahmen und strich es glatt. »Geht in Ordnung, Frau Glück.«

Ich fuhr mir mit den Fingern durchs Haar. »Da wäre noch etwas.«

Er hielt inne und sah mich an.

»Meiner Tochter geht es im Moment nicht so gut«, erklärte ich. »Sie braucht viel Ruhe. Könnten Sie und die anderen vielleicht während der nächsten Wochen schon früher Schluss machen?«

Milosz stülpte nachdenklich die Lippen vor.

»Es ist mir klar, dass sich dann alles etwas länger hinziehen wird«, setzte ich eilig hinzu. »Aber wir warten ja sowieso noch auf die neuen Küchenschubladen und Schranktüren.«

»Das muss ich mit dem Chef abklären«, meinte er. »Ich weiß nicht, welche anderen Aufträge noch anstehen. Wir werden unser Möglichstes tun.«

Den restlichen Nachmittag lief ich zerstreut durchs Haus, suchte wahllos Handtücher, Bettbezüge und Kissen zusammen und überlegte, was ich auf der kleinen Elektroplatte für Elsa kochen könnte. Eine Suppe? Aber was für eine? Oder lieber Nudeln? Mochte sie Nudeln überhaupt? Ich konnte es nicht beantworten und erschrak, wie wenig ich noch über sie wusste.

Gegen Abend zog ich mich mit einem Glas Wein ins Wohnzimmer zurück. Die Aufregung über Elsas bevorstehenden Besuch hatte mich vollkommen erledigt. »Wie soll das bloß werden, wenn sie erst hier ist«, murmelte ich und trank einen Schluck.

»Auch wenn sie es nicht zeigt, Elsa leidet genauso unter eurem schwierigen Verhältnis wie du«, hörte ich Toni sagen. Sie saß mit übereinandergeschlagenen Beinen auf dem Sofa. »Vielleicht sogar noch mehr.«

»Wie meinst du das?«, fragte ich verwundert und starrte auf die leere Couch. »*Sie* ist es doch, die unsere Beziehung auf Distanz hält, nicht ich.«

Toni erhob sich und ging zur Tür. »Steck nicht länger den Kopf in den Sand, Hanni, sondern finde lieber heraus, warum.« Schon war sie verschwunden.

Nachdenklich trat ich mit meinem Glas an das breite Bücherregal, das fast die gesamte Wand einnahm. Während ich an meinem Wein nippte, überflog ich die zahlreichen Werke, die Toni im Laufe ihres Lebens angesammelt hatte. Von Jeremias Gotthelf über Erich Kästner bis hin zu Elke Heidenreich war alles da. Als meine Augen einen dicken, blauschwarzen Band streiften, stutzte ich. *Im Namen der Anklage,* stand auf dem Rücken. Von Carla del Ponte.

Ich kannte die Autorin, sie war die ehemalige Chefanklägerin der UN-Kriegsverbrecher-Tribunale für Ruanda und das frühere Jugoslawien. Ich kannte auch dieses Buch. Elsa hatte es mir vor Jahren zu Weihnachten geschenkt. Damals weigerte ich mich, es zu lesen, da es zu nahe an meinem früheren Berufsleben war. Ich hatte gerade meinen Emergency-Job gegen eine ruhigere Position in New York eingetauscht und wollte nichts mehr über blutrünstige Diktatoren wissen, die ihr Volk opferten, um sich zu bereichern.

Elsa hatte Carla del Ponte während ihres Studiums regelrecht verehrt. Die Schweizer Anklägerin, die sich mit ihrem Kampf gegen organisierte Kriminalität, Korruption und Kriegsverbrechen weltweit einen Namen gemacht hatte, wurde zu ihrem Vorbild. Doch es waren nicht nur die Themen, die Elsa so faszinierten, sondern vor allem del Pontes Kompromisslosigkeit und Ausdauer.

In dem Bestreben, in die Fußstapfen dieser mutigen Frau zu treten, las Elsa alles über sie und verfolgte jeden ihrer Prozesse bis ins kleinste Detail.

Ich wusste nicht, dass sie das Buch auch Toni geschickt hatte.

Ich stellte mein Glas auf dem Regal ab und zog es hervor. Im Gegensatz zu meinem sah dieses aus, als sei es gelesen worden. Der Rücken war schief, der Einband an einer Stelle leicht eingerissen. *Meine Jagd auf Kriegsverbrecher und die Suche nach Gerechtigkeit*, stand unter dem Haupttitel. Ich erschauerte. Trotz des hehren Vorbilds hatte Elsa sich leider ein komplett anderes Gerechtigkeitsverständnis angeeignet, indem sie auf der Seite der *Täter* stand.

Beim Aufschlagen der Seiten rutschte ein Zeitungsartikel heraus. Ich entfaltete ihn. Auf einem großen Schwarz-Weiß-Foto lächelte mir Elsa entgegen. Sie stand in ihrer schwarzen Anwaltsrobe, einen Aktenordner im Arm, vor dem kastenartigen Glasgebäude des Internationalen Strafgerichtshofs in Den Haag. Der Artikel musste kurz vor der Eröffnung des Akerele-Prozesses erschienen sein.

Wie viel Schuld trägt ein Täter, der auch Opfer ist?, stand unter dem Foto. *»Keine«, sagt die jüngste Anwältin in Samuel Ongbuki Akereles Verteidigungsteam. Hat sie mit ihrer Behauptung recht?*

Meine Kehle schnürte sich ruckartig zu. *»Keine«*, hämmerte es in meinem Kopf.

Die Lust auf Lesen war mir vergangen. Ich steckte das Buch zurück und ließ mich, mit dem Artikel in der Hand, in den Sessel fallen.

Vor mir lag der Rhein in der Dämmerung. Ein Lastkahn fuhr flussaufwärts. Während ich dabei zusah, wie er langsam verschwand, krumpelten meine Finger das Zeitungspapier zusammen. Ich genoss das Geräusch des raschelnden Papiers, das sich der Kraft meiner Hände ergab. Ich drückte, zerknüllte und rollte es so lange, bis ich nur noch eine Kugel zwischen den Handflächen spürte. Erst jetzt merkte ich, dass ich weinte.

Szenen unseres Streits von vor zehn Jahren in Den Haag blitzten in mir auf. Wie Elsa am Abend nach meinem Zusammenbruch im Gericht mein Hotelzimmer betrat. Selbst die Medien hatten über meinen Kollaps berichtet und dass der Prozess deswegen für eine halbe Stunde unterbrochen werden musste.

»Wie fühlst du dich?«, fragte sie mit weicher Stimme, kaum hatte sie die Tür hinter sich geschlossen. »Geht es dir wieder besser?«

Ich saß mit zerzaustem Haar und verquollenem Gesicht auf dem Bett. »Warum?«, gab ich mit tonloser Stimme zurück, ohne auf ihre Frage einzugehen. »Warum stehst du nur auf seiner Seite?«

Elsa blieb wie angewurzelt stehen, ihre Miene verschloss sich. »Was sagst du da?«, fragte sie und starrte mich an. »Ich war so besorgt um dich, dass ich mich den ganzen Tag kaum auf meine Arbeit konzentrieren konnte. Und du sitzt hier, als sei nichts gewesen und machst mir Vorwürfe?«

»Warum Akerele?«, wiederholte ich wie benommen.

Elsa riss sich den Schal vom Hals und warf ihn auf einen Stuhl. »Warum, warum«, rief sie barsch. »Warum willst du nicht endlich verstehen, dass dieser Mann selbst ein Opfer ist?« Sie stapfte gestikulierend durchs Zimmer. »Gerade du! Hast dein halbes Leben in Kriegsgebieten verbracht, kennst die Umstände und weißt, dass er als kleiner Junge entführt und jahrelang aufs Töten gedrillt wurde.«

»Und das entschuldigt also die Ungeheuerlichkeiten, die er später Tausenden von unschuldigen Männern, Frauen und Kindern angetan hat?«, fragte ich.

Elsa schnaufte, dann begann sie, auf mich einzureden, wiederholte die vielen Tatsachen, Fakten und Gegenbeweise, die sie bereits morgens im Gerichtssaal dargelegt hatte.

Schweigend ließ ich den Sturm ihrer Worte über mich ergehen. Ich brachte es nicht übers Herz, ihr den wahren Grund für meinen Zusammenbruch anzuvertrauen. Das hätten wir beide nicht ertragen.

Auf einmal unterbrach sie sich und sah mich durchdringend an. »Eigentlich geht es dir doch gar nicht um den Prozess«, sagte sie, »sondern um etwas völlig anderes.« Sie verschränkte die Arme vor der Brust. »Ich bin dir einfach nicht gut genug. Was ich auch mache – immer hast du etwas an mir auszusetzen.«

Ich wollte sie an mich ziehen und beteuern, dass das nicht stimmte. Ihr sagen, dass sie überreagierte. Ich war nicht der Drache, den sie aus mir machte. Und ich war unsagbar stolz auf das, was Elsa erreicht hatte.

Doch ich tat es nicht. Stattdessen blieb ich wie gelähmt auf dem Bett sitzen. Mein Herz klopfte so heftig, dass ich Angst hatte, es würde jeden Moment zerplatzen. Wäre ich bloß niemals hierhergekommen. Dann wäre mir die ganze, furchtbare Wahrheit, die heute ans Licht gekommen war, erspart geblieben.

»Egal, ob ich mein Studium *summa cum laude* beende oder als jüngste Anwältin ins Verteidigungsteam an den ICC geholt werde. Statt Lob ernte ich immer nur Kritik«, wetterte Elsa.

Ich seufzte lautlos und schlug die Hände vor das Gesicht. Wie hätte ich es ihr bloß erklären können?

Sie war nicht mehr zu bremsen. »Weißt du eigentlich, wie beschissen es ist, wenn die eigene Mutter mit ihren Gedanken immer woanders ist? Wenn alles andere immer wichtiger ist als ich?«

Ich hielt mir die Ohren zu. »Bitte, Elsa«, flehte ich. »Hör auf. Nicht heute.«

Sie stieß einen spöttischen Laut aus. »Ach, nicht heute?«, wiederholte sie schrill. »Wann denn dann? Wir sehen uns doch kaum.«

Vielleicht sagte sie das alles nur, damit ich endlich aus meiner Trance erwachte und widersprach. Doch ich hatte nicht die Kraft dazu, sondern saß weiter nur da und lauschte dem betäubenden Pochen meines Herzens. Was ich heute im Gerichtssaal gesehen hatte, hatte mir Sinn und Verstand geraubt.

Ich konnte jetzt nicht auch noch meine Rolle als Mutter verteidigen. Ich konnte gar nichts mehr.

Elsa schimpfte weiter, doch mein Herz schlug so hart, dass nur noch vereinzelte Wortfetzen zu mir drangen. Irgendwann hielt ich es nicht mehr aus. »Hör auf«, schrie ich. »Hör endlich auf!«

Sie verstummte. Auch mein Herzschlag schien für einen Augenblick innezuhalten. Eine beängstigende Stille breitete sich zwischen uns aus. Schließlich wandte Elsa den Blick ab, band sich den Schal wieder um und knöpfte ihren Mantel zu, den sie die ganze Zeit über anbehalten hatte. Dann ging sie zur Tür. Ich betrachtete ihren schmalen, geraden Rücken, den hochgereckten Kopf.

Als sie die Hand auf die Klinke legte, drehte sie sich noch einmal um. Ihre Augen bohrten sich in mich wie Nägel in weiches Holz. »Du tust mir einfach nicht gut«, sagte sie eisig, bevor sie das Zimmer verließ.

Ich kauerte mich tiefer in Tonis Sessel und blickte zu meiner geliebten Burg Katz hinüber. Wie jede Nacht leuchtete die Festung meiner Kindheitsfantasien in dunklen Goldtönen einsam und erhaben über dem Fluss.

Ein Gefühl der Ohnmacht überkam mich, der Funken Hoffnung von heute Mittag verdampfte wie Morgennebel über dem Rhein. Der Riss zwischen Elsa und mir war zu tief, um wieder gekittet zu werden. Viel zu tief.

KAPITEL 4

Elsa, New York 2002

Die letzten Klavierakkorde waren kaum verklungen, da fiel der Vorhang. Die Bühne verdunkelte sich, tosender Applaus.

Ich ließ die Arme sinken und löste die Füße aus der vierten Position. Mein Brustkorb hob und senkte sich, Schweiß rann mir die Schläfen hinab.

Der Schmerz im Sprunggelenk war tief und schneidend. Jeder Schritt ein Messerstich, schlimmer als in den Tagen davor. Doch ich hatte die Zähne zusammengebissen und weitergetanzt. Und ich würde auch jetzt nicht einknicken, so kurz vor dem Ende.

Ich streckte den Rücken durch und lauschte dem Beifall, den begeisterten Schreien. Das hohe »Bravo« eben war bestimmt Mama gewesen. Ich lächelte. Sie hatte Wort gehalten, sie war gekommen.

Ich konnte es kaum erwarten, gleich ihr Gesicht zu sehen, wenn sie in den Umkleideraum kam, um mich abzuholen. Ihren stolzen Blick, das anerkennende Lächeln. Heute Abend hatte ich für sie getanzt. Nur für sie.

Mrs. Barks trat hinter einer Kulissenwand hervor. »Hopp, hopp, alle auf die Bühne«, rief sie und klatschte in die Hände. »Elsa, Jenny, Sarah nach vorn.«

»Du in die Mitte«, wisperte Sarah und schob mich zwischen sich und Jenny. Wir fassten uns an den Händen. Jennys Hand war feucht, die von Sarah kalt.

Die anderen Mädchen aus der Gruppe sprangen auf die Tanzfläche und reihten sich hinter uns auf.

»Kinn hoch … lä-cheln«, mahnte Mrs. Barks.

Der Vorhang öffnete sich. Wir traten ins Rampenlicht und knicksten elegant, so wie Mrs. Barks es uns beigebracht hatte. Mein rechtes Sprunggelenk brannte wie Feuer, ich zitterte vor Schmerz. Ohne eine Miene zu verziehen, suchte ich die erste Reihe nach Mama und Dad ab. Ganz links saßen die Millers mit ihrem Sohn, ein paar Plätze weiter erkannte ich Sarahs Eltern. Endlich, fast schon in der Mitte, war Dad, in seinem grauen Anzug.

Dann erstarrte ich, etwas Dunkles durchzuckte mich. Ein Gefühl der Enttäuschung, schärfer und quälender als alles, was ich heute ertragen hatte: Der Platz neben ihm war leer.

Zehn Minuten später kauerte ich vor dem breiten Wandspiegel im Umkleideraum und rieb meinen verletzten Fuß. Um mich herum herrschte bunter Trubel. Erleichterung lag in der Luft. Alle redeten durcheinander, es roch nach Schweiß, Deo und Bubblegum.

Ballettschlappen wurden abgestreift, Cola-light-Dosen aufgeschnippt, Abschminktücher herumgereicht. Während sich die Mädchen aus ihren hautengen Anzügen und Strumpfhosen zwängten, lästerten sie über den Pianisten und sezierten ihre Fehler, die außer unserer strengen Mrs. Barks sicher niemand bemerkt hatte.

Ich hörte kaum hin, spürte nur das betäubende Brennen in meinem Herzen. Warum war sie nicht gekommen?

Die Tür hinter uns öffnete sich, und im Spiegel sah ich, wie mehrere Elternpaare hereinströmten, darunter auch Dad.

Mit langen Schritten flog er auf mich zu und legte seine Hände auf meine Schultern. Seine Augen glänzten. »Großartig, Bunny«, strahlte er, »ganz großartig.«

Sein Lob freute mich. Aber heute hatte ich getanzt, um *ihres* zu hören. Ich senkte den Kopf, wollte nicht, dass Dad die Tränen sah, die sich in meine Augenwinkel pressten.

Er ging in die Hocke. »Hey, was ist mit dir?«

Ich biss mir auf die Lippen.

»Ist es wegen Mom?«

Ich reagierte nicht.

»Einer ihrer Direktoren hat im letzten Moment ein Meeting einberufen, das sie nicht absagen konnte«, erklärte er. »... oder wollte«, fügte er etwas leiser hinzu, mehr zu sich selbst als zu mir.

Ein Zittern ging durch meinen Körper. Es war nicht das erste Mal, dass er Mamas Planänderungen offen kritisierte.

»Sie hat ihren Flug umgebucht und kommt erst morgen früh«, fuhr er fort. »Ich mochte es dir nicht vor der Aufführung sagen.«

Ich stieß die Luft aus, versuchte, den Schmerz, der sich auf meine Brust drückte, wegzuatmen.

»Aber ich habe tolle Fotos gemacht«, sagte Dad heiter, wie um das Wort, das ihm gerade aus dem Mund gerutscht war, mit einem ablenkenden Gedanken zu vertuschen. »Die kannst du ihr dann zeigen.«

»Fotos«, wiederholte ich so leise, dass er die Verachtung, die darin mitschwang, nicht hören konnte. Immer wurden die Momente, bei denen Mama fehlte, mit Fotos verewigt. Das Sportfest in der Schule, Dads Tennisturnier, Memorial Day bei Freunden in Upstate New York. »Macht ein paar schöne Fotos«, säuselte Mama jedes Mal, wenn sie uns von irgendwo anrief, um uns mitzuteilen, dass sie ihre Rückreise verschieben musste. Stets hatten ihre beruflichen Angelegenheiten Vorrang, waren alle anderen Menschen wichtiger als Dad und ich. Glaubte sie im Ernst, dass das, was sie in unserem Leben verpasste, beim Betrachten eines Fotos nachgeholt werden konnte?

»Ich habe dich mitten im Sprung aufgenommen«, erzählte Dad stolz und deutete auf die brandneue Digitalkamera, die um seinen Hals hing. »Als würdest du schweben.«

»Ist mir egal«, versetzte ich, riss mir ein paar Haarnadeln aus meinem Dutt und schleuderte sie zu Boden. »Immer sagt sie im letzten Moment ab.«

Dad strich mir zärtlich über den Kopf. »Nimm's nicht so tragisch, Bunny«, meinte er und warf mir durch den Spiegel einen aufmunternden Blick zu. »Ich weiß, dass es ihr furchtbar leid tut. Dass sie …«

»… wahnsinnig gern dabei gewesen wäre«, äffte ich den verhassten Satz nach, den ich in solchen Momenten zu hören bekam. Erst von Dad und dann später noch einmal von ihr. Schokolade für die Ohren.

Was für eine Heuchlerin – wenn ich ihr etwas bedeuten würde, dann wäre sie heute gekommen, egal, welche Termine auf der anderen Seite des Erdballs gerade anstanden. In ihrem Job gab es jeden Tag neue Besprechungen, Probleme und Komplikationen – aber diese Aufführung, für die ich fast ein Jahr lang trainiert und mich dabei so überanstrengt hatte, dass ich kaum mehr laufen konnte – die würde es nie wieder geben.

»Jetzt gehen wir erst mal schön essen, ja?«, schlug Dad vor. »Wie wär's mit einer leckeren Pasta bei Da Paolo?« Im Spiegel sah ich, wie er mir vergnügt zuzwinkerte. »Und zum Nachtisch ein Eis mit Sahne für meine Primaballerina.«

»Eine Ballerina darf keine Nudeln essen«, erwiderte ich kühl, »und Eis mit Sahne schon gar nicht.«

»Dann hör sofort mit der Tanzerei auf«, scherzte er. »Essen ist wichtiger als Ballett.« Er bückte sich, um meine Haarnadeln aufzusammeln.

»Tanzen kann ich in den nächsten Wochen sowieso erst mal nicht«, seufzte ich und rieb erneut meinen Fuß. »Wir müssen zuerst zum Arzt, ich glaube, ich habe mir das Sprunggelenk verstaucht.«

»Was?«, rief Dad. Er richtete sich ruckartig auf und starrte mich an. »Und du hast trotzdem die ganze Zeit weitergemacht?«

Ich nickte beschämt, wusste, was jetzt gleich kam.

»Seit wann hast du die Schmerzen?«

»Zwei ... drei Wochen ungefähr«, beichtete ich und senkte den Blick.

Dad schnappte nach Luft. »Bist du verrückt?«, stieß er wie erwartet aus. »Das hätte sofort untersucht werden müssen. Vielleicht ein Bänderriss.«

Mein Kopf glühte, Tränen liefen mir über die Wangen. »Aber ich wollte heute unbedingt mitmachen«, brachte ich mit bebenden Lippen hervor. *Für Mama tanzen.*

»Verstehe.« Dad steckte die Nadeln ein und setzte sich. »Mein Liebling.« Er legte seinen Arm um meine Schultern. »Komm, ich trag dich zum Auto.«

»Nein, nein, geht schon.« Ich biss die Zähne zusammen, so wie ich es während der Aufführung getan hatte – und so wie ich es immer tat, wenn Mama mich enttäuschte –, und lächelte ihn an. Mrs. Barks wäre stolz auf mich gewesen.

Eine Stunde später saß ich mit geschientem Fuß bei Da Paolo vor einem köstlich duftenden Teller Spaghetti. Während Dad und ich die Nudeln um unsere Gabeln wickelten und Pläne für das bevorstehende Thanksgiving-Fest schmiedeten, ließ der Schmerz in meiner Brust allmählich nach – bis Mama mir gar nicht mehr fehlte.

Ein taubengrauer Novembertag begrüßte mich, als ich am nächsten Morgen die Vorhänge aufzog. Der Nebel hing so dicht in den Straßenschächten, dass ich die Autos, die sich tief unter mir durch die 74th Street schoben, kaum wahrnahm.

Dad klopfte und steckte den Kopf durch die Tür. Er trug einen Winteranorak und seine Baseballkappe. »Ich geh laufen, spätestens um zehn bin ich wieder da.«

»Okay«, sagte ich und nickte ihm zu. Seine Sonntagsrunde durch den Central Park ließ er sich nicht nehmen, da musste schon ein Hurricane im Anmarsch sein. Mittlerweile machte es mir nichts mehr aus, auch mal ein paar Stunden alleine zu sein – ich war ja schon zwölf. So war es eben, wenn Mama unterwegs war und Cristina, meine Nanny, frei hatte.

Ich hinkte ins Wohnzimmer, legte mich aufs Sofa und schaltete den Fernseher an. Der Fuß tat nicht mehr weh, seitdem er in der Schiene steckte. Nur an das langsamere Gehen würde ich mich noch gewöhnen müssen.

Als Dad eine gefühlte Ewigkeit später die Wohnungstür wieder aufschloss, hatte er eine große Papiertüte und zwei Takeout-Becher Kakao dabei.

»Frühstück von Orwashers«, verkündete er fröhlich, obwohl ich das fettgedruckte O auf den Tüten, die er jedes Wochenende nach dem Laufen von unserer Lieblingsbäckerei auf der 78th Street mitbrachte, schon längst erkannt hatte.

»Her damit«, rief ich ihm grinsend vom Sofa aus zu, wo ich in eine Wolldecke gehüllt lag, den verletzten Fuß auf ein Kissen gebettet.

Dad sank erschöpft neben mich, zwängte sich aus seinen Sportschuhen und kickte sie unter den Tisch. »Mann, ist das kalt draußen.« Er zog ein Pain au Chocolat aus der Tüte und hielt es mir unter die Nase. Das verlockende Aroma der Schokoladencreme, die an den Seiten heraustrat, schlug mir entgegen und ließ mein Herz höher schlagen.

»Die sind so frisch, die müssen sofort gegessen werden«, erklärte er mit einem verschwörerischen Blitzen in den Augen.

»Wird erledigt«, sagte ich und salutierte.

Dad lachte. »Hau rein, Bunny.«

Es tat gut, ihn so zu sehen, in letzter Zeit lachte er viel zu selten.

Ich griff nach der Teigtasche, beugte mich über den Couchtisch und biss in die warme Kruste. Dad nahm sich ein Croissant und tat es mir nach. Während der Butterteig knisternd auf unseren Zungen zerging, blickten wir voller Genugtuung auf die vielen Krümel, die bei jedem Biss auf die Tischfläche rieselten. Nachher würde ich sie mit dem feuchten Zeigefinger auflesen und in den Mund stecken. Die hauchdünnen Blätterteigfetzen waren fast noch besser als das Gebäck selbst. Nicht weil sie besser schmeckten, sondern weil Mama mir untersagt hatte, so zu essen.

Aber solange sie nicht da war, galten auch ihre Regeln nicht. Dann setzten Dad und ich uns nicht an den Tisch und benutzten auch keine Teller und Servietten. Frühstück auf dem Sofa, direkt aus der Verpackung und mit dem guten Gewissen, etwas Verbotenes zu tun, war unsere kleine, geheime Rache.

Nachdem wir den Inhalt der Tüte verschlungen hatten und der Tisch von den größten Krumen wieder befreit war, rollten wir uns zufrieden auf dem Sofa zusammen, um »Harry Potter« zu schauen. Dad war cool. Die Kakaokleckse auf dem Tisch störten ihn ebenso wenig wie mein unaufgeräumtes Zimmer oder die Tatsache, sich Harry Potter zum fünften Mal mit mir ansehen zu müssen.

Ich liebte diese wochenendliche Auszeit. Wir lebten planlos in den Tag, lagen in Jogginghosen vor dem Fernseher, so wie jetzt, oder spielten Monopoly. Am späten Nachmittag studierten wir die neuen Restauranttipps im *TimeOut Magazine*, um zu entscheiden, wo wir abends essen gehen würden.

Eigentlich war alles perfekt. Und dennoch hing ein Hauch von Leere über unseren Sonntagen zu zweit. Eine Unvollständigkeit, die Dad niemals würde füllen können, egal, wie viele

Croissants wir heimlich auf dem Sofa aßen. Wir sprachen nie darüber. Aber auch das breiteste Lachen konnte die latente Traurigkeit, die sich in Dads Züge gebrannt hatte, nicht ganz verbergen.

Ich wusste, dass er genauso empfand wie ich. Dass auch er jeden Sonntag daran zurückdachte, wie es sich angefühlt hatte, als wir noch eine echte Familie gewesen waren und er mich nicht alleine ließ, wenn er morgens joggen ging.

Damals konnte ich es kaum erwarten, gleich nach dem Aufwachen in das große Bett meiner Eltern zu klettern, mich an Mamas Bauch zu schmiegen und meine Füße an ihren zu reiben. Das Bett war warm und weich, es duftete nach Glück und Mamas Bodylotion.

»Weißt du, was heute für ein Tag ist?«, flüsterte sie mir zärtlich ins Ohr, nachdem Dad aufgestanden war, um sich die Zähne zu putzen und Kaffee zu kochen. Ihre Lippen kitzelten mein Haar. Ich schüttelte mich vor Freude. »Natürlich«, rief ich und stieß Mama sanft in die Seite. »Raus aus den Federn. Ich hab Hunger.«

»Nicht so eilig«, kicherte sie, während sie langsam die Decke zurückschob. Im Nachthemd ging sie in die Küche, um das Frühstück vorzubereiten. Aufgeregt hüpfte ich um sie herum, dies war der schönste Moment der ganzen Woche. Denn sonntags gab es Apfelpfannkuchen, nach Tante Tonis legendärem Rezept.

»Arbeitsteilung wie immer?«, fragte Mama, strich sich das vom Schlaf zerzauste Haar aus der Stirn und öffnete den Kühlschrank.

Ich nickte begeistert. »Du machst die Äpfel, ich den Teig.«

Sie drückte mir die Zutaten in die Hand. »Drei Eier, sechs Esslöffel Mehl.«

Voller Eifer legte ich los. Dabei konnte es passieren, dass das glibberige Eiweiß statt in der Schüssel auf dem Boden landete. »Tut mir leid«, rief ich und schlug die Hand vor den Mund.

Mama wischte es einfach auf und kniff mir lächelnd in die Wange. »Es ist noch kein Meister vom Himmel gefallen.«

Zum Schluss goss sie mit feierlicher Miene den berühmten Spritzer Sprudelwasser in den Teig, so wie Toni es ihr und später natürlich auch mir gezeigt hatte. Die New Yorker Äpfel waren weniger saftig als die aus Tonis Garten, aber das war uns gleich. Sobald der Duft von Zimt und braun gebrannter Butter durch die Wohnung zog, schwelgten wir in Erinnerungen an unsere Sommer in Deutschland. Dann war es, als könnten wir den Wind hören, der durch die Äste von Tonis riesiger Buche rauschte. Vor uns der Rhein, in dessen dunklem Gewässer sich die Rebhänge spiegelten. Die schöne Stimmung begleitete uns den ganzen Tag, machte ihn vollkommen.

Mein Blick wanderte über die restlichen Krümel vor mir auf dem Couchtisch. Eine dumpfe Wehmut erfasste mich. Jetzt aßen wir Croissants aus der Tüte, und die Mama unserer Lümmel-Sonntage gab es nicht mehr. Ihr Menschenretter-Job hatte sie zu einer gestressten Frau im Dauerjetlag gemacht. Einer Frau mit Steilfalte auf der Stirn, die Dad morgens nicht mehr küsste und die keine Zeit hatte, mit uns Monopoly zu spielen.

Sie versuchte zwar, die Unbeschwertheit von früher wieder heraufzubeschwören, sobald sie von ihren Reisen zurückgekehrt war. Aber es war nicht mehr dasselbe. *Sie* war nicht mehr dieselbe. Etwas Zwanghaftes hatte von ihr Besitz ergriffen, eine Zerrissenheit, die mich abstieß.

Wenn sie jetzt die Äpfel für unsere Pfannkuchen schälte, tat sie es mit einem nervösen Zug um den Mund. Dabei wanderte ihr Blick dauernd zur der kleinen Wanduhr über dem Küchenregal.

Und anstatt sich mit uns einen Film anzuschauen, nutzte

sie die Zeit lieber, um E-Mails zu beantworten oder irgendwelche Berichte zu lesen, die sich auf ihrem Schreibtisch stapelten.

Mama gab sich alle Mühe, die Spannungen zwischen uns zu überspielen und suchte meine Nähe mit erdrückender Beharrlichkeit. Dauernd zog sie mich an sich, überschüttete mich mit Fürsorge und Zärtlichkeit. Aber in ihren Umarmungen spürte ich nicht mehr die Liebe und Geborgenheit von früher, sondern nur noch ihr schlechtes Gewissen. Eine permanente Reue, die mich rasend machte.

Doch für Schuldgefühle war es zu spät. Sie hatte ihre Entscheidung getroffen und Dads Drängen, sich einen anderen Job zu suchen, ignoriert. Dass sie gestern nicht zu meiner Aufführung gekommen war, würde ich ihr nie verzeihen. Nie!

Ein lautes Klingeln riss mich aus meinen Gedanken.

Dad sah mich überrascht an. »Meinst du, das könnte Mom sein?« Er richtete sich auf und schaute auf seine Uhr. »Sie wollte doch erst heute Nachmittag kommen.«

Ein Schatten schob sich vor meine Augen. »Keine Ahnung«, murmelte ich. »Mir wird ja nichts gesagt.«

»Willst du ihr aufmachen?«

Ich deutete auf meinen Fuß. »Nö, du«, gab ich zurück und zog die Mundwinkel nach unten. Auch ohne die Schiene wäre ich nicht im Traum auf die Idee gekommen, zur Tür zu gehen, um sie zu begrüßen.

Es klingelte erneut, gefolgt von drängendem Klopfen. »Definitiv Mom«, seufzte Dad. »Sie kann wohl ihren Schlüssel mal wieder nicht finden.« Mit knackenden Gliedern erhob er sich. »Komme schon«, rief er laut, fuhr sich über den Kopf und schlurfte davon.

Durch die halbgeöffnete Wohnzimmertür blickte ich ihm nach und sah, wie er die Tür öffnete.

»Ralph«, stieß Mama hervor, ließ ihre Tasche zu Boden gleiten und fiel ihm um den Hals. Sie sah müde aus. Ihr Gesicht war bleich, die Haare lagen kraftlos auf ihren Schultern.

»Nicht so stürmisch«, wehrte Dad ab, während er ihr den Rücken tätschelte. »Ich bin gerade vor dem Fernseher fast eingenickt.« Er drückte ihr einen Kuss auf den Mund, dann zog er ihren Koffer über die Türschwelle. »Nun komm erst mal rein. Wieso bist du schon so früh hier?«

»Überraschung!«, strahlte Mama und sah Dad erwartungsvoll an.

Ich schnitt eine Grimasse. Auf Überraschungen, so wie die von gestern Abend, konnte ich verzichten.

»Schön, schön«, sagte Dad gleichgültig. Dann stellte er die Frage, die er immer stellte, sobald er Mamas Koffer in den Flur geschoben hatte. »Und, wie war dein Flug?«

Mama schien das Mechanische, das in seiner Begrüßung lag, nicht zu bemerken.

»Furchtbar heiß«, sprudelte sie los. »In der Maschine von Paris hierher fiel die Klimaanlage mehrere Stunden aus. Ich habe kaum noch Luft gekriegt.«

Ich verdrehte die Augen. Jetzt war es wieder so weit. Egal, ob wir es hören wollten oder nicht, gleich würde sie uns ihre gesammelten Heldentaten, die sie in den letzten Wochen vollbracht hatte, brühwarm erzählen. Wie jedes Mal, wenn sie völlig überspannt von einer irrelangen Dienstreise zurückkam. In ihrer schlammbraunen Cargo-Hose, mit ungekämmten Haaren, die nach Mückenspray rochen, auf der Stirn noch die hochgeschobene Augenmaske vom nächtlichen Flug. Was für eine Show – als wäre sie gerade mit den Pfadfindern unterwegs gewesen.

Ich pustete über den Tisch, um die letzten verräterischen Krümel zu vertreiben und vergrub mich tiefer unter meiner Decke. In wenigen Augenblicken würde sie das Wohnzimmer betreten, sich in den Sessel fallen lassen und mit einer wichtigtuerischen Geste ihr Satellitentelefon auf dem Tisch ablegen, natürlich nicht, ohne die Kakaoflecken zu bemerken.

Und dann würde die Superwoman-Leier losgehen. Wie viele Kinder sie vor dem Verhungern gerettet hatte. Welche Medikamente sie hatte einfliegen lassen. Wie viele Liter Wasser die Menschen in den Flüchtlingslagern dank ihres Einsatzes bekamen und so weiter. Immer dieselben Geschichten, als sei sie auf einer Fundraising-Tour. Nur der Name des Landes, aus dem sie gerade kam, änderte sich. Aber das spielte keine Rolle, denn ich kannte sie alle nicht.

»Und hier?«, hörte ich Mama im Flur fragen, mit dem Rücken zu mir. »Wie läuft's bei Elsa in der Schule? Und im Büro? Erzähl!«

»Du bist schmal geworden«, murmelte Dad, als hätte er ihre Frage überhört. »Haben sie dir wieder nichts zu essen gegeben?«

»Du weißt doch, der Stress ...«, gab Mama lächelnd zurück.

Ich stieß scharf die Luft aus. Wie ich diesen Satz hasste. Platz drei auf meiner Hitliste der schlimmsten Sätze, gleich nach »Mach ein paar schöne Fotos« und »Wie geht's in der Schule?«

Ich versuchte, mich wieder auf meinen Film zu konzentrieren. Aus den Augenwinkeln sah ich, wie Mama sich suchend umblickte. »Wo ist Elsa?«, fragte sie. »Schläft sie?«

Na endlich, wurde ja auch Zeit.

»Im Wohnzimmer«, sagte Dad. »Schaut sich einen Film an.«

»Einen Film? Hat sie nicht mitbekommen, dass ich zurück bin?«

Sie konnte doch nicht im Ernst erwartet haben, ich käme ihr mit ausgebreiteten Armen entgegengestürzt. Nicht nach gestern.

»Elsa?«, rief Mama. Sie stieß die Wohnzimmertür ganz auf

und eilte auf mich zu. »Da bist du ja, mein Schatz«, rief sie mir auf Deutsch zu. In ihrer Stimme lag eine Freude, die beinahe echt klang. Wenn ich es nicht besser wüsste, wäre ich darauf hereingefallen.

»Hi Mom«, begrüßte ich sie knapp auf Englisch, ohne meinen Blick vom Bildschirm abzuwenden, wo Harry Potter gerade die Bekanntschaft von Ron und Hermine machte.

Eigentlich sprachen Mama und ich Deutsch miteinander, aber wenn Dad dabei war, wechselten wir ins Englische, damit er sich nicht ausgeschlossen fühlte.

Mama fiel vor mir auf die Knie und schlang die Arme um mich. »Wenn du wüsstest, wie du mir gefehlt hast.«

Mein Magen rebellierte. Dass sie es wagte, mich so anzulügen.

»Nicht so fest«, rief ich und versuchte, mich aus ihrer Umarmung freizumachen. »Du zerquetschst mich ja.«

»Ach Kind, nie darf ich dich anfassen«, seufzte sie, ließ ergeben die Arme sinken und legte den Kopf auf das Polster. »Endlich wieder zu Hause«, murmelte sie. »Endlich bei euch.«

Über ihren Kopf hinweg sah ich, wie Harry Potter in der Hogwarts-Schule für Hexerei und Zauberei eintraf. Doch der scharfe, moderige Geruch, der von Mama ausging, holte mich gleich wieder ins Wohnzimmer zurück. Eine Mischung aus Ungewaschen, Flugzeug und Moskitospray. Ich rümpfte die Nase und rückte von ihr ab. »Mama, du stinkst.«

»Sorry, meine Süße, ich gehe gleich duschen«, flüsterte sie, »ich wollte dich nur zuerst sehen.«

Angewidert betrachtete ich ihre Haare. Wie stumpf und verklebt sie jedes Mal aussahen. Das liege an der tropischen Feuchtigkeit, hatte sie uns vor Jahren erklärt, und dass sie da, wo sie herkam, keinen Föhn benutzen konnte, weil es keinen Strom gab.

Wie durchgeknallt musste man eigentlich sein, um so einen

Job zu machen? Ihn unbedingt machen zu *wollen*? Welche Mutter trennte sich freiwillig von ihrer Familie, flog um die halbe Welt in gefährliche Länder und setzte dort ihr Leben aufs Spiel?

Was war schön daran, wochenlang in derselben Hose rumzulaufen, unter Moskitonetzen zu schlafen und bei jedem Glas Wasser Angst zu haben, sich eine fiese Krankheit einzufangen?

So ein Beruf machte hässlich und alt. Er verschlang meine Mutter mit Haut und Haar, kaute sie durch und spuckte danach eine fremde, müde Gestalt aus, die sich in unserem New Yorker Leben nicht mehr zurechtfand.

Jedes Mal kehrte ein Stück weniger von ihr zurück. Jetzt würde es mindestens zwei Wochen dauern, bis ihr Gesicht und ihre Verfassung wieder zu den eleganten Kleidern und hochhackigen Schuhen passte, die in ihrem Schrank hingen.

Dad kam ins Zimmer zurück und setzte sich neben mich. »Hast du Hunger nach dem langen Flug, Hon?«, fragte er Mama, griff nach der Fernbedienung und stellte den Ton leiser. »Im Kühlschrank ist noch Pasta von gestern Abend. Die kannst du dir warm machen.«

Sie hob den Kopf und zog die Stirn in Falten. »Ich dachte, wir gehen gleich gemütlich irgendwo brunchen«, sagte sie. »Ich wollte euch erzählen ...«

»Wir haben schon gegessen«, fiel ich ihr ins Wort. »Wir konnten ja nicht wissen, dass du heute früher kommst.« Ich schaute wieder in Richtung Fernseher. »Außerdem will ich jetzt meinen Film zu Ende schauen.«

Mama streckte den Arm aus, um mir über die Wange zu streichen, doch ich wich ihr aus.

»Das kannst du doch auch später noch, meine Süße«, schnurrte sie in dieser verführerisch sanften Stimme, die mich so an früher erinnerte. Mit einem Schwung brach der ganze

Schmerz von gestern erneut über mir zusammen. Ich schluckte. Jetzt bloß nicht in Tränen ausbrechen.

»Außerdem kennst du diesen Potter-Film schon fast auswendig«, fuhr Mama fort. Wieder tastete sich ihre Hand in meine Nähe.

»Psst«, machte ich verärgert und stieß sie fort. »Jetzt wird's gleich total spannend, das will ich sehen.«

Ich rückte näher an Dad heran und legte meinen Kopf auf seinen Schoß. Ich wusste, dass ihr das weh tat. »Weißt du noch, Daddy, wie viel Angst ich hatte, als wir das zusammen im Kino gesehen haben?«, fragte ich.

Er strich mir über den Kopf und gähnte herzhaft. »Wie könnte ich das vergessen?« Dann wandte er sich wieder an Mama. »Wir reden später über deine Reise, ja? Ich hatte eine anstrengende Woche. Im Büro ist zurzeit die Hölle los.«

Sie krampfte die Hände zusammen. »Nur eine halbe Stunde. Ihr glaubt nicht, was wir …«

»Bitte, Honey, möchte ich alles heute Abend hören. Oder morgen, wenn du richtig ausgeschlafen hast.«

Mama stand auf und setzte sich in den Sessel, der am Fenster neben dem Bücherregal stand. »Freut ihr euch denn überhaupt nicht, mich zu sehen?« Wie eine Fremde wirkte sie dort, so weit weg von uns.

»Beruhige dich, Johanna«, stöhnte Dad. »Einen ganzen Monat hast du uns allein gelassen. Jetzt komm mir nicht mit verletzten Gefühlen.«

»Glaubst du denn, ich mache diese Reisen zum Spaß?«, entgegnete sie schroff. Die Steilfalte, die mir schon wieder etwas tiefer vorkam, erschien auf ihrer Stirn.

Dad streckte die Füße aus und legte seinen Arm um mich. »Ehrlich gesagt, bin ich mir da manchmal nicht so sicher.«

»Wie kannst du so etwas behaupten?«, fauchte sie. »Ich habe alles Menschenmögliche in Bewegung gesetzt, um heute früher zu kommen. Der UN-Untergeneralsekretär für humanitäre Angelegenheiten wollte, dass ich noch eine ganze Woche länger bleibe.«

Ihre Worte brachten die aufgestaute Wut, die seit gestern in mir brodelte, zum Überkochen. Mit einer ruckartigen Geste schlug ich die Wolldecke zurück und setzte mich auf. »Jetzt reichts!«, zischte ich. »Noch nicht einmal zu meiner Ballettaufführung bist du gekommen, dabei hattest du es mir hoch und heilig versprochen. Und dass ich mir vom vielen Training die Bänder angerissen habe, hast du gar nicht mitgekriegt.«

Mamas Augen weiteten sich, Bestürzung trat in ihr Gesicht. »Immer geht es nur um dich und deinen Kram«, zeterte ich weiter, von ihrem Gesichtsausdruck befeuert. »Was bei uns los ist, interessiert dich überhaupt nicht.«

Stille. Nur aus dem Fernseher drang leise, dramatische Chormusik. Auch ohne hinzusehen, wusste ich, dass Harry sich jetzt gerade auf seinen Besen schwang.

Mamas Schultern sanken ein, es war, als fiele sie in sich zusammen. »O Gott, du Arme«, flüsterte sie. »Was genau ist passiert? Kannst du noch laufen?«

»Ist doch egal jetzt, Dad hat sich ja um alles gekümmert«, erklärte ich mit Eisesstimme und presste mich an ihn.

»Ich wollte wirklich kommen«, sagte sie kleinlaut, »das musst du mir glauben.«

»Das sagst du jedes Mal«, entgegnete ich und funkelte sie an.

Dad klopfte mir auf den Oberschenkel. »Komm, lass gut sein. Deine Mutter ist noch keine zehn Minuten zurück. Lass sie erst mal richtig ankommen.«

Mama biss sich auf ihre aufgesprungenen Lippen und blinzelte nervös. »Es ging einfach nicht früher«, begann sie. »Wir ... wir hatten ein Riesenproblem mit der Medikamentenverteilung.«

»Na und?«, gab ich achselzuckend zurück, nahm die Fernbedienung vom Tisch und stellte den Ton wieder laut. »Du bist ja nicht die Einzige, die sich mit so was auskennt. Ihr seid doch ein ganzes Team.«

Mama stieß einen Seufzer aus, dann ging sie zum Fernseher und schaltete das Gerät ab.

»Hey, was soll das?«, fuhr ich sie an.

»Genug jetzt, Bunny«, wies Dad mich zurecht.

Mama trat ans Sofa und ging vor mir in die Hocke. »Ich mache es wieder gut«, erklärte sie und setzte ein zaghaftes Lächeln auf. Die Steilfalte auf ihrer Stirn verschwand.

Ich schob das Kinn vor und sah ihr trotzig ins Gesicht. Wartete auf das übliche »Versprochen«, das gleich folgen würde. Doch es kam nicht.

»Gib mir eine Chance«, bat sie stattdessen und griff beherzt nach meiner Hand. »Wenn ich geduscht habe und wieder wie ein normaler Mensch aussehe, fahren wir im Taxi zu dem neuen Delikatessenladen auf der 64th Street und kaufen ein, ja? Nur wir beide.«

»Ausgezeichnete Idee«, sagte Dad.

Sein entschiedener Ton ließ keinen Zweifel: Ich würde mich fügen müssen.

Johanna, New York 2002

Zwei Stunden später kamen wir mit drei leuchtend orangen Kürbissen, Granatäpfeln, einer großen Tüte Salat und mehreren sündhaft teuren Tafeln Schokolade zurück in unser Apartment. Elsas Wut hatte sich gelegt, sie sprach wieder normal mit mir. Doch der stille Vorwurf in ihrem Blick war geblieben.

Eigentlich hatte ich ein Versöhnungsessen kochen wollen. Stimmungsvoll hatte es werden sollen, mit Wein und Kerzen. Aber am späten Nachmittag holte mich der Jetlag ein. Die Augen brannten, meine Glieder schmerzten. Ich fiel ins Bett und schlief sofort ein.

Im Traum kehrte ich in das blutende Land zurück, das ich gerade verlassen hatte. Wieder lief ich durch die zerstörten Dörfer, vorbei an abgebrannten Hütten, vor denen Leichen lagen. Über uns die Aasgeier, angezogen vom Gestank des verwesenden Fleisches.

Dann erwachte ich und spürte, dass ich in unserem Bett in New York lag. Erleichterung überkam mich. Ich riss die Augen auf und schüttelte mich vor Ekel, als könnte ich so die schauerhaften Bilder loswerden. Um mich herum herrschte Dunkelheit. Wie immer am Tag nach einem langen Flug fühlte ich mich schlapp und mitgenommen. Aber einschlafen würde ich jetzt nicht mehr. Ich blickte zu Ralphs Wecker. 6:40 zeigten die neongrünen Ziffern an.

Vorsichtig und ohne Licht zu machen, tastete ich mich aus dem Bett, schlich ins Wohnzimmer und drückte die Stirn gegen die breite Fensterscheibe. Das kühle Glas an der Haut tat gut.

Ein leichter Nieselregen bestäubte die Stadt. Die Bürotürme ringsum waren wie immer hell erleuchtet, an ihren Mauern flimmerte Reklame in wechselnden Farben.

Ich liebte den freien Blick über die 74th Street. Wegen dieser Aussicht hatten wir die Wohnung damals gekauft. Sie machte das ansonsten eher unscheinbare Apartment mit seinen vier Räumen und der engen Küche, in der man kaum zu dritt sitzen konnte, ohne sich mit den Ellenbogen anzustoßen, zu etwas Besonderem.

Der rauschende Verkehr drang nur matt bis zu mir in den zweiundzwanzigsten Stock.

Szenen der vergangenen Wochen wirbelten durch meinen Kopf. Sierra Leone. Seit der Entführung von fünfhundert UN-Soldaten durch die RUF-Rebellen lagen die Friedensverhandlungen auf Eis. Hunderttausende befanden sich auf der Flucht. Straßen und Brücken waren zerstört, das Wasser in vielen Gebieten verseucht.

Wieder sah ich Frauen mit glasigen Augen vor mir, vergewaltigt und hungrig. Halbwüchsige Jungs, deren einziges Spielzeug eine Kalaschnikow war. Ich hörte die Schreie traumatisierter Kinder in den UNICEF-Lagern, wenn sie von ihren Erinnerungen eingeholt wurden. Ihre Angst durchdrang mich noch jetzt, als sei sie meine eigene. Es würde dauern, das alles zu verarbeiten. Während des Einsatzes war dazu keine Zeit gewesen, dort hatte ich nur funktioniert. Daten und Fakten gesammelt, Flüchtlingslager besucht, Versorgungslücken identifiziert und Situationsberichte geschrieben.

Ob ich es je schaffen würde, die Unerbittlichkeit und Unmöglichkeit meiner Berufswelt innerlich auf Abstand zu halten?

Ich löste mich von der Scheibe, ging zu dem kleinen Sideboard, auf dem unsere Familienfotos standen, und betrachtete sie. Auf den meisten waren nur Ralph und Elsa zu sehen – beim Tennis, am Strand in den Hamptons oder vor dem großen Weihnachtsbaum am Rockefeller Center. Bald würde Ralph sicher ein Bild von der verpassten Ballettaufführung dazustellen. Ja, ich war zu viel unterwegs, und es tat mir leid, Elsa nicht bei allen ihren Meilensteinen begleiten zu können. Aber dass mir die beiden das ständig zum Vorwurf machten, war unfair.

Ich wandte den Bildern den Rücken zu und ging zum Fenster zurück. Natürlich wusste ich, wie viel es Elsa bedeutet hätte, wenn ich gestern dabei gewesen wäre. Sie war noch jung und brauchte diese kleinen Beweise meiner Liebe.

Doch wer hätte dann die Verteilung der medizinischen Notfall-Kits koordiniert? Die Bevölkerung in Sierra Leone war auf diese Hilfe angewiesen, und ich hatte als Einzige vor Ort die nötige Erfahrung.

Ich legte die Stirn wieder an die Scheibe. So war es eben, wenn die Gegensätze meines Lebens mit voller Wucht aufeinanderprallten. Ich war noch nie mit den beiden Extremen, in denen ich mich bewegte, zurechtgekommen – Sicherheit und Fülle daheim, Krieg und Hunger unterwegs.

Ständig wurde ich aus meinem vertrauten Umfeld herausgerissen und in ein komplett neues eingeflogen. In keinem Land blieb ich lange genug, um jene dauerhafte Verbesserung zu erleben, die die Vereinten Nationen anstrebten. Bei meiner Arbeit ging es immer nur ums Jetzt. Ums nackte Überleben. Und deshalb war sie so wichtig. Dass weder Ralph noch Elsa das verstehen konnten, wunderte mich nicht. Ich selbst schaffte es ja kaum, das, was mich antrieb, in Worte zu fassen. Es war paradox. Einerseits litt ich unter meiner Arbeit, körperlich und seelisch. Immer hatte ich nur mit Armut, Krankheit und Gewalt zu tun. Schlief in schäbigen Unterkünften, ernährte mich wochenlang von Crackern und Riegeln und schwebte in der ständigen Furcht, mich mit Dengue-Fieber oder Malaria zu infizieren.

Und dennoch waren es genau diese extremen Bedingungen und die außergewöhnlichen Leistungen, welche wir unter ihnen erbrachten, die mich so begeisterten. Sobald ich irgendwo landete, das Adrenalin heiß durch meinen Körper pumpte und ich vor Anspannung zitterte, wusste ich, dass ich im richtigen Beruf am richtigen Ort war. Dass ich wieder eine neue Chance hatte, die Welt ein kleines Stückchen besser zu machen. Mein Job war kein Job, er war eine Berufung.

Zu Beginn hatte ich geglaubt, mit der Zeit gäbe sich das Gefühl, nirgendwo mehr ganz zu sein und immer dort etwas zu verpassen, wo ich gerade nicht war. Doch es wurde nicht einfacher. Auch zu Hause konnte ich selten wirklich abschalten. Die Eindrücke des Schreckens kamen zurück, drängten sich in meine Erinnerung, meinen Schlaf, tauchten hinter mir auf, wenn ich mich im Spiegel betrachtete.

Mit Ralph konnte, wollte ich nicht darüber reden. Ich kannte seine Reaktion und den besorgten Ton, den er dabei anschlug.

»Du musst das nicht machen, Honey«, pflegte er zu sagen, als wir noch offener miteinander umgegangen waren. »Such dir endlich etwas Ruhigeres. Die UNO ist groß genug, es gibt so viele Möglichkeiten.«

Er hatte meine Berufswahl akzeptiert wie ein verlorenes Match beim Tennis, sie aber nicht verstanden. Wie sollte er auch? Er hatte noch nie in die entschlossenen Augen einer Frau geschaut, die mit einem Baby im Arm ihr Land in sengender Hitze zu Fuß durchquert hatte, nachdem ihre gesamte Familie getötet und ihre Hütte niedergebrannt worden war.

Er wusste nicht, was es bedeutete, die einzige Trinkwasserquelle im Dorf von Cholerabakterien zu säubern. Wie viele Menschenleben wir dadurch retteten. Er begriff nicht, welche Herausforderung es war, Kindern, die jahrelang nur gemordet hatten, eine Schulausbildung zu ermöglichen.

Ralph stammte aus Kalifornien, hatte als Student Europa bereist und flog manchmal mit Elsa und mir in den Sommerferien nach Deutschland. Mehr kannte er nicht von der Welt. Mehr interessierte ihn auch nicht. Ihm genügte New York. Er saß von neun bis sechs in einem eleganten Büro aus Chrom und Stahl auf der 5th Avenue. Seine Zufriedenheit richtete sich nach der Höhe seines Gehalts und der Bonuszahlung, die er am Jahresende erhielt. Für ihn grenzte mein beruflicher Enthusiasmus an Selbstaufgabe und Besessenheit. Alles, was *er* über die Länder wusste, in denen ich arbeitete, hatte er im Zehn-Sekunden-Newsflash auf CNN gesehen.

Ich nahm es Ralph nicht übel, dass er meinem Job kritisch gegenüberstand. Er wünschte sich eine Familie, die immer zusammen war. Er wollte Elsas Schulaufführungen und Elternabende nicht allein, sondern gemeinsam mit mir besuchen. Und natürlich hatte er Angst, mir könnte etwas zustoßen.

Seine Angst war berechtigt. Trotz der Sicherheitsvorkehrungen, die die UN vorschrieb und rigoros einhielt, setzte ich mich Gefahren aus. Wir hatten uns zwar eine noble Vision auf die Fahnen geschrieben, waren aber nicht überall beliebt.

Ich kannte Kollegen, die gezielt oder aus Versehen angeschossen worden waren. Andere wiederum litten unter posttraumatischen Belastungsstörungen und brauchten psychologische Betreuung. Abgesehen von einem mittelschweren Malaria-Anfall war mir bis jetzt noch nichts dergleichen zugestoßen, und dafür war ich dankbar.

Auch wenn ich es Ralph und Elsa nicht immer zeigen konnte, ich vermisste sie jeden Tag in der Ferne. Träumte davon, meine Tochter in den Armen zu halten, ihren weichen, kindlichen Duft einzuatmen. Ich schickte ihnen E-Mails und rief sie an, sooft es ging. Manchmal hörte ich an Elsas Stimme, dass sie sich gar nicht so gut fühlte, wie sie behauptete. Dann spürte ich die Entfernung zwischen uns wie einen tiefen Abgrund in meinem Herzen und hatte Mühe weiterzusprechen.

Natürlich ersetzten die Telefonate kein Familienleben. Wenigstens halfen sie mir über die Zeit hinweg und trösteten mich, bis ich meine beiden Liebsten endlich wiedersah.

Doch ich konnte es mir nicht erklären, wieso eine ebenso gewaltige Kraft mich dann wieder von ihnen fortzog, zurück in den Kampf gegen Ungerechtigkeit und Gewalt.

Nur wenige Menschen waren für solche Extreme geschaffen und die Entbehrungen, die sie mit sich brachten. Viele Partnerschaften meiner Kollegen waren daran zerbrochen – auch meine. Doch das wurde mir erst klar, als es kein Zurück mehr gab.

Draußen wurde es langsam hell, das Grau der Wolkenkratzer verschmolz mit dem Grau des anbrechenden Tages. Die Leuchtreklame auf der gegenüberliegenden Straßenseite verblasste.

In der Wohnung war es immer noch still. Ich beschloss, mich doch wieder ins Bett zu legen. Nicht, weil ich schlafen wollte, sondern um neben Ralph zu sein, wenn er erwachte. Vielleicht würden wir im fahlen Morgenlicht wieder zueinander finden. Und vielleicht würde später, wenn Ralph unter der Dusche stand, Elsa zu mir unter die Decke gekrochen kommen, so wie früher. Ich würde sie im Arm halten und ihr noch einmal in aller Ruhe erklären, warum ich die Aufführung verpasst hatte.

Ich löste meine Stirn von der Fensterscheibe und schlich zurück in Richtung Schlafzimmer. Doch während ich die Tür öffnete, hörte ich, dass Ralph bereits im Bad war und sich die Zähne putzte. Auf dem Stuhl lag das Hemd, das er heute anziehen wollte, sein Anzug hing an der Schranktür. Unmöglich, ihn jetzt noch einmal ins Bett zu ziehen. Schade eigentlich.

Leise ging ich zu Elsas Tür und öffnete sie einen Spalt breit. »Guten Morgen«, flüsterte ich.

»Mom, mach die Tür zu«, brummte Elsa. »Ich schlafe noch.«

»Kann ich mich ein paar Minuten zu dir legen?«

Elsa stöhnte laut. »Muss das sein?« Sie drehte sich zur Wand und vergrub das Gesicht unter ihrem Kopfkissen.

Ein klares Nein. Ich seufzte resigniert und schloss die Tür wieder.

So schwierig meine Rückkehr auch jedes Mal war, ich würde meine alte New Yorker Normalität trotzdem wie einen seltenen Luxus genießen. Alles, wonach ich mich im schwülen Dunst Sierra Leones gesehnt hatte, umgab mich wieder: Elsas glockenhelle Stimme, Ralphs ruhiger Atem nachts neben mir und so viel fließendes Wasser, wie ich mochte. Die Wohnung war warm und behaglich, der Kühlschrank mit Dingen gefüllt, die ich gerne aß.

Ich brauchte diese freien Tage dringend, um mich auszuruhen und neue Kraft für den nächsten Einsatz zu schöpfen. »R&R« wurden die Pflichtferien im humanitären Fachjargon genannt – *rest and recuperation.* Und ich wollte davon so viel Zeit wie möglich mit Elsa und Ralph verbringen.

Heute Abend würde ich das versäumte Dinner von gestern nachholen. Mit einem guten Essen hatte ich es bis jetzt noch immer geschafft, die Stimmung zu heben.

Ich betrat die Küche und füllte frisches Wasser in die Kaffeemaschine. Während ich einen Filter aus der Packung nahm, hörte ich, wie Ralph Elsas Zimmertür öffnete. Gleich würde meine kleine Schlafmütze auch ihn verjagen.

»Hi Bunny. Hopp, hopp, aus dem Körbchen«, rief er gut gelaunt.

Er sprach sie immer noch mit ihrem Babynamen an. Mir hatte Elsa vor ein paar Monaten mit ernster Miene erklärt, dass sie jetzt zu groß sei für Wörter wie »Liebling« und »Schatz« und einfach nur »Elsa« genannt werden wollte.

Elsa sagte etwas. Ich konnte nicht verstehen, was, aber sie klang leise und freundlich. Kurz darauf hörte ich, wie sie durch den Flur hinkte und im Bad verschwand. Ich spürte einen Stich in der Brust und hatte Mühe, meine aufkeimende Eifersucht zu unterdrücken. Es war normal, dass sie so reagierte, versuchte ich, mich zu beruhigen. Die beiden hatten mich einen Monat nicht gesehen und mussten sich erst wieder an mich gewöhnen. An mein frühes Aufstehen, die dritte Zahnbürste im Badezimmer, das ständige Geplapper der Nachrichten im Fernseher.

Als Elsa und Ralph schließlich in die Küche kamen, hatte ich meine erste Tasse Kaffee fast ausgetrunken und den Tisch gedeckt.

»Morgen, Hon«, begrüßte mich Ralph und gab mir einen flüchtigen Kuss. Er sah attraktiv aus in seinem grauen Anzug, war frisch rasiert und duftete nach Aftershave. »Gut geschlafen?«

Ich nickte.

Auch Elsas Stimmung schien sich gebessert zu haben. Sie lächelte kurz und murmelte ein kurzes »Hi Mom«, bevor sie sich an den Tisch setzte und ihr Schulheft aufschlug. »Ich muss noch schnell was fertig schreiben«, sagte sie.

»Was macht dein Fuß?«, fragte ich, durch ihr Lächeln ermuntert.

Sie zuckte mit den Achseln. »Geht so. Wenn ich laufe, drückt die Schiene.«

»Sollen wir das nachher vom Orthopäden kontrollieren lassen?«, hakte ich nach. »Ich könnte dich früher von der Schule abholen.«

»Nicht nötig«, mischte Ralph sich ein. »Er hat gesagt, in drei Wochen. Und bis dahin muss sie sich schonen.« Er warf einen kurzen Blick auf seine Uhr. »Beeil dich, Bunny«, mahnte er. »Wir müssen gleich los.«

»Dann mache ich mich jetzt mal fertig«, verkündete ich und ging nach nebenan ins Bad. Während ich mir das Gesicht wusch und die Haare kämmte, hörte ich durch die geöffnete Tür, wie Ralph und Elsa sich unterhielten. Er erzählte etwas, sie kicherte. Brot schnappte knallend aus dem Toaster, die Kühlschranktür wurde zugeworfen.

Wie hatte ich mich im Lärm der Flüchtlingslager nach diesen einfachen Geräuschen gesehnt. Nach dem Frieden und der Vertrautheit, die ihnen innewohnten.

Kurz darauf schlenderte ich im Bademantel wieder in Richtung Küche. Mittlerweile lief das Radio. Der Song dudelte so laut, dass Ralph und Elsa mich nicht kommen hörten.

Ich blieb im Türrahmen stehen und beobachtete die beiden. Während Ralph einen Apfel für Elsas Lunchbox schnitt und zwischendurch ein paar hastige Schlucke Kaffee trank, griff sie an ihm vorbei nach dem Honigglas und stellte es in den Schrank zurück. Sobald er fertig war, räumte sie Teller und Messer in die Spülmaschine. Dabei wippte sie mit dem Kopf im Takt zur Musik.

Ihre Bewegungen waren perfekt aufeinander abgestimmt. Was für ein Team! Und dennoch spürte ich auch einen leisen Schmerz. Das Team war komplett. Ich fehlte nirgends.

Ralph klappte die Lunchbox zu und steckte sie in Elsas Rucksack. »Höchste Zeit.«

Seine Worte ließen mich aufschrecken. »Schon so spät?«, fragte ich.

Elsa fuhr herum und sah mich überrascht an. Dann fasste sie sich wieder. »Du hast wohl vergessen, dass die Schule um Viertel vor acht beginnt«, versetzte sie, nahm den Rucksack und schob sich an mir vorbei in den Flur.

Ralph zwinkerte mir zu. »Mach dir einen schönen Tag, ja?«

Ich schaute zu, wie die beiden sich die Jacken anzogen und wünschte mir, ich könnte sie aufhalten, die Uhr zurückdrehen. Der Tag sollte noch einmal von vorne beginnen. Ich wollte bei Ralph sein, wenn er aufwachte, meinen Körper eng an seinen pressen. Und ich wollte Elsa neben mir im Bett spüren, ihre nackten Füße an meinen.

Schon waren sie zur Tür hinaus. Ich lauschte, bis ihre Schritte verhallt waren. Schließlich gab ich mir einen Ruck und holte mir eine zweite Tasse Kaffee aus der Küche. Mit dem Becher in der Hand streifte ich durch die Wohnung. Ralph hatte unsere Möbel nach denselben Kriterien gewählt wie seine Anzüge – alles war grau und funktional. Ein bisschen eintönig, manchmal geradezu beengend. Aber solange er sich um solche Dinge kümmerte und ich mir keine Gedanken machen musste, sah ich darüber hinweg.

Außerdem war mit der Zeit nicht mehr allzu viel von der ursprünglichen Geradlinigkeit der Möbel übrig geblieben. Überall hatten sich Dinge angesammelt – Spielsachen, Bücher, Zeitschriften, Kleidungsstücke. Der Wohnzimmertisch war voller Kakaoflecken, Ralphs Tennissachen lagen im Flur verstreut, und in den Zimmerecken hatten sich dicke Wollmäuse gebildet.

Ich ließ mich auf dem Sofa nieder, da, wo Elsa gestern gesessen hatte. Wieder ging mir unser Streit durch den Kopf – Ralphs Bemerkung, er sei sich manchmal nicht sicher, ob ich die vielen Dienstreisen zum Spaß machte, Elsas Enttäuschung über meine verspätete Rückkehr.

Ich dachte an meine Arbeit und daran, wie alles angefangen hatte.

Vor rund fünf Jahren, als mir nach mehreren, eher belanglosen Bürojobs im UN-Sekretariat der Posten beim *Amt für die Koordinierung humanitärer Angelegenheiten* – auf Englisch kurz »OCHA« – angeboten worden war, ging mein größter

Traum in Erfüllung. *Koordinierung humanitärer Angelegenheiten* – das klang nach einer Aufgabe, in der ich richtig anpacken, etwas bewegen konnte.

Seit meinem ersten Praktikumstag bei der UNO, gleich nach dem Studium, hatte ich von einer solchen Chance geträumt und darauf hingearbeitet. Endlich würde ich die vielen trockenen Berichte, die ich im Laufe der Jahre geschrieben, redigiert und gelesen hatte, mit Leben füllen können. Endlich durfte ich mein klimatisiertes Büro im UNO-Hauptgebäude auf der 42nd Street verlassen, um zu lernen, wie Krisenarbeit wirklich funktionierte. Meine Stunde war gekommen. Ich war in Weltverbesserungsstimmung gewesen, nichts und niemand hätte mich aufhalten können.

Ich erinnerte mich genau an den Tag, als ich unserer damals siebenjährigen Tochter voller Stolz von meinem bevorstehenden Jobwechsel berichtete. Es war ein Freitagnachmittag, Elsa war gerade von der Schule heimgekommen.

Ralph kannte die Neuigkeiten bereits und war entschieden dagegen. »Du willst das also *wirklich* machen? In Kriegsgebieten arbeiten? Bist du des Wahnsinns?«, hatte er aufgebracht in den Hörer gerufen, als ich ihm morgens am Telefon im Büro alles erzählt hatte. Wahrscheinlich hatte er geglaubt oder gar gehofft, ich würde den Job gar nicht erst bekommen.

An diesem Nachmittag saß er mir mit finsterer Miene gegenüber und ließ meine Schwärmerei noch einmal über sich ergehen.

Elsa hörte aufmerksam zu. »OCHA? Was ist das?«, fragte sie neugierig und setzte sich zu mir aufs Sofa.

»OCHA gehört zu den Vereinten Nationen«, erläuterte ich, dankbar für ihr Interesse, und vermied es dabei, in Ralphs Richtung zu schauen. »Wenn sich ein armes Land in einer humanitären Krise befindet, sei es durch Krieg, eine Pandemie oder nach einer Naturkatastrophe, hat OCHA die wichtige

Aufgabe, die verschiedenen Akteure und Hilfsorganisationen zu koordinieren.«

Elsa blickte mich verständnislos an, und ich wiederholte alles noch einmal in einer kindgerechten Sprache.

Ralph atmete hörbar aus, griff nach der *New York Times*, die auf dem Couchtisch lag, und schlug sie mit einem rebellierenden Rascheln auf. Ich beachtete ihn nicht.

»Wenn also irgendwo etwas ganz Schlimmes passiert ist«, fuhr ich fort und hatte Mühe, meine aufsteigende Wut über Ralphs Benehmen zu unterdrücken, »dann müssen wir zunächst herausfinden, woran es den Menschen in dem betroffenen Land am meisten fehlt. Damit verhindern wir, dass die vielen Helfer, die aus der ganzen Welt einreisen, nicht alle das Gleiche mitbringen und ihre Arbeit doppelt machen.«

Elsa nickte beeindruckt. »Klingt wichtig.«

»Außerdem schreiben wir Berichte. Was genau passiert ist, wie viele Menschen krank sind, wie viele etwas zu essen brauchen und ob sie genug Wasser haben. Diese Berichte schicken wir an die Regierungen reicher Länder, damit sie uns dabei helfen, das arme Land zu versorgen.«

Ralph warf die Zeitung beiseite. »Das bedeutet aber auch, dass deine Mom von jetzt an ständig durch die Weltgeschichte reisen wird und wir sie kaum noch zu sehen bekommen«, fügte er hinzu.

Schlagartig verdüsterte sich Elsas Miene. »Dann bringst du mich abends nicht mehr ins Bett?«, fragte sie stockend. Ihre Augen füllten sich mit Tränen. »Und gehst auch nicht mehr mit mir am Wochenende zum Spielplatz?«

»Jetzt mach ihr doch nicht solche Angst«, rief ich scharf und warf Ralph einen warnenden Blick zu. Dann wandte ich mich wieder an Elsa. »Liebes, ich werde doch nur alle zwei, drei Monate für ein paar Wochen unterwegs sein, mehr nicht.

Cristina holt dich wie immer von der Schule ab und spielt mit dir, bis Dad aus dem Büro kommt.«

Elsa schmiegte sich an mich. »Ich will aber nicht, dass du dauernd verreist, Mami«, sagte sie auf Deutsch. Ich verstand ihren plötzlichen Wechsel in meine Muttersprache als einen verzweifelten Versuch, eine unmittelbare Nähe zu mir aufzubauen, und begriff, in welche Angst Ralphs Kommentar sie gestürzt hatte.

»Das werde ich auch nicht. Versprochen.« Ich zog sie an mich und strich ihr übers Haar. »Und ich rufe dich ganz oft an, ja?«

Sie erwiderte nichts darauf, sondern drückte nur ihr Gesicht an meinen Arm. Ich wusste, dass sie jeden Moment zu weinen anfangen würde. Aber sie tat es nicht.

»Weißt du«, sagte ich nach einer Weile, »ich möchte Menschen helfen, denen es sehr, sehr schlecht geht. Sie brauchen etwas zu essen. Einen Arzt. Ein Dach über dem Kopf. Es gibt so viel zu tun.«

Elsa richtete sich auf und sah mich aus ihren großen, dunklen Augen nachdenklich an. »Warum machst du das nicht hier? In New York gibt es doch auch viele Menschen, die kein Dach über dem Kopf haben. Sie sitzen immer am Subway-Eingang.«

Ralph öffnete den Mund, doch ich kam ihm zuvor. »Leider geht das nicht so einfach. Ich arbeite für eine Organisation, die sich darum kümmert, dass es armen Ländern einmal besser geht. Man nennt das Entwicklungshilfe. Und das, was ich gelernt habe, kann ich in meinem neuen Job anwenden, aber nicht hier in New York.«

Elsa seufzte tief, ehe sie kaum merklich mit dem Kopf nickte. Lange saßen wir so da und schwiegen.

Ralph rückte an seiner Brille herum, dann ergriff er das Wort. »Na gut, Johanna. Ich kenne dich. Wenn du dir einmal was in den Kopf gesetzt hast, kann dich nichts und niemand mehr davon abbringen. Dann mach es eben.«

Ich schob die Augenbrauen zusammen und sah ihn an. Hatte ich richtig gehört?

»Elsa und ich werden schon irgendwie klarkommen«, meinte er. »Ich verstehe, dass das ein wichtiger Karriereschritt für dich ist.«

Eine schreckliche Last fiel von meinen Schultern. Mein Körper entkrampfte sich.

Elsa wischte sich mit dem Arm über die Nase und sah mich mit ernster Miene an. »Aber du darfst nur gehen, wenn du Dad vorher erklärst, wie man Tante Tonis Apfelpfannkuchen backt, ja?«

Ralph und ich lächelten uns in zaghafter Einvernehmlichkeit an.

An jenem Nachmittag ahnte ich noch nicht, dass es um weit mehr gehen würde als um eine pünktliche Nanny und das richtige Pfannkuchenrezept. Ich wusste noch nicht, dass ich häufiger und länger von zu Hause fort sein würde als ursprünglich geplant. Bürgerkriege und Hungersnöte richteten sich eben nicht nach Dienstplänen. Und Kinder taten das erst recht nicht.

Mittlerweile hatten wir uns so weit auseinandergelebt, dass ich mir zu Hause wie ein Gast vorkam. Wie eine gute Bekannte, die ab und zu vorbeischaute, etwas kochte und ihre Wäsche wusch.

Nachdenklich fuhr ich mit dem Finger über die getrockneten Kakaoflecken auf dem Wohnzimmertisch, versuchte, sie abzukratzen. So konnte, durfte es nicht weitergehen. Ich würde mit David sprechen, meinem Chef. Ihn bitten, die vielen Reisen auf ein Minimum zu reduzieren. Aber wie sollte das gehen? Die Arbeit wurde immer mehr, das Team war klein, nur wenige besaßen meine Erfahrung.

Ein Gefühl der Ohnmacht durchflutete mich. Seufzend lehnte ich mich zurück und schloss die Augen.

Am frühen Abend machte ich mich ans Kochen. Ich schob die Kürbishälften, die ich am Vortag gekauft hatte, in den Ofen, kochte Reis und klopfte die Kerne aus dem Granatapfel, um sie über den Salat zu streuen. Der Nieselregen hatte sich in einen kräftigen Herbstschauer verwandelt, der gegen die Scheiben trommelte. Ich liebte dieses stürmisch-kühle Novemberwetter. Nach der brütenden Schwüle Westafrikas war es besonders wohltuend, beinahe meditativ.

Eine Dreiviertelstunde später stand das Essen fertig auf dem Tisch. Elsa verzog den Mund. »Noch mal Kürbis?«

»Wieso noch mal?«, fragte ich verwirrt, während ich Ralph und mir ein Glas Wein einschenkte.

»Den gab es heute schon zum Mittagessen in der Schule.«

Ein mahnender Kommentar lag mir auf der Zunge. Dass sich viele Kinder Straßenstaub in den Mund stopften, um ihr Hungergefühl zu betäuben. Doch ich entschied mich, nichts zu sagen. Nicht heute. »Dann iss doch bloß den Reis mit Salat«, schlug ich stattdessen vor.

Elsa schob sich eine Gabel Reis in den Mund und kaute lustlos darauf herum.

»Erzähl mir von den Clubmeisterschaften«, forderte ich Ralph auf. Vor ein paar Wochen hatte er zum ersten Mal beim Tennisturnier gewonnen und mir stolz davon in einer E-Mail berichtet. Ralph war ein leidenschaftlicher Tennisspieler, und ich wusste, wie viel ihm dieser Sieg bedeutete.

»Wie hast du es geschafft, Oliver zu schlagen?«, fragte ich.

Doch er winkte kauend ab. »Ach, nichts Besonderes. Er muss einen schlechten Tag gehabt haben.«

Eine Weile widmeten wir uns schweigend unserem Essen. »Und der Rohrbruch neulich in der Küche?«, wollte ich wissen. »Wie ist das genau passiert?«

»Plötzlich stand eben alles unter Wasser«, sagte Elsa und nahm sich ein Stück Baguette aus dem Brotkorb. »Aber Fotos haben wir nicht gemacht«, fügte sie spitz hinzu.

»Eine Riesensauerei war das«, erinnerte sich Ralph. »Sei froh, dass du nicht da warst.«

Wie gern hätte ich jede Einzelheit gehört und im Nachhinein an allem gebührend Anteil genommen. Doch es schien bereits zu viel Zeit verstrichen zu sein. Der Triumph über den Sieg war verpufft, der Schaden in der Küche behoben.

Ich beobachtete, wie Elsa mit peinlicher Genauigkeit jeden einzelnen Granatapfelkern aus ihrem Salat pickte und ihn an die Seite legte. Auch dazu sagte ich nichts, sondern wandte mich wieder an Ralph. »Was wollen wir eigentlich dieses Jahr an Thanksgiving machen? Habt ihr Lust auf einen Kurztrip nach Mexiko?«

Der höchste Feiertag der Amerikaner fiel jedes Jahr auf einen Donnerstag. Den Freitag danach, wenn die Bevölkerung im kollektiven Fresskoma lag, nahmen sich die meisten frei. Wir nutzten diese Zeit gern, um irgendwohin zu fliegen. Vor drei Jahren waren wir auf Museumstour in Montreal gewesen, das Jahr zuvor hatten wir Freunde auf den Bahamas besucht.

»Sag bloß, du willst schon wieder weg«, murrte Ralph und warf mir einen missbilligenden Blick zu. »Du bist doch gerade erst zurück.«

»Nicht ich allein«, korrigierte ich ihn. »Wir drei zusammen.«

Elsa ließ ihre Gabel sinken und schüttelte den Kopf. »Das geht nicht. Dad und ich sind bei den Olsens zum Truthahnessen eingeladen.« Ihr entschiedenes »Dad und ich« echote schneidend in meinen Ohren.

»Truthahnessen?«, fragte ich verblüfft. Obwohl ich schon seit fünfzehn Jahren in New York lebte, fühlte ich mich dieser amerikanischen Tradition und dem Mythos, auf dem sie basierte, nicht verbunden. Jedes Jahr wurde daran erinnert, wie die Wampanoag einst die Pilgerväter vor dem Hungertod retteten und die Pilger sich daraufhin mit einem Fest bedankten. Dass sie später Hunderttausende massakrierten und die Überlebenden in Reservate sperrten, wurde dabei jedoch geflissentlich übergangen. Mir wollte es nicht in den Kopf, warum das immer wieder gefeiert werden sollte.

Ralph war es bis jetzt egal gewesen, ob wir den Tag mit einem ausgedehnten Familienessen zelebrierten oder nicht. Und so hatte ich beschlossen, ihn zu ignorieren.

»Ja, ein richtiges Thanksgiving-Dinner«, bestätigte er und trank von seinem Wein. »Als du letztes Jahr im November in Ich-weiß-nicht-mehr-wo warst, waren wir auch bei den Olsens.«

Wir hatten die Olsens vor ein paar Jahren kennengelernt, ihre Tochter Sarah besuchte dieselbe Ballettschule wie Elsa.

»Ich durfte sogar bei Sarah übernachten«, fügte Elsa strahlend hinzu.

»Es war wirklich ein stimmungsvolles Fest.« Ralph lächelte Elsa zärtlich an. »Zuerst haben wir in einem Obdachlosenheim Essen verteilt und dann bei den Olsens gekocht. Dieses Jahr sollen wir wiederkommen.«

»Aha«, stellte ich trocken fest. Diese Erfahrung hatte seine Einstellung zu diesem Tag offenbar gründlich verändert. Ich spürte, wie die Wärme aus meinem Körper wich. Eine Weile aßen wir schweigend weiter.

»Bin *ich* denn auch eingeladen?«, fragte ich zögernd.

»Weiß nicht«, gab Elsa gleichmütig zurück. Sie sah zu ihrem Vater und schüttelte kaum merklich den Kopf. Eine Bewegung, so unauffällig, kurz und diskret wie ein Wimpernzucken.

Wäre Elsa nicht meine Tochter gewesen, wäre mir die Geste gar nicht aufgefallen. Aber ich hatte sie bemerkt und die entsetzliche Botschaft, die sich dahinter verbarg, verstanden.

Sie *wollte* mich gar nicht dabeihaben. Die jähe Erkenntnis durchfuhr mich wie ein Messerstich. Elsas Kopfschütteln, dieser Bruchteil einer Sekunde, hatte den tiefen Riss zwischen uns, den ich schon so lange spürte, sichtbar gemacht.

Ralph räusperte sich, wie immer, wenn er verlegen war. »Nun ja«, begann er, »du bist natürlich auch eingeladen. Aber da wir wissen, wie sehr du dieses Fest und alles, was dazugehört, hasst, denke ich, es wäre besser …«

»Schon klar«, fiel ich ihm ins Wort. »Du hast recht. Das ist nichts für mich.«

Als ich sah, wie sich Elsas Gesichtszüge entspannten, verkrampfte sich alles in mir. Ich war den Tränen nahe.

Während Ralph über die Olsens sprach und wer noch alles kommen würde, betrachtete ich die Granatapfelkerne, die Elsa sorgfältig an den oberen Tellerrand geschoben hatte. Einen hatte sie vergessen. Allein und verloren lag er zwischen den Spinatblättern. Mich überkam eine seltsame Verbundenheit mit diesem Kern. Er war *ich*.

Doch im Gegensatz zu ihm, der einfach nur übersehen worden war, trug ich einen entscheidenden Anteil an meinem Ausgeschlossensein. Hatte ich diese Entwicklung mit meiner exotischen Karriere nicht geradezu herbeibeschworen? Andererseits, wenn Ralph verständnisvoller mit meiner Berufswahl umgegangen wäre, anstatt sie immer nur zu kritisieren, wäre es vielleicht gar nicht so weit gekommen.

Wie hatte ich nur glauben können, Kind und Karriere seien miteinander vereinbar, solange man sich gut organisierte? Ich war einem Anspruch und Irrglauben erlegen, den ich mit Millionen von Frauen teilte: sowohl zu Hause als auch im Beruf gleichermaßen flexibel, konzentriert und motiviert sein zu können. Trotz Ganztagsschule, Zugehfrau und Kindermädchen kam die Familie immer zu kurz. Und dennoch bot ich meinem schlechten Gewissen jeden Tag von Neuem die Stirn:

Wie unerfüllt wäre mein Leben gewesen, wenn ich meine Karriereträume *nicht* verwirklicht hätte?

Ralph und ich hatten uns mit den Schwächen und Enttäuschungen unserer Ehe abgefunden. Doch es ging ja nicht nur um uns, sondern vor allem um Elsa.

Ein dumpfes Angstgefühl drückte sich auf mich. Ich wollte, ich *durfte* Elsa und Ralph nicht verlieren. Sie gaben mir Kraft und Halt in dieser harten, ungerechten Welt. Wir gehörten zusammen, mit all unseren Vorzügen und Schwächen.

Ich brauchte ihre Freude genauso wie ihre Launen. Elsas Protest über zu viel Kürbis auf dem Speiseplan, Ralphs Beschwerden über das Fernsehprogramm oder sein lautes Fluchen, wenn kein freies Taxi zu finden war.

Aber hatte ich mir jemals ernsthaft Gedanken darüber gemacht, was *sie* brauchten? Dass sie mich *ganz* brauchten?

Wenn ich nach einer langen Reise drei, vier Wochen zu Hause gewesen war und das Leben zu dritt endlich wieder eine gewisse Normalität erreicht hatte, begannen meistens schon die Vorbereitungen für meine nächste große Mission. Nie war ich der ruhende Pol, den Elsa sich vielleicht gewünscht hätte. Immer brachte ich nur Bewegung und Hektik in die Familie.

Ein Klumpen formte sich in meinem Hals. Ich fixierte den einsamen Granatapfelkern. In meinem Kopf surrten die Gedanken.

Zum zweiten Mal heute beschloss ich, weniger zu reisen.

Doch das allein würde nicht genügen. Ich musste genügsamer werden. Aufmerksamer. Es reichte nicht, Ralph und Elsa nur zu sagen, dass ich sie liebte. Ich musste auch danach handeln.

»Johanna?«, hörte ich Ralphs Stimme. »Alles okay?«

Ich blickte auf und sah ihn entschlossen an. »Ich habe es mir anders überlegt«, sagte ich. »Ich möchte mit zu den Olsens kommen.«

KAPITEL 5

Johanna, Sankt Goar 2023

Nach meinem Telefonat mit Ralph lag ich die halbe Nacht wach. Auch die übliche Tablette schaffte es nicht, das Gedankenchaos in mir zu glätten und den ersehnten Schlaf herbeizulocken.

Ich machte mir Sorgen um Elsa, dachte an ihren Perfektionismus, der schon als Kind an Verbissenheit grenzte, und daran, wie hart sie gearbeitet hatte, um diesen Job in Den Haag zu bekommen. Bei der Vorstellung, wie geschwächt sie gewesen sein musste, dass sie mitten in einer Verhandlung zusammengebrochen war, lief mir eine Gänsehaut über den Rücken.

Zu den Sorgen mischten sich die üblichen Selbstvorwürfe. Hätte ich sie als Kind bloß nicht so oft alleine gelassen. Wäre ich vor zehn Jahren nur nicht nach Den Haag geflogen, um ihrem Prozess beizuwohnen. Hätte ich ihr nicht die Wahrheit über ihren Mandanten Akerele verschwiegen. Und dann war da natürlich die Angst vor unserem Wiedersehen. Wir beide wieder hier zusammen, nach so vielen Jahren.

»Jetzt mach dich nicht verrückt«, schaltete Toni sich ein, »kommt Zeit, kommt Rat.«

»Du hast wohl vergessen, wie stur Elsa sein kann«, wandte ich ein und starrte angestrengt in die Dunkelheit.

»Das wird schon wieder«, meinte Toni. »Und Richard und ich sind ja auch noch da.«

Richard! Toni hatte recht. Sicher würde er mir medizinische Ratschläge geben können, wie ich mit Elsas Burnout umgehen sollte.

Gleich am nächsten Morgen rief ich ihn an und bat ihn um ein Gespräch. Ich musste mich dringlich angehört haben.

»Ich komme sofort nach der Sprechstunde bei dir vorbei«, sagte er, ohne weitere Fragen zu stellen, »dann können wir in Ruhe reden.«

Als er gegen Mittag endlich klingelte, hatten sich die Handwerker gerade mit ihren Sandwiches in eine schattige Ecke im Garten verzogen. Es war ungewöhnlich warm draußen, fast schon hochsommerlich.

»Was für eine Hitze heute«, keuchte Richard, »und das im Mai.«

»Da sagst du was.« Ich nickte. »Heute Abend werde ich gründlich gießen müssen.«

Wie attraktiv er war, stellte ich fest, während ich ihn hereinbat und verstohlen aus den Augenwinkeln musterte. Er trug ein helles Leinenhemd, seine dichten, grau melierten Haare waren sorgfältig aus der Stirn gekämmt.

»Es ist doch hoffentlich nichts Schlimmes passiert?«, fragte er.

»Nein, nein«, wehrte ich ab. Elsas Gesicht tauchte vor mir auf, ich stieß einen Seufzer aus. »Na ja, eigentlich doch.«

Er trat auf mich zu und griff nach meiner Hand. »Wenn ich irgendwie helfen kann …«

Seine Stimme war leiser und sanfter als sonst. Die Wärme seiner Finger erweckte etwas in mir, das ich seit Jahren nicht mehr empfunden hatte. Ein Verlangen nach Nähe. Nach Berührung. Meine Haut begann zu prickeln, in meinem Bauch flatterte es.

Wie es sich wohl anfühlte, meinen Kopf an seine Schulter zu legen? Den Duft seiner Haut einzuatmen? Seine Lippen … auf meinen?

Verwirrt starrte ich in das warme, dunkle Blau seiner Augen. Die selbst errichteten Mauern, an denen ich so hart gearbeitet hatte, begannen zu bröckeln. Ich öffnete leicht die Lippen und hielt den Atem an. Mein Herz raste. Nur noch ein Schritt trennte uns voneinander. Ein einziger Schritt.

Da ließ er meine Hand los. »Man wird noch ganz verrückt bei diesen Temperaturen«, stieß er aus und wischte sich über die Stirn.

Ich rieb nervös die Finger aneinander. »Lass uns nach oben gehen, dann erzähle ich dir alles.«

Auf der Treppe pochte mein Herz noch immer. Ich versuchte mich zu sammeln, den Druck seiner Hand und das, was er in mir ausgelöst hatte, zu vergessen.

»Lust auf Eiskaffee?«, fragte ich, um auf andere Gedanken zu kommen, und öffnete den Kühlschrank.

»Gerne«, meinte er, »genau das Richtige an einem Tag wie heute.«

Ich griff nach der Kanne mit dem restlichen Kaffee vom Frühstück und nahm eine Packung Vanilleeis aus dem Gefrierfach.

Richard setzte sich. »Jetzt aber raus mit der Sprache. Wo brennt's?«

Die erotischen Gedanken von eben waren schlagartig verflogen. »Meine Tochter kommt zu Besuch«, erklärte ich, füllte Eis und Kaffee in zwei hohe Gläser und servierte sie. »Und zwar schon übermorgen.« Ich reichte Richard einen Löffel.

Eine Mischung aus Vorfreude und Befangenheit erfüllte mich bei dem erneuten Gedanken an Elsas baldige Ankunft und daran, was ich bis dahin alles erledigen wollte.

»Na, das sind doch gute Nachrichten«, meinte er beruhigt und kostete von seinem Eis. »Am Telefon heute Morgen klangst du ganz anders, fast schon bestürzt.«

Ich bohrte meinen Löffel in die kalte Creme. Bislang hatte ich ihm kaum etwas über Elsa erzählt. Er wusste lediglich, dass sie Anwältin war und in Den Haag lebte.

»Vor ein paar Tagen ist sie bei einer Besprechung zusammengebrochen«, sagte ich und merkte, wie sich meine Gesichtszüge versteiften. »Burnout.«

Er legte den Löffel beiseite und sah mich an. »Das tut mir leid, Johanna.«

Ich berichtete ihm von meinem Telefonat mit Ralph. Richard zog die Stirn in Falten und konzentrierte sich. Ich liebte es, wie er mir zuhörte. Die Anteilnahme und Aufmerksamkeit, die er mir dabei zuteilwerden ließ, waren mir schon bei unserer ersten Begegnung aufgefallen. Eine seltene Qualität, denn wirklich zuhören konnten die Wenigsten.

Vielleicht tat er das nur aus beruflicher Gewohnheit und hatte sich diese Körpersprache im Lauf der Zeit für seine Patienten antrainiert. Doch ich glaubte an die schönere Variante. Dass er sich ernsthaft für sein Gegenüber interessierte, weil ihm Menschen wichtig waren ... Weil *ich* ihm wichtig war? Ein Frösteln lief mir über die Arme.

»Das hört sich in der Tat nicht gut an«, sagte er. »Aber mit Verständnis und Liebe kannst du sie auf ihrem Weg zur Heilung unterstützen. Du darfst nur nicht zu viel erwarten.«

»Ich weiß überhaupt nicht, was ich erwarten soll.« Ich starrte auf mein Glas. Das Vanilleeis breitete sich wie eine dicke Sahnehaube über dem Kaffee aus.

Richard klopfte mir auf die Schulter. »Kopf hoch, Johanna. Es ist die richtige Entscheidung, sie hierherzuholen.«

Ich stützte die Ellenbogen auf den Tisch und legte die Fingerspitzen an meine verschwitzten Schläfen. »Das ist leider noch nicht alles.«

Er sah mich interessiert an.

»Elsa und ich haben seit einem Streit vor vielen Jahren ein

sehr gespanntes Verhältnis zueinander. Wie soll ich mich jetzt bloß verhalten?«

»Bleib positiv«, riet er. »Was auch immer damals vorgefallen ist, jetzt hat erst mal Elsas Genesung Vorrang.«

Seine optimistische Einstellung machte mir Mut. Ich warf ihm ein dankbares Lächeln zu.

Richard zog ein Taschentuch aus seinen Shorts, um sich die Stirn abzutupfen. »Ich kann Elsa untersuchen, wenn sie das möchte. Wir sollten ein Hormonprofil erstellen. Adrenalin, Cortisol und so weiter. Das gibt uns wichtige Auskünfte über ihren Erschöpfungsgrad.«

Er steckte das Taschentuch weg und schlug die Beine übereinander. Jetzt war er wieder ganz der erfahrene Arzt, der hier im Ort so geschätzt wurde. »Außerdem möchte ich mir die Medikamente angucken, die sie verschrieben bekommen hat«, setzte er hinzu. »Antidepressiva können alles noch viel schlimmer machen. Ich greife lieber zuerst zu milderen Alternativen.«

»Ich merke schon, bei dir ist meine Tochter bestens aufgehoben«, freute ich mich.

»Wird schon werden, Johanna. Keine Panik …«

»… auf der Titanic«, beendete ich seinen Lieblingssatz und lehnte mich zurück. Meine Angst schmolz langsam dahin, wie das Vanilleeis in unseren Kaffeegläsern. Richard war ein Magier. Alles wurde leichter, wenn er da war.

Er verrührte sein flüssig gewordenes Eis mit dem Kaffee und trank einen Schluck. »Herrlich süß und erfrischend«, meinte er und wischte sich mit dem Finger einen Rest Eis vom Mund. »Dumm, dass du im Moment keine Küche hast.«

Ich nickte verdrossen. »Jetzt kann ich Elsa noch nicht mal einen Kuchen backen.«

Er legte leicht den Kopf schief. »Auch da könnte ich dir weiterhelfen. In meinem Ottolenghi-Kochbuch habe ich einen

Aprikosenkuchen entdeckt, den ich unbedingt ausprobieren möchte. Natürlich nur, wenn du bereit bist, mein Versuchskaninchen zu sein.«

Ich schmunzelte. »Das Angebot ist zu verlockend, um es auszuschlagen.«

Am Tag von Elsas Anreise kletterte das Thermometer noch ein paar Grad höher. Wie im Zeitraffer vertrieb die Sonne den Morgennebel, der sonst bis mittags über der Wiese hing, und zwang die Malven im Vorgarten, ihre zarten Blüten aufzureißen. Im Haus staute sich die Wärme, obwohl ich die Fensterläden seit dem frühen Morgen geschlossen hielt.

Milosz war seinem Versprechen nachgekommen und hatte mein früheres Schlafzimmer innerhalb von zwei Tagen fertig gestrichen, so dass mir noch genug Zeit geblieben war, es herzurichten.

Mit seinen frischen weißen Wänden und den neuen Vorhängen, die bis zum Boden reichten, wirkte der Raum gleich viel größer und eleganter. Ich hatte einen kleinen hellbeigen Sessel aus dem Wohnzimmer dazugestellt und für das Bett Bezüge aus weichem, erdfarbenem Leinen gewählt. Tonis Lavendelsäckchen, die ich auf das Kopfkissen gelegt hatte, verströmten einen leichten Sommerduft.

In weniger als einer Stunde würde Elsa eintreffen. Eigentlich wäre ich gern zum Bahnhof gefahren, um sie abzuholen. Aber von Ralph wusste ich, dass sie sich lieber ein Taxi nehmen wollte.

»Sie weiß ja, wie gestresst du immer bist, und möchte dir auf keinen Fall zur Last fallen«, hatte er gestern Abend am Telefon gesagt, als er mir ihre Ankunftszeit durchgegeben hatte.

Ich versuchte, die Spitze zu ignorieren, doch seine Worte gingen mir nicht aus dem Sinn.

Seit ich wieder in Deutschland lebte, war ich nicht mehr die blasse, überarbeitete Gestalt von damals, sondern hatte mich gründlich verändert. Zumindest empfand ich es so und wollte, dass auch Elsa das sah. Ich schminkte mich und zog das taillierte T-Shirt-Kleid an, das ich kurz vor meinem Umzug aus New York gekauft hatte.

Nachdem ich die Haare zu einem lockeren Knoten zusammengebunden hatte, warf ich einen Blick in den Spiegel. Ein zufriedenes Gesicht mit wachen Augen lächelte mir entgegen. Der Schmerz der letzten Jahre, der sich hinter meiner Stirn verbarg, war zwar noch da, aber nicht mehr sichtbar.

Im Haus herrschte eine wohltuende Stille, die Handwerker waren bereits vor einer Stunde gegangen.

Ich nahm Richards Aprikosenkuchen aus dem Kühlschrank, richtete ihn auf einer Glasplatte an und stellte sie auf den Tisch. Die leuchtend gelben Früchte gaben dem Zimmer etwas von der Behaglichkeit zurück, die zu Tonis Lebzeiten hier geherrscht hatte.

Zur Feier des Tages holte ich Tonis altes Porzellan mit dem Goldrand und den hohen, hauchdünnen Tassen aus dem Schrank.

»Na, na, jetzt übertreib mal nicht gleich«, meldete sich meine Tante zu Wort, als ich die Teller auf den Tisch stellte. »Du weißt doch, unsere Kleine mag es nicht so etepetete.«

»Aber heute ist ein besonderer Anlass«, verteidigte ich mich und legte die Kuchengabeln dazu. »Elsa soll spüren, dass ich sie erwarte. Dass ich mir Gedanken gemacht habe und mich auf sie freue.«

»Das geht auch ohne Sonntagsgedeck«, widersprach Toni. »Nimm sie einfach in die Arme und drücke sie. Mehr braucht es nicht.«

Ich nahm zwei Silberringe aus einer Schublade und schob die dazugehörigen weißen Stoffservietten hinein. »Das sagt sich so leicht. Hast du vergessen, dass sie jeglichen körperlichen Kontakt zu mir verweigert?«

»Geduld, Geduld«, beharrte Toni. »Sei einfach du selbst.«

Ich trat einen Schritt zurück und betrachtete die Kaffeetafel. Jetzt fehlte nur noch eine Kerze. Schon hatte ich einen von Tonis Leuchtern neben die Kuchenplatte gestellt und versuchte mit umständlichen Bewegungen, ein Streichholz anzuzünden.

»Also das ist jetzt wirklich eine Nummer zu viel des Guten«, bemerkte Toni trocken.

»Okay, okay, du hast recht.« Ich steckte das Streichholz in die Schachtel zurück.

In diesem Augenblick klingelte es an der Haustür. Ich holte Luft und schloss kurz die Augen.

»Wird schon werden«, raunte mir Toni ins Ohr. Mit tonloser Stimme wiederholte ich den Satz. Dann ging ich die Treppe hinunter und öffnete.

Da stand sie. *Mein Kind.* Ihr Gesicht war bleich und eingefallen. Tiefe Schatten umrandeten die einst so lebhaften Augen, die jetzt glanzlos in den Höhlen lagen. Ihre vollen langen Haare, um die ich sie immer so beneidet hatte, fielen ihr in dünnen Strähnen über die Schultern.

Sie hatte stark abgenommen, die blaue Stoffhose, die ich noch von früher kannte, hing schlaff um ihre Taille. In der grellen Nachmittagssonne wirkte ihr Körper so zart und durchscheinend wie Pergament.

Ein heißer Schmerz durchfuhr mich. Wie gerne hätte ich Tonis Rat befolgt und sie in die Arme geschlossen. Doch ich traute mich nicht. Zu tief saßen die Erinnerungen in mir. Die schroffen Zurückweisungen, wenn ich sie umarmen und küssen wollte. Und jetzt, in ihrem gegenwärtigen Zustand, würde sie sich erst recht nicht von mir berühren lassen.

Meine Hände zitterten leicht. Ich vergrub sie in den Taschen meines Kleids und schluckte die aufsteigenden Tränen hinunter. Es zerriss mir das Herz, sie so zu sehen.

»Elsa«, flüsterte ich, mehr zu mir selbst als zu ihr, und trat auf sie zu.

»Hallo«, grüßte sie, ohne eine Miene zu verziehen. Ihr Blick streifte mich kurz, dann senkte sie den Kopf und schwieg. Sie musste sich erbärmlich fühlen beim Anblick ihrer gut erholten, braun gebrannten Mutter.

Eine Mischung aus Liebe, mütterlicher Fürsorge und Erschütterung überwältigte mich. Schon streckten sich meine Hände doch nach ihr aus, um ihr übers Haar und die bleichen Wangen zu streichen. Aber dann hielt ich mitten in der Bewegung inne. Schließlich legte ich nur die Fingerspitzen auf ihre Schulter und schob sie in den Flur.

»Lass uns reingehen, die Hitze hier ist ja kaum auszuhalten.« Als ich ihr den Koffer abnehmen wollte, schüttelte sie energisch den Kopf. »Das mach ich schon selbst«, sagte sie und rollte ihn über die Türschwelle in den Flur.

Ich setzte ein Lächeln auf, um die gespannte Atmosphäre aufzulockern. »Komm, ich zeig dir das Zimmer, in dem wir früher immer geschlafen haben. Du wirst staunen, wie es sich verändert hat.«

Wortlos folgte sie mir durch den mit Plastikfolien abgedeckten Flur, vorbei an Eimern, getrockneten Pinseln und Farbrollern.

»Entschuldige das Durcheinander«, bat ich, während ich auf mein altes Zimmer zusteuerte. »Dad hat dir bestimmt erzählt, dass ich gerade renoviere. Ich schlafe zurzeit oben im Esszimmer. Aber keine Sorge. Die Handwerker kommen nur morgens für ein paar Stunden, und bald ist alles vorbei.«

»Renovieren? Warum das denn?« Sie kräuselte die Stirn und starrte auf die Eimer.

Ich strich mir über das Kinn. Die Schärfe ihrer Stimme verunsicherte mich. »Na ja, das Haus ist ziemlich alt«, begann ich. »Der Keller ist feucht, und im Bad haben die Handwerker Schimmel gefunden. Solche Dinge müssen behoben werden. Und bei der Gelegenheit habe ich sie auch gleich darum gebeten, die Wände zu streichen.«

Die Erklärung schien ihr einzuleuchten, sie sagte nichts dazu.

Ich öffnete die Tür und wies mit einer stolzen Handbewegung ins Innere. »Schau. Ist gestern fertig geworden.«

Elsa zog die Augenbrauen hoch. »Hat Dad dir etwa nicht gesagt, dass ich im Hotel schlafen werde?«

»Doch, natürlich«, lenkte ich sofort ein. »Ich habe dir ein schönes Zimmer mit Rheinblick reserviert. Da gehen wir nachher zusammen hin.« Ich steuerte auf das Bett zu, um eine Falte aus der Decke zu streichen. »Das hier ist nur, falls du mal einen privaten Rückzugsort brauchst. Gefällt es dir?«

Elsa schritt durch das Zimmer, dann trat sie an die Wand und fuhr mit dem Finger über die strahlend helle Farbe. »Weiß nicht«, sagte sie achselzuckend. »Ich mochte das Verbrauchte, Gelebte. Die Risse, die Flecken. Sie gehörten zu diesem Haus dazu, so wie Toni selbst.« Sie drehte sich zu mir. »Jetzt ist es so ... so neutral. Anonym.«

Meine Halsmuskeln spannten sich an. Ein bissiger Kommentar drängte sich mir auf die Zunge. Doch dann schluckte ich ihn hinunter. Nicht jetzt. Sie war doch gerade erst angekommen.

»Ich freue mich schon auf das neue Bad«, sagte ich stattdessen.

Elsa runzelte die Stirn. »Neu? Ich dachte, du wolltest nur den Schimmel beseitigen.«

Ich wich ihrem Blick aus und rückte am Fensterriegel herum, als wollte ich mich vergewissern, dass er auch gut verschlossen war. »Sie mussten ein paar Kacheln abschlagen. Ich dachte mir, da könnte ich gleich alles neu machen. Dieses Grün ist doch furchtbar, findest du nicht?«

Elsa erwiderte nichts, aber ihr zusammengekniffener Mund verriet, wie sehr ihr diese Veränderungen missfielen.

»Du bist bestimmt hungrig«, wechselte ich das Thema. »Lass uns nach oben gehen. Ich habe eine Kleinigkeit vorbereitet.«

Ich stieg ihr voran die Treppe hinauf und nahm die Sahne, die ich morgens geschlagen hatte, und eine Flasche Wasser aus dem Kühlschrank.

»Na, sieht der nicht lecker aus?«, fragte ich, als wir im Esszimmer standen, und deutete mit dem Kopf auf den Kuchen. Durch die Wärme im Zimmer hatte sich der süße Duft der Aprikosen im ganzen Raum verteilt. »Hat mein Nachbar für uns gebacken. Greif zu!«

Elsa hängte ihre Handtasche an den Stuhl und setzte sich. Ihre Bewegungen waren steif und verhalten, als wäre sie zum ersten Mal hier.

»Magst du Wasser oder lieber einen Tee?«, fragte ich.

»Nur Wasser, sonst nichts.« Sie schob das Gedeck von sich und ließ den Blick durch das Zimmer schweifen. »Warum steht der Kühlschrank im Flur? Und was soll diese Campingkochplatte?«

Eine flaues Gefühl stahl sich in meinen Magen. Ich schenkte Wasser in unsere Gläser und setzte mich neben sie. »Also, die Küche ...«

Elsa funkelte mich an. »Die Küche etwa auch? Alles weg?«

Ich überwand meine Hemmungen und legte meine Hand sachte auf ihren Arm. »Die Küche war total veraltet. Genau wie das Bad. So möchte ich nicht leben.«

Mit einer unwirschen Geste schob Elsa meine Hand fort. »Und Tonis Herd? An dem sie jahrelang für uns gekocht hat?«

Ich senkte den Blick und knetete meine Finger. »Er steht in der Garage. Ich konnte mich nicht von ihm trennen.«

Sie biss sich auf die Lippen und sah zum Fenster. Eine Weile lang sagte keine von uns beiden ein Wort.

Schließlich räusperte ich mich. »Erzählst du mir, was neulich im Gericht passiert ist? Du bist zusammengebrochen?« Ich brannte darauf, endlich aus ihrem Mund zu hören, wie es ihr in den letzten Wochen ergangen war.

»Ich möchte nicht darüber sprechen«, antwortete sie, trank von ihrem Wasser und goss sich sogleich nach.

Ich machte einen weiteren Anlauf. »War es ein Prozess, der dich so mitgenommen hat, oder etwas anderes?«

Bei den Worten »etwas anderes« zuckte sie zusammen. Ihre Augen verdunkelten sich und ich sah eine Trauer, die mich verstörte. Doch bereits einen Augenblick später hatte sie sich wieder gefangen, und ihre Miene war so unnahbar wie zuvor. »Bitte lass dieses Verhör«, sagte sie gereizt.

»Möchtest du den Kuchen nicht wenigstens probieren?«, fragte ich, um nicht erneut ein Schweigen zwischen uns entstehen zu lassen.

»Ich habe doch schon gesagt, dass ich nichts will.«

»Tut mir leid«, erwiderte ich und wich zurück. »War doch nur gut gemeint.«

»Jaja, ich weiß«, brummte Elsa. »Kollegen, Ärzte. Jeder meint es gut mit mir. Jeder will mich füttern, schonen und bevormunden.«

Was war mit Freunden?, fuhr es mir durch den Sinn. Warum hatte sie die nicht erwähnt? Hatte sie etwa keine?

Elsa streckte die Hand aus, um nach ihrem Wasserglas zu greifen. Mitten in der Bewegung zog sie den Arm plötzlich wieder zurück, krümmte sich und verbarg das Gesicht in den Händen. Ihre Beine bebten.

»Elsa, was hast du?«, rief ich und sprang auf.

»Nichts. Nur ein bisschen Schwindel«, murmelte sie stöhnend, während sie mit den Fingerspitzen ihren Kopf massierte. »Geht gleich wieder vorbei.«

Als ich sah, wie stark ihre Hände zitterten, riss ich entsetzt die Augen auf. »Ich rufe einen Arzt«, sagte ich und blickte mich nach meinem Telefon um.

»Bloß keinen Arzt«, stieß Elsa hervor. »Es ist nicht schlimm.« Wie um mir zu beweisen, dass es ihr schon besser ging, richtete sie ihren Oberkörper wieder auf und atmete tief durch. Ihr Gesicht war zerfurcht, auf ihrer Stirn hatten sich feine Schweißperlen gebildet. »Ich habe das öfters.«

»Öfters?«, wiederholte ich fassungslos. »Seit wann?«

Elsa erwiderte nichts, sondern lehnte sich zurück und schloss die Augen. Wie zerbrechlich sie aussah. Als könnte ein Windhauch sie umpusten.

Mit einem Mal hatte ich verstanden, was neulich während ihrer Besprechung passiert war und wie sehr der Burnout meiner stolzen Tochter zugesetzt hatte. Mein Herz vibrierte vor Schmerz.

»Na gut, wenn du meinst«, sagte ich notgedrungen und setzte mich wieder. Ich wollte sie nicht aufregen. »Aber ins Hotel bringe ich dich in diesem Zustand nicht. Du bleibst hier.«

»Auf keinen Fall«, protestierte sie heiser, die Augen immer noch geschlossen, und drückte die Finger auf ihre Schläfen.

Ich betrachtete die hervortretenden Adern auf ihrem Handrücken. Wie viel Zorn in ihr steckte, wie viel Überdruss. Und welch eine abgrundtiefe Traurigkeit sich hinter dieser Fassade des Trotzes verbarg.

Ich musste mich zwingen, ruhig zu bleiben. »Lass uns nach unten gehen, dann kannst du dich hinlegen«, fuhr ich fort, bemüht um einen liebevollen Ton, um den Hauch mütterlicher Autorität, der in meinen Worten mitschwang, zu kaschieren. »Das Bett ist frisch bezogen. Für dich.«

»Ich möchte aber lieber ins Hotel«, beharrte Elsa, öffnete die Augen und sah mich durchdringend an. »Bitte ruf mir ein Taxi.« Sie stützte die Hände auf die Lehne und stand auf. Kaum hatte sie ein paar schwankende Schritte gemacht, gaben ihre Knie nach und sie knickte ein. Mit einem Satz war ich bei ihr und fing sie auf. Sofort spürte ich den Widerwillen, der von ihrem dünnen Körper ausging, aber sie war zu schwach, um sich von mir loszumachen. Vorsichtig legte ich den Arm um ihre Schultern und schob sie auf ihren Platz zurück.

»Bleib hier, ja?«, bat ich. »Nur ein, zwei Tage, bis es dir wieder besser geht.«

Sie sackte auf dem Stuhl zusammen. »Ist nicht nötig«, murmelte sie. »Ich habe doch gerade gesagt ...« Sie schluckte und strich sich eine feuchte Strähne aus der Stirn. »... dass es gleich wieder vorbei ist.«

Ich reichte ihr das Wasserglas. »Hier, trink. Dann bringe ich dich nach unten, und du ruhst dich aus.«

Sie rollte ihre müden Augen. »Aber nur eine halbe Stunde«, keuchte sie. »Danach gehe ich ins Hotel.«

Wie sie immer noch kämpfte. Sie tat mir so leid.

Elsa nahm das Glas und nippte daran. Ihre Hand zitterte so stark, dass sie es kaum halten konnte. Schnell schob ich meine Handfläche darunter, bevor es ihr entglitt. Als ich das Glas auf den Tisch zurückgestellt hatte, half ich ihr auf die Beine und führte sie langsam die Treppe hinunter bis ins Gästezimmer. Jetzt wehrte sie sich nicht mehr, weder gegen meinen Arm unter ihrem noch gegen das Zimmer, das sie vorhin noch als zu anonym empfunden hatte. Während ich die Vorhänge zuzog, sank sie mit einem erlösten Seufzer aufs Bett und zwängte sich aus ihren Schuhen. »Ich kann nicht mehr«, stieß sie aus, mehr zu sich selbst als zu mir, und streckte sich aus.

Wie gern hätte ich die Decke zurechtgezogen und ihr über

den Kopf gestrichen, so wie ganz früher, als sie meine Zärtlichkeiten noch suchte und brauchte. Doch ich widerstand meinem Drang. Stattdessen ging ich in den Flur zurück, um ihren Koffer zu holen, der immer noch an der Haustür stand. Ich rollte ihn in eine Ecke und öffnete ihn. Ganz zuoberst erspähte ich ihren Kulturbeutel. Ich nahm ihn heraus und legte ihn auf den Nachttisch. Die restlichen Sachen rührte ich nicht an, das hätte sie nicht gewollt.

»Versuche ein bisschen zu schlafen«, wisperte ich, »ich schaue nachher noch mal nach dir.« Leise verließ ich den Raum.

Als ich wieder oben war, stellte ich die halb zerronnene Sahne in den Kühlschrank zurück und zog die unbenutzten Stoffservietten aus den Silberringen.

»Diese Einsamkeit, die sie umgibt ...«, hörte ich Toni hinter mir. »Sie braucht uns jetzt mehr als je zuvor.«

»Ich hoffe, ich schaffe das«, flüsterte ich vor mich hin.

»Natürlich wirst du das, Hanni«, sagte Toni leise, aber mit einer Bestimmtheit, die keinen Widerspruch duldete. »Zweifle niemals daran.«

Ziellos lief ich im Haus umher, bevor ich mich mit meinem Smartphone in Tonis Lesesessel fallen ließ und durch die neu eingegangenen E-Mails scrollte. Doch ich war außerstande, die Nachrichten zu lesen. Meine Gedanken kreisten um Elsa – ihre zitternden Hände, ihren rasselnden Atem. Ich warf das Gerät auf den Tisch und starrte über den Rhein.

Auf einmal hörte ich in der unteren Etage ein Geräusch und fuhr hoch. War sie etwa wieder aufgestanden und wollte jetzt doch ins Hotel? Ich würde vor Sorge die ganze Nacht kein Auge zutun.

»Elsa?«, rief ich und horchte. Wieder knackte es. Mit klopfendem Herzen ging ich in den Flur und spähte die Treppe hinunter. Alles blieb still. Wahrscheinlich waren das nur die alten Holzdielen gewesen. Auf Zehenspitzen stahl ich mich ins Wohnzimmer zurück und harrte der Dinge.

Als sich die Sonne den Rebhängen näherte, hielt ich es nicht länger aus und ging erneut nach unten. Lautlos öffnete ich die Tür zu Elsas Zimmer. Im schwachen Licht, das die untergehende Sonne durch die Vorhänge warf, sah ich die Umrisse ihres Körpers. Reglos lag sie unter der Decke. Einen Augenblick lauschte ich angestrengt in die Stille. Ihr Atem ging leise und regelmäßig. Beruhigt zog ich die Tür wieder zu. Heute würde sie garantiert nicht mehr ins Hotel umziehen.

Am nächsten Morgen stand ich früher auf als gewohnt und riss sofort die Fenster auf. Ich wollte das Haus gut durchlüften, bevor sich in wenigen Stunden die Hitze erneut über uns senkte. Ein frischer Frühsommermorgen schlug mir entgegen. Der Garten leuchtete in der aufgehenden Sonne, es roch nach feuchtem Gras und Ginster. Alles wirkte still und friedlich, als gäbe es die Spannungen, Erwartungen und Probleme, die gestern mit Elsa bei mir eingezogen waren, nicht.

Ich holte die Zeitung herein, schlich mich zurück nach oben und kochte Kaffee. Hoffentlich hatte ich Elsa nicht geweckt. Das Haus war hellhörig und der Holzboden knarrte unter meinen Schritten, ganz gleich, wie vorsichtig ich mich bewegte.

Doch da hörte ich sie schon die Treppe hochkommen. *Bleib ruhig und überfordere sie nicht mit Fragen und Ratschlägen*, hatte Richard mir gestern Abend am Telefon noch ans Herz gelegt. *Lass sie ihren eigenen Rhythmus finden.*

Ich schob die aufgeblätterte Zeitung beiseite und holte Luft. Wenige Sekunden später stand sie vor mir, barfuß, in der Hand ihr iPhone. In dem weißen Nachthemd, das um ihren schmalen Körper schlotterte, und mit ihrem bleichen Gesicht sah sie aus wie ein Geist.

Ich versuchte, mir meine Bestürzung nicht anmerken zu lassen, und lächelte verkrampft.

»Guten Morgen«, sagte ich. Dabei konnte ich es mir gerade noch verkneifen, »mein Schatz« hinzuzufügen. »Geht's dir besser?«

»Nicht wirklich«, sagte sie und verzog das Gesicht. »Ich fühle mich völlig erschlagen. Ich glaube, ich lege mich gleich noch mal ins Bett.« Sie hockte sich mit angezogenen Knien auf den Platz mir gegenüber und legte das Telefon auf den Tisch.

Ich erkannte mich selbst wieder in diesem erschöpften Wesen, das da vor mir kauerte, den Kopf voller schwerer Gedanken. Wie lange war auch ich so durchs Leben gewankt.

»Du sagst, du hast das öfter?«, fragte ich wie beiläufig, während ich die Zeitung zusammenfaltete. »Und wenn sich dahinter etwas anderes als nur Müdigkeit verbirgt?«

Elsas Miene verhärtete sich. »Lass gut sein«, gab sie zurück. »Ich komme schon zurecht.«

»Wie du meinst«, sagte ich. Innerlich war ich jedoch alles andere als ruhig. Sie musste sich dringend untersuchen lassen. Ob sie Schlaftabletten nahm? Meine eigenen hatte ich unter der Matratze versteckt, damit Elsa sie nicht sah.

»Bleib auf jeden Fall noch ein paar Nächte hier, bevor du ins Hotel umziehst«, schlug ich vor. »Du allein in einem Hotelzimmer, das würde mir keine Ruhe lassen.« Ich hatte einen Sturm der Entrüstung erwartet, doch Elsa zog nur die Augenbrauen hoch und murmelte ein kurzes »mal sehen«.

Vielleicht fühlte sie sich selbst unwohl bei dem Gedanken, jetzt alleine zu sein.

»Magst du einen Tee?«, fragte ich. »Pfefferminze, frisch aus dem Garten.«

»Kräutertee?«, sagte Elsa angewidert und schielte auf die Kaffeekanne. »Fang jetzt bloß nicht mit Koffeinentzug an. Den Quatsch mache ich nicht mit.«

»Von mir aus kannst du natürlich auch gerne Kaffee trinken«, lenkte ich ein, stand auf und holte eine zweite Tasse von der Konsole. »Ich wusste nur nicht, ob dein Arzt …«

»Ist mir egal, was die Ärzte sagen«, fiel sie mir ins Wort. »Die haben doch gar keine Ahnung. Und auf meinen Kaffee verzichte ich nicht.«

Ich lächelte versöhnlich. »Geht mir genauso.«

Sobald ich ihr eingeschenkt hatte, griff sie nach der Tasse und trank.

Am liebsten hätte ich sie an mich gedrückt und ihr ein ums andere Mal versichert, dass ich sie besser verstand als alle anderen. Dass es mir nach den tragischen Ereignissen in Monrovia ähnlich gegangen war und ich damals weder ein noch aus wusste. Dass auch ich auf den Rat der Ärzte gepfiffen und trotz der Medikamente weiterhin Kaffee getrunken hatte. Doch die Worte blieben mir im Hals stecken. Über Julian sprechen – das ging nicht. Manche Dinge richteten weniger Schaden an, wenn sie ungesagt blieben.

Gerade wollte ich Elsa den Brotkorb zuschieben, da schaltete sich Toni ein: »Auf keinen Fall etwas zum Frühstück anbieten. Du hast doch gesehen, wie empfindlich sie auf das Thema Essen reagiert.«

Ich nickte unmerklich. Elsa konnte sich selbst etwas nehmen, falls sie Hunger hatte. Es stand ja alles auf dem Tisch – Butter, Marmelade, Obst und Honig.

»Die Handwerker kommen gleich«, verkündete ich. »Es kann ein bisschen laut werden. Und ich werde die Stunden vor der großen Mittagshitze nutzen, um im Garten zu arbeiten.«

Elsa grinste spöttisch. »Du im Garten? Seit wann interessierst du dich denn für Pflanzen? Bei dir ist noch jeder Blumenstrauß eingegangen.«

»Ich bin selbst überrascht«, gab ich zurück, ohne auf ihre Provokation zu reagieren. »Magst du dich vielleicht nach draußen setzen? Ich kann dir die Liege aus dem Keller holen und unter die Tanne stellen.«

Sie schüttelte den Kopf. »Du musst mich nicht wie eine Schwerkranke behandeln. Wenn ich was brauche, hole ich es mir.«

»Gut, dass du ihr kein Frühstück angeboten hast«, wisperte Toni im Hintergrund.

Elsa trank einen weiteren Schluck Kaffee. »Und was willst du jetzt die nächsten zwanzig Jahre hier so machen?«, fragte sie. »Rosen züchten und Karotten ernten?«

»Zuerst möchte ich das Haus in Schuss bringen«, erklärte ich. »Und ab September werde ich wieder für meine alte Abteilung arbeiten. Freiberuflich, als Beraterin. Strategiepapiere schreiben, zusammen mit unserem Genfer Büro Seminare und Konferenzen organisieren und so weiter. Das wird gut von hier aus gehen, und ganz ohne Zeitverschiebung.«

»In anderen Worten: Business as usual«, fasste sie meine Pläne abfällig zusammen.

»Nein, nein«, widersprach ich. »Viel weniger als früher und nur das, worauf ich wirklich Lust habe.«

Elsa rührte in ihrem Kaffee herum. Ich konnte die Wut, die sich in ihr aufbaute, förmlich spüren. »Um auf die Renovierung zurückzukommen – Tonis Sachen entsorgen, das nennst du«, sie malte Gänsefüßchen in die Luft, »›in Schuss bringen‹? Hast du vor, aus dem Haus eine Designerbude zu machen?« Sie warf ihren Löffel auf die Tischplatte, Kaffee spritzte auf die Butter. »Ich dachte, ich hätte da auch ein Wörtchen mitzureden.«

Ich rieb mir über die Arme. »Beruhige dich, Elsa. Ich mache wirklich nur das Nötigste.«

»Tonis Herd rauszuschaffen wäre absolut nicht nötig gewesen«, entgegnete sie schroff.

»Wenn du möchtest, behalten wir ihn«, versuchte ich, sie

zu beschwichtigen. »Aber diese Kacheln in Küche und Bad, die müssen wirklich weg. Das verstehst du doch, oder?«

Elsa schob die Unterlippe vor und schwieg. Eine unangenehme Stille breitete sich zwischen uns aus.

Schließlich stand ich auf. »Ich gehe dann mal nach draußen. Lass die Tasse einfach stehen. Ich spüle sie später im Bad ab.«

Sobald ich im Garten war und die Sonne in mein Gesicht schien, fühlte ich mich wieder besser.

Der Morgen floss dahin, still und gemächlich wie der Rhein. Ich jätete Unkraut, zupfte vertrocknete Margeritenblüten ab und erntete meinen ersten Salat. Stolz legte ich die kleinen grünen Köpfe in meinen Korb. Leider waren sie durch die Hitze ziemlich vertrocknet, aber die kleineren Blätter im Inneren sahen noch sehr schmackhaft aus.

Einmal sah ich Elsa auf dem Balkon stehen. Als ich ihr zuwinkte, drehte sie sich auf der Stelle um und verschwand. Später glaubte ich, die Umrisse ihres Kopfes am Schlafzimmerfenster zu erkennen, doch diesmal tat ich, als hätte ich sie nicht gesehen.

Als es zu heiß wurde, um weiterzuarbeiten, setzte ich mich mit einem Eistee ins Wohnzimmer und las.

Die Handwerker waren meiner Bitte gefolgt und hatten früh Schluss gemacht. Ein leichter Geruch von Farbe durchzog das Haus. Ich mochte diesen Duft – er roch nach Veränderung. Nach Neubeginn.

Von Elsa war nichts zu hören. Sie musste in ihrem Zimmer sein. Ich fühlte mich unwohl, sie ganz sich selbst zu überlassen. Wäre es nicht besser, ihr vielleicht doch etwas zu essen anzubieten?

Ich legte das Buch weg und belud ein Tablett mit Kuchen und einem Glas Eistee. Doch als ich kurz darauf damit vor ihrem Zimmer stand, verließ mich der Mut wieder. Sicher würde sie mich sofort mitsamt dem Kuchen wieder fortschicken.

Eine leise, monotone Männerstimme drang durch die geschlossene Tür, wie von einem Hörbuch oder Podcast. Unschlüssig verharrte ich eine Weile im Flur. Dann stellte ich das Tablett einfach auf den Boden und ging wieder nach oben.

Elsa ließ sich den ganzen Nachmittag nicht blicken. Ich wurde von Stunde zu Stunde nervöser. Was, wenn ihr nicht gut war oder sie etwas brauchte und sich aus purem Stolz weigerte, mich darum zu bitten? Ich wagte es nicht, einfach bei ihr anzuklopfen und nach dem Rechten zu sehen.

Seit ihrer Ankunft gestern signalisierte sie mir mit jedem Wort, jeder Geste, wie lästig ihr meine Fürsorge war. Niemand verstand es besser, mich zurückzuweisen, als Elsa. Doch obwohl ich mich im Laufe der Jahre damit hätte abfinden sollen, verletzte mich ihr Verhalten jedes Mal von Neuem. Wie hatten sich ihre kindliche Liebe und Sehnsucht bloß in eine derartige Ablehnung verwandeln können?

Oder – und der Gedanke war so furchterregend, dass ich mich kaum traute, ihn zu Ende zu denken – war ihre Kälte nichts anderes als eine Rache für all das, was ich ein Leben lang vor ihr geheim gehalten hatte?

Je länger ich mir über Elsa den Kopf zerbrach, desto unruhiger wurde ich. Gegen Abend ging ich erneut nach unten. Das Tablett stand noch an derselben Stelle. Doch als ich näher kam, stellte ich zu meiner Überraschung fest, dass der Teller leer war. Auch das Glas hatte sie ausgetrunken.

Ein Seufzer der Erleichterung entfuhr mir. Wenigstens etwas! Sogleich musste ich im Stillen den Kopf über mich schütteln. Es war doch immer dasselbe mit den Müttern auf dieser Welt. Sobald das eigene Kind aß, waren sie glücklich. Das würde sich wohl nie ändern, egal, ob das Kind drei oder dreiunddreißig war.

Mit welchen Gefühlen sie den Kuchen wohl verzehrt hatte? Schnell und voller Ablehnung, um das Hungergefühl zu stillen? Oder hatte er ihr womöglich sogar ein wenig geschmeckt? War sie mir dabei vielleicht ein klitzekleines bisschen näher gekommen oder hatte sie überhaupt nichts gespürt?

Vielleicht, womöglich. Wer wusste schon, was Elsa dachte.

Ich klopfte leise und horchte. Drinnen blieb alles still. Ich klopfte noch einmal. Als sie wieder nicht antwortete, öffnete ich die Tür einen Spalt und spähte hinein. Mürbe, abgestandene Hitze schlug mir entgegen. Die Vorhänge waren zugezogen, nur durch einen schmalen Schlitz in der Mitte fiel noch etwas Licht.

Elsa lag im Bett, mit dem Rücken zu mir. Trotz der Wärme hatte sie sich die Decke bis unters Kinn gezogen. Alles, was ich von ihr sah, war ihr dunkler Haarschopf.

Einen Augenblick lang stand ich unschlüssig da, die Hand immer noch auf der Klinke. Schließlich besann ich mich und schloss die Tür wieder. Ich sollte ihr diesen Moment der Ruhe nicht nehmen.

Ich hob das Tablett vom Boden auf und brachte es nach oben.

Kurz darauf bereitete ich eine neue Mahlzeit für sie vor – Baguette, etwas Käse und Obst – und stellte es ihr vor die Tür.

Auf einmal hielt ich diese angespannte Stille und meine Hilflosigkeit nicht länger aus.

Ich rief Claudia an. »Können wir uns in der Krone treffen? Jetzt gleich?«

Meine Freundin begriff sofort, dass etwas nicht stimmte, dass ich sie brauchte. Sie sagte kurzerhand ihre Tennisstunde ab, und ich machte mich auf den Weg über die Rheinpromenade in die Altstadt.

Das warme Wetter hatte den halben Ort auf die Straßen getrieben. Überall hörte ich Stimmen und Gelächter. Die Terrassen der Restaurants waren bis auf den letzten Platz gefüllt, vor dem Eiscafé hatte sich eine lange Schlange gebildet, und ein Schaufelradschiff brachte einen Schwung Touristen von ihrer Loreleytour zurück.

Als Claudia und ich eine Viertelstunde später an einem der kleinen Metalltische vor dem Eingang der Krone saßen, fühlte ich mich sofort besser. Es tat so gut, die Freundin in meiner Nähe zu haben.

Sobald die Bedienung uns zwei Gläser Wein und ein Schälchen mit Salzbrezeln serviert hatte, kam sie zur Sache. »Schieß los, Jo, was ist passiert?«, fragte sie in dieser fröhlich zupackenden Art, die mir schon immer so an ihr gefallen hatte.

Ich legte los. Erzählte von meinem schwierigen Verhältnis zu Elsa, von ihrem Job am Gerichtshof, unserem Streit damals in Den Haag, dem Burnout. Claudia kannte Elsa, seit sie ein Baby gewesen war, und hörte aufmerksam zu.

»Sie war den ganzen Tag nur in ihrem Zimmer«, sagte ich. »Ich habe keine Ahnung, ob sie schläft oder nur so tut. Was soll ich bloß machen?«

»Das ist doch eigentlich nichts Ungewöhnliches«, meinte Claudia und nahm sich eine Brezel. »Bei einem Burnout hast du null Energie. Selbst die kleinsten Dinge wie Teekochen oder Zähneputzen strengen dich an.« Nachdenklich drehte sie die Knabberei zwischen den Fingern, bevor sie sie sich in den Mund steckte. »Eine meiner Mitarbeiterinnen hatte das vor zwei Jahren. Die Arme, wochenlang lag sie nur auf ihrer Couch und hat die Wand angestarrt. Ihr Mann war völlig verzweifelt.«

»Aber es ist nicht nur das«, wandte ich ein. »Elsa ist auch so feindselig. Alles, was ich sage und mache, stört sie. Dass ich das uralte Bad renoviere, findet sie ganz furchtbar. Seit sie da ist, komme ich mir vor wie eine Fremde in meinem eigenen Haus.«

Claudia nahm sich eine weitere Brezel. »Vielleicht muss sie sich erst noch daran gewöhnen, dass es jetzt dein Haus ist und nicht mehr das von deiner Tante«, gab sie zu bedenken. »Du sagst, ihr habt euch in den letzten zehn Jahren kaum gesehen?«

Ich nickte und trank etwas Wein.

Ein Spatz flatterte über unseren Tisch und versuchte, sich ein paar Krümel zu picken. Claudia verscheuchte den Vogel. »Was war denn der Auslöser für euren Streit damals?«

Ich fuhr mit dem Finger über den Rand meines Glases. »Das ... das ist eine ziemlich komplizierte Geschichte.«

»Zu kompliziert, um sie mir zu erzählen?«

Mein Hals zog sich zusammen. Ich nickte.

»Ach, Jo.« Claudia strich mir mit einer mütterlichen Geste über die Wange, so wie sie es sicher auch bei den Kindern in ihrer Tagesstätte tat, wenn sie getröstet werden wollten. »Da scheint ja einiges bei euch im Argen zu liegen«, sagte sie. »Du solltest diese Dinge angehen. Jetzt, wo Elsa hier ist.«

Ich dachte an das Unaussprechliche, das sich wie ein tiefer Graben durch mein Herz zog. An den Teil meines Lebens, von dem niemand wusste. An Julian.

»Ich weiß nicht, ob das jetzt der richtige Zeitpunkt ist«, wich ich aus. »Erst mal muss es Elsa gesundheitlich wieder besser gehen.«

Claudia lächelte verschmitzt. »Der richtige Zeitpunkt, etwas aus der Welt zu schaffen, ist immer jetzt.«

Ich rutschte auf meinem Stuhl herum. Elsa von Julian zu erzählen war derart absurd, dass ich nicht einmal darüber nachdenken wollte. Die Entscheidung, es nicht zu tun, hatte ich vor vielen Jahren getroffen. Auch wenn ich sie nach unserem Streit in Den Haag einen Augenblick lang bereut hatte, sagte mein Bauchgefühl, dass sie richtig gewesen war.

»Die Wahrheit ist nicht immer gut«, gab ich zurück. »Elsa würde mich aufs Heftigste verurteilen.«

»Ich weiß zwar nicht, was du ihr verheimlichst, aber vergiss nicht: Deine Tochter verteidigt Schwerverbrecher«, hielt Claudia mir entgegen. »Das könnte sie gar nicht, wenn sie so dogmatisch wäre, wie du sie beschreibst.«

»Glaub mir«, insistierte ich. »Bei ihren Mandanten gelten andere Regeln als bei mir. Was auch immer ich tue, mir verzeiht sie nichts.«

Claudia schien nicht überzeugt zu sein. »Ich bin mir sicher, dass Elsa mittlerweile reif genug ist, die Lage etwas differenzierter zu sehen.«

Ich blickte über den kleinen Platz zum Dorfbrunnen, der fröhlich vor sich hin plätscherte. Dachte an den Moment zurück, als ich dort mit Elsa gestanden hatte. Sie war sechs gewesen und hatte immer wieder fasziniert ihre Hand in den Wasserstrahl gehalten.

»Schau, Mama«, rief sie jedes Mal, wenn ihr ein paar Tropfen ins Gesicht spritzten, und quietschte vergnügt. Ihr Lachen, ihr Staunen – das pure Glück. Und jetzt war mir dieses Kind völlig fremd geworden.

»Hab Geduld«, holte mich Claudia in die Gegenwart zurück. »Vielleicht bietet sich ja doch irgendwann eine gute Gelegenheit, Elsa alles zu sagen. Und dann wirst du froh sein, dass du dich getraut hast.«

Sobald ich wieder zu Hause war, ging ich zu Elsas Zimmer, um zu sehen, ob sie noch da war. Behutsam öffnete ich die Tür. Mir fiel ein Stein vom Herzen – Elsa lag mit Kopfhörern und geschlossenen Augen im Bett. Die Nachttischlampe war eingeschaltet und strahlte ihr blasses Gesicht an. Ich schlich durch den Raum, knipste die Lampe aus und ging nach oben.

An jenem Abend lag ich wieder lange wach. Obwohl es gut getan hatte, mit Claudia zu reden, war es ihr nicht gelungen, meine Zweifel zu zerstreuen.

Es klang immer alles so einfach – *Gib ihr Zeit und hab Geduld.* Doch was bedeutete das genau? An wie viele Tage, nein,

Wochen hatte sie dabei gedacht? Vier? Acht? Und was, wenn Elsa sich hier *nicht* erholte? Wenn die Renovierung und meine Anwesenheit ihren Zustand noch verschlimmerten?

Trotz unserer schwierigen Beziehung und all der Probleme, die zwischen uns standen, war es schön, Elsa wieder um mich zu haben. Nach jahrelanger Ungewissheit bekam ich endlich wieder einen Einblick in ihr Leben, nach dem ich mich die letzten Jahre so verzehrt hatte. Zwar nur als Außenstehende und Geduldete – aber das war mehr, als ich mir noch vor wenigen Wochen erträumt hatte. Viel mehr. Ich musste mir nicht länger *vorstellen*, wie sie ihren Tag verbrachte, sondern konnte sie sehen und hören.

Das, was noch von ihr übrig geblieben war, hatte ich sofort wiedererkannt. Wie sie sich mit einer grazilen Bewegung durch die Haare fuhr, unwillig die Augen rollte, so wie schon früher als Kind, wenn sie trotzte, oder ihren Stuhl so lange hin und her rückte, bis er ganz nah am Tisch stand. Gesten, die ich schmerzlich vermisst hatte, waren auf einmal wieder da und gaben mir einen Teil meines Mutterseins zurück.

Aber wie sollte es weitergehen?

Gegen Mitternacht stand ich auf, trat ans Fenster und öffnete es. Eine angenehme Kühle legte sich auf mein Gesicht. Ich stützte die Arme auf die Fensterbank, streckte mein Gesicht der Nacht entgegen und atmete die klare Luft ein.

Drüben bei Richard brannte noch Licht. Ganz oben im Dach, hinter der runden Scheibe, in dem Zimmer, wo seine Frau verstorben war. Was er wohl dort so spät machte? Vielleicht trauerte er um sein früheres Leben mit ihr, so wie ich um das Leben mit Julian trauerte, das mir verwehrt geblieben war.

Richard hatte mir das Dachzimmer noch nie gezeigt, ich kannte nur den Wohnbereich seines Hauses, die Terrasse und die Küche.

Während ich die dunkle Frische in mich aufnahm, musste ich wieder an den Glanz in seinen Augen denken, vor zwei Tagen, bei seinem letzten Besuch. An die Hitze, die mich durchfuhr, als er meine Hand berührte.

Unfug, dachte ich im nächsten Augenblick. Er liebte eine tote Frau und ich einen toten Mann. Es gab keinen Ersatz für unsere unvollendete Vergangenheit.

Ich löste mich vom Fenster, holte mir ein Glas Wasser und setzte mich ins Wohnzimmer. Meine Augen wanderten über das Bücherregal, suchten es nach einer geeigneten Lektüre für diese späte Stunde ab. Wo hatte ich bloß das Heine-Buch hingestellt, das bei meiner Ankunft auf dem Küchentisch gelegen hatte? Ich ging die einzelnen Reihen durch, konnte es jedoch nirgends finden.

Claudias Worte schwirrten mir wieder durch den Kopf. Ihre Ermutigung, mich Elsa zu öffnen. Und wenn ich es tat? Wenn ich es endlich wagte, über meinen Schatten zu springen und mich Elsa genauso ehrlich und verwundbar zu zeigen, wie sie sich mir früher als Kind?

Auf keinen Fall, meldete sich die Angst. Ich sah Elsa vor mir, ihren harten Blick, das stolze Kinn. Niemals würde sie Verständnis für mich zeigen.

»Sei kein Feigling«, mischte sich Toni ein. »Hör auf dein Herz, nicht auf die Angst.«

Ich stellte mir vor, wie sie in Morgenmantel und Pantoffeln an mir vorbeischritt und die Balkontür öffnete. Ein leichter Luftzug ging durchs Zimmer. »Sie ist deine Tochter, Hanni. Gib sie nicht einfach auf.«

Bevor ich etwas erwidern konnte, umgab mich wieder die Dunkelheit.

Ich sah über den Rhein zur Burg Katz. In warmen Gluttönen hob sie sich von der Nacht ab. Ihr dezentes Leuchten beruhigte mich, und schließlich verblassten die Zweifel.

Stattdessen tauchten Bilder aus der Vergangenheit vor mir auf. Zuerst nur schwach und verschwommen, als sei ich unter Wasser. Helles Braun verschmolz mit kräftigem Grün. Langsam verdichteten sich die Farben, nahmen Gestalt an.

Ich erkannte Jerusalem, die Heilige Stadt. Den sandsteinfarbenen Innenhof, der mit Palmen und Olivenbäumen bewachsen war. Die orientalischen Kacheltische, an denen internationale Journalisten bei Wein und Wasserpfeifen den Tag ausklingen ließen.

Dann sah ich nur noch ihn: Julian.

KAPITEL 6

Johanna, Jerusalem 2002

»Das war keine Vergeltung«, rief Samira aufgebracht und knallte den Bericht, an dem wir seit Tagen gearbeitet hatten, auf den Tisch. »Das war ein Massaker!«

»Operation Schutzschild«, stieß Karim mit hasserfülltem Unterton hervor. »Was für ein Name ... Erst Ramallah, dann Bethlehem und jetzt Dschenin. Bis sie uns ganz ausradiert haben.«

Wir saßen im Innenhof des American Colony Hotels, einem traditionsreichen Luxushotel im Ostteil der Stadt. In dem idyllischen Patio war von der Zweiten Intifada, dem gewaltsamen Konflikt, der seit eineinhalb Jahren die Region erschütterte, nichts zu spüren.

Knorrige Olivenbäume schafften eine zeitlose, friedliche Atmosphäre, und um uns herum blühten Lavendel, Bougainvillea und Stockrosen. Das American Colony war eine neutrale Oase inmitten des Nahost-Wahnsinns und seit jeher ein beliebter Treffpunkt unter Journalisten, Diplomaten und Intellektuellen der verschiedensten Religionen.

Ein Kellner erschien an unserem Tisch, um die Mezze zu servieren, die wir bestellt hatten. Ich trank einen Schluck Wein und blickte auf die vielen Schalen mit levantinischen Köstlichkeiten: Hummus, Oliven, Dattel-Feta-Dip, Auberginenpaste und Tabbouleh. Dazu wurde warmes Fladenbrot gereicht.

Alles war ansprechend angerichtet, mit frischen Kräutern und Olivenöl, doch mein Magen war wie zugeschnürt.

Seit Tagen sprachen wir nur über das Blutbad in Dschenin. Die Zerstörung des palästinensischen Flüchtlingscamps durch israelische Streitkräfte hatte weltweit für Aufruhr gesorgt. Ständig zeigten die internationalen Nachrichtenkanäle dieselben verheerenden Bilder, die USA und andere Staaten mahnten Israel zur Zurückhaltung.

Der Appetit meiner Kollegen hingegen schien ungebremst, sie bedienten sich bereits am Brotkorb. Aber Karim und Samira kannten nichts anderes. Sie lebten hier, in dieser geteilten Stadt. In einer Welt voller Ungleichheit, Grenzen und Einschränkungen, die Attentäter zu Märtyrern machte. Brutalität und Hass bestimmten ihren Alltag, seit sie denken konnten.

»Habt ihr die neuen Fotos vom Roten Kreuz gesehen?«, fragte Samira, während sie sich etwas Tabbouleh auf ihren Teller lud. »Alles in Schutt und Asche. Und darunter liegen Hunderte von Toten.«

»Tausende«, berichtigte Karim sie. Er tunkte sein Brot tief in die Auberginencreme. »Mit Kampfhubschraubern, Panzern und Bulldozern sind sie auf die Menschen losgegangen. Barbarisch.«

»... und haben dabei eine Menge Waffen und Sprengstoff gefunden«, ergänzte ich.

Karim funkelte mich herausfordernd an. »Auf wessen Seite stehst du eigentlich, Johanna? Du arbeitest für die Palästinenser und verteidigst die Israelis?«

»Ich arbeite für die Vereinten Nationen und verteidige niemanden«, sagte ich trocken. »Wir sollten keine voreiligen Schlüsse ziehen.«

Karim zog die Augenbrauen hoch. »Voreilig?«, zischte er. »Entschuldige, Johanna, aber du bist hier für ein paar Wochen auf Durchreise, du weißt nicht, was wirklich los ist. Wir leben in einer Apartheid. Die Israelis haben uns alles weggenommen. Unser Land, unsere Freiheit und unsere Rechte.«

»Es ist für beide Seiten kompliziert, Karim«, beharrte ich, wohl wissend, dass ihn diese Worte noch mehr aufregen würden. »Wir dürfen nicht vergessen, wie viele Selbstmordanschläge die Palästinenser allein im März verübt haben. Und dann letzte Woche der Horror in Netanya – dreißig tote Israelis – unschuldige Bürger, so wie wir.«

»Ach, und das rechtfertigt also deiner Meinung nach diese widerliche Kollektivstrafe in Dschenin?«, rief Karim wie erwartet und warf sein Brot auf den Teller. »Ein Prozess der Entmenschlichung ist das gewesen.«

»Genau deshalb wird der Sicherheitsrat eine unabhängige Untersuchung einleiten«, erwiderte ich. Ich konnte und wollte nicht immer nur die palästinensische Seite sehen, auch wenn die Arbeit der Vereinten Nationen ausschließlich ihre Gebiete betraf.

Karim stieß ein höhnisches Lachen aus. »Ach Johanna, sei doch nicht so naiv. Glaubst du im Ernst, dass ein Hardliner wie Scharon so eine Untersuchung wirklich zulassen wird? Vorher lässt er noch schnell die Leichen wegschaffen, und dann sind es plötzlich nur noch hundert Opfer gewesen. Natürlich alles potenzielle Attentäter. Über die Frauen und Kinder in den Trümmern verliert niemand ein Wort.«

Es waren immer dieselben Diskussionen, die wir in unserem Jerusalemer OCHA-Team führten, das zu einer Hälfte aus Palästinensern und zur anderen aus internationalen Angestellten bestand.

Karim und seinen Landsleuten blutete jedes Mal das Herz, wenn Kollegen wie ich aus New York oder Genf anreisten und ihn mit ihrem Gerede von Neutralität und Diplomatie zu belehren versuchten. Ich verstand ihn und seine Wut – wie blasiert und realitätsfremd das auf ihn wirken musste.

Wir residierten in guten Hotels und besaßen den heiß begehrten roten Laissez-passer der UNO, einen Passierschein, der uns erlaubte, problemlos zwischen Ost und West hin- und herzufahren und das Land zu verlassen, wann immer wir wollten.

Karim und Samira hingegen waren im Ostteil der Stadt geboren. Sie hatten ein Wohn- und Arbeitsrecht, aber keine Staatsangehörigkeit. Sie durften nicht ohne Erlaubnis ausreisen, und die erhielten sie nur nach einer sehr langen Wartezeit, wenn überhaupt. Die Regeln und Rechte auf diesem Fleck Erde waren extrem kompliziert, extrem politisch und extrem wechselhaft.

Ich musste genau aufpassen, was ich sagte, um nicht aus Unachtsamkeit oder purer Unwissenheit jemanden zu verletzen oder gegen mich aufzubringen.

Man hatte mich aus New York hierher entsandt, um die Abfassung dessen zu koordinieren, was wir im Fachjargon einen »konsolidierten Appell« nannten. Eine detaillierte humanitäre Situationsanalyse der »oPt«, wie Palästina in der internationalen Diplomatie bezeichnet wurde – der *occupied Palestinian territories.*

In dieser Analyse wurden nicht nur die Notstände und Bedürfnisse der Bevölkerung im Westjordanland und im Gazastreifen beschrieben, sie enthielt auch eine genaue Auflistung aller Hilfsprojekte, die die UNO, zusammen mit dem Roten Kreuz und verschiedenen Nichtregierungsorganisationen, umsetzen wollte. Dazu kam ein minutiöser Finanzplan, der Auskunft darüber gab, wie viel das Ganze kosten würde. Der Appell wurde jedes Jahr zu Fundraising-Zwecken an Geberländer und private Spender verteilt und war das Fundament für unsere Arbeit.

Ich lächelte Karim versöhnlich zu und fischte mir ein paar Oliven aus einem der Schälchen. »Lass uns nicht streiten«, sagte ich. »Jeder einzelne Tote ist sinnlos und tragisch.«

Karim erwiderte nichts, aber an seinem Blick, der hungrig über das Essen kreiste, konnte ich erkennen, dass er sich wieder beruhigt hatte. Wir mochten uns, trotz unserer Meinungsverschiedenheiten.

Eine Gruppe trat laut schwatzend durch die verglaste Rundbogentür in den Innenhof. Ich beachtete sie nicht weiter und wandte mich wieder Karim und Samira zu. »Am Dienstag fährt ein UNRWA-Team nach Dschenin, um die Lage zu begutachten. Es wäre schön, wenn einer von euch dabei sein könnte. Allein schon, um unsere zwischenbehördliche Zusammenarbeit zu stärken.«

Samira hatte einen guten Draht zum UNO-Hilfswerk für Palästina-Flüchtlinge und nickte. »Okay. Ich werde morgen früh dort anrufen.«

»Und wie weit seid ihr mit der Liste der israelischen Checkpoints und Straßensperrungen?«, fragte ich. »Kann das schon auf die Webseite?«

»Hey, Karim«, unterbrach uns eine weibliche Stimme hinter mir. »Marhaba!«, grüßte sie auf Arabisch mit englischem Akzent. Ich drehte mich um. Eine attraktive Frau mit langen blonden Haaren und rot geschminkten Lippen winkte zu uns herüber. Sie musste zu der Gruppe gehören, die eben gekommen war.

Plötzlich fühlte ich mich unwohl in meinem schlichten Look und dem lose zusammengebundenen Pferdeschwanz. Ich hatte den halben Nachmittag im Auto auf dem Rückweg von Ramallah nach Ost-Jerusalem verbracht, war staubig und verschwitzt.

Karim erwiderte den Gruß der Frau, und die beiden unterhielten sich kurz auf Arabisch.

»Das ist Cathy«, erklärte er. »Arbeitet für die BBC, hier im Ost-Jerusalemer Büro.«

»Wollt ihr euch nicht zu uns setzen?«, rief Cathy.

Schon wollte ich dankend ablehnen. Ich war müde, außerdem hatte Ralph vor, nachher anzurufen, ich musste bald ins Hotel zurück. Doch Samira kam mir zuvor. »Gerne. Wir reden sowieso nur über die Arbeit. Und jetzt ist eigentlich Feierabend.«

»Prima«, meinte Cathy, »kommt rüber.«

Karim und Samira nahmen ihre Wassergläser und gesellten sich zu Cathys Gruppe. Widerwillig folgte ich ihnen. In spätestens zehn Minuten würde ich mich verabschieden.

Ich war nicht gern von Journalisten umgeben, empfand viele von ihnen als aufdringlich und neugierig. Dabei waren wir alle im humanitären Bereich auf ihre Berichterstattung angewiesen. Je öfter prominente Medien uns und unsere Projekte erwähnten, desto größer waren auch unsere Chancen, die dafür benötigten Gelder von Regierungen und anderen Spendern zu erhalten. Wir brauchten die Presse, und sie brauchte uns.

Aber mir missfiel die Gier und Sensationslust, mit der sich manche Reporter auf ein Krisengebiet stürzten. Ständig waren sie auf der Suche nach neuen Bildern, Zahlen und Horrorgeschichten, um ihr Publikum in Atem zu halten. Und dann, zwei, drei Wochen später, wenn das internationale Interesse abflaute, zogen sie zur nächsten Katastrophe weiter.

Sicher würden sie uns gleich mit Fragen bombardieren. Was wir von der UNO-Untersuchung hielten, ob wir etwas Neues zur Versorgungslage in Dschenin wussten oder die geschätzte Zahl der Toten kannten. Reporter versuchten immer, etwas aus ihrem Gegenüber herauszupressen, was ihnen später einmal nützlich sein konnte.

Wenigstens konnte ich jetzt meinen Wein ohne schlechtes Gewissen zu Ende trinken – Karim rauchte zwar wie ein Schlot, aber er und Samira waren Muslime und rührten keinen Tropfen Alkohol an.

Ich ging mit meinem Glas zu einem freien Platz an der äußersten Ecke des Tisches und setzte mich. Der Mann neben mir war ins Gespräch vertieft und wandte mir den Rücken zu. Als er sich umdrehte, blieb mir fast das Herz stehen. Das war ja Julian. Julian Green. *Mein Jules.* Sofort war alles wieder da: New York im Sommer 1989. Wir beide, zwei ehrgeizige junge Menschen, die die Welt verbessern wollten. Die kurz zueinanderfanden und sich wieder verloren.

Seit unserer Trennung hatte ich Julians Karriere aus der Ferne sporadisch mitverfolgt. Seinen Aufstieg vom Reporter zum Starmoderator bei der BBC. Mit seinen prägnanten politischen Analysen und Reportagen brachte er Krisen und Konflikte in die Wohnzimmer von Millionen von Zuschauern. Eigentlich überraschend, dass zwei Kriegsjunkies wie wir uns nicht schon früher begegnet waren. Wir mussten uns knapp verpasst haben.

Bis auf ein paar Stirnfalten, die man im Fernsehen kaum sah, hatte er sich nicht verändert. Er war noch genauso athletisch wie früher, die dichten blonden Haare fielen ihm leicht zerzaust in die Stirn. Er trug eine beige Jeans mit aufgenähten Seitentaschen, dazu eine hellbraune Weste.

»Mein Gott, Johanna«, flüsterte er und starrte mich an. In seinen Augen brannte dasselbe Feuer, dieselbe Leidenschaft, die mich schon damals so fasziniert hatte. Aber auch etwas Weiches, Verletzliches schimmerte hindurch, das ich nicht von früher kannte. Ich erschauerte.

»Darf ich vorstellen? Das ist Julian Green«, erklärte Cathy, die nichts bemerkt hatte. »Julian ist vor ein paar Tagen direkt aus dem Kongo hier eingetroffen. Unser britischer Ernest Hemingway, aber Gott sei Dank ohne den vielen Scotch. Hat alles gesehen – Ex-Jugoslawien, Afghanistan, Tschetschenien.«

»Dann sind Sie hier ja goldrichtig«, bemerkte Karim trocken. Irgendjemand lachte.

»Wir gucken jede Woche Ihre Sendung«, sagte Samira. »Wirklich beeindruckend, wie Sie es jedes Mal schaffen, die Situation in so wenigen Sätzen so gut zu erklären.«

Julian schenkte Samira ein routiniertes Fernsehlächeln. »Jahrelange Übung.«

Wie durch Watte hörte ich, wie Cathy uns das restliche Team vorstellte, ihren Assistenten, die Produzentin und zwei Kameramänner. Kurz darauf nahm die Gruppe ihre Unterhaltungen wieder auf. Ein Kellner brachte unsere Teller und Speisen vom Nebentisch herüber und bereitete eine Wasserpfeife für die Kameramänner vor.

Julian wandte sich zu mir und deutete auf die Flasche. »Noch einen Schluck Wein?« Locker und unbefangen, als hätten wir uns erst gestern noch gesehen.

Ich fuhr mir durchs Haar und blinzelte. »Nein danke, ich muss morgen früh raus.«

»Ich auch«, meinte er. »Kann's kaum erwarten, endlich im Hotel zu sein.«

Eine betretene Stille legte sich über uns. Meine Hände zitterten leicht.

Auf einmal neigte er sich so weit zu mir, das unsere Gesichter sich fast berührten. »Lass uns abhauen«, raunte er mir ins Ohr. Drei Worte, so klar wie der Sonnenaufgang über der Judäischen Wüste.

»Ich habe einen Dienstwagen und kann dich absetzen«, fügte er hinzu.

Ich brachte kein Wort hervor, meine Kehle war wie mit Sand gefüllt.

»Also, was ist?« Ein Lächeln umspielte seine Lippen.

Endlich kam ich wieder zu mir. »Ist das eine Frage oder eine Aufforderung?«

Er kräuselte den Mund, tat, als dächte er nach. »Ein Wunsch«, sagte er schließlich.

Der fruchtige Rauch des erhitzten Pfeifentabaks wehte über den Tisch und vermischte sich mit den Stimmen der anderen. Alles um uns herum schien weit weg. Unwirklich.

Nur der ferne, nahe Jules war hier. Katapultierte mich dreizehn Jahre in die Vergangenheit zurück und wühlte tief verborgene Erinnerungen in mir auf und ein Begehren, das ich bis eben für unwiderruflich verloren geglaubt hatte.

»Gehen wir«, hauchte ich.

Julian klopfte mit den Fingerknöcheln auf den Tisch und erhob sich. »Tut mir leid, Kollegen, aber ich bin seit gefühlten achtundvierzig Stunden auf und muss schleunigst ins Bett. Johanna fährt mit, ihr Hotel liegt direkt auf dem Weg.«

»Ach, wie schade«, sagte Cathy. Karim und Samira winkten mir kurz zu, die anderen wünschten uns eine gute Nacht und vertieften sich wieder in ihre Gespräche.

Schweigend durchquerten Julian und ich den Innenhof und schritten durch die Lobby nach draußen. Ohne die schützenden Hotelmauern um uns herum fühlte sich die Luft plötzlich kühl an, so wie immer, wenn in der Wüste die Nacht anbrach.

Auf dem Vorplatz wartete ein weißer Geländewagen mit dem Logo der BBC. Julian öffnete die Tür zur Rückbank, wir stiegen ein.

»Wo darf ich Sie hinbringen?«, fragte der Fahrer.

»Zum Jerusalem Hotel«, antwortete ich. »Ein kleines Gästehaus auf der Antara-Ben-Shadad-Straße. Ganz in der Nähe vom Damaskustor.«

»Kenne ich«, nickte der Fahrer, »ist nicht weit.« Er schaltete das Radio ein, und die leicht schrägen Harmonien arabischer Popmusik ertönten.

Während der Wagen durch die verlassenen Straßen Ost-Jerusalems rollte, betrachtete ich Julian aus den Augenwinkeln. Er hatte den Kopf zurückgelehnt und die Lider geschlossen. Im matten Straßenlicht glitt mein Blick über seinen Körper:

die muskulösen Beine, die sich unter seiner Jeans abzeichneten. Die hervortretenden Adern auf seinen Unterarmen. Seine breiten, sonnengebräunten Hände, die im Fernsehen das Mikrofon umklammert hielten.

Seine Nähe war elektrisierend. Aufwühlend. Erotisch. Ich fühlte, wie sich alles in mir zu drehen begann.

»Wann sehen wir uns wieder?«, fragte Julian plötzlich, so leise, dass der Fahrer es nicht hören konnte.

Mein Herz klopfte wie wild. Ich wandte ihm mein Gesicht zu. Er hatte die Augen wieder geöffnet und sah mich an.

»Ich ... ich weiß nicht«, sagte ich ausweichend, bevor ich den Blick wieder nach vorne richtete.

Kurz darauf hielt das Auto vor meinem Hotel. »Morgen Abend um acht«, entschied er. »Ich hole dich ab.«

Ich wagte kaum zu atmen, meine Finger waren eiskalt. Ohne etwas zu erwidern, stieg ich aus. Erst als ich die steinernen Treppenstufen bis zum Hoteleingang erklommen hatte, drehte ich mich noch einmal um. Der Wagen war weg.

Gerade hatte ich die Tür zu meinem Zimmer aufgeschlossen, da klingelte mein Handy. Ralph, wie erwartet. Ich ließ mich aufs Bett fallen und nahm das Gespräch an.

»Na endlich«, sagte er in dem freundlich-distanzierten Ton, den er immer hatte, wenn er mich vom Büro aus anrief. »Wollte gerade schon wieder auflegen. Ich habe gleich eine Besprechung. Wie geht's dir? Die Bilder, die im Fernsehen laufen, sind grauenhaft.«

Ich versuchte, mich zu konzentrieren. »Ja, die Situation ist ziemlich heikel. Heute hatten wir ein Meeting in Ramallah, höchstens fünfzehn Kilometer von Jerusalem. Aber wir mussten so viele Kontrollsperren passieren, dass der Trip fast fünf Stunden gedauert hat. Es war furchtbar.« Langsam kehrte die Wärme in meine Finger zurück.

Durch das Telefon drang das Klappern von Computertasten. Interessierte Ralph mein Tag so wenig, dass er nebenher noch E-Mails beantworten musste?

Tatsächlich schien er kaum etwas mitbekommen zu haben. »Und sonst?«, fragte er. »Wie gefällt dir Jerusalem?«

Er war in Eile, hatte Stress im Büro, sich aber trotzdem die Zeit genommen, noch schnell mit mir zu sprechen. Es war dieser Gedanke, der zählte. »Die Stadt ist beeindruckend«, murmelte ich, tastete nach der kleinen Leselampe, die über dem Bett hing, und knipste sie an. »Erzähl mir lieber von euch. Was macht Elsa?«

»Beklagt sich über Bauchschmerzen«, meinte er. »Liegt wahrscheinlich an dem Mathe-Test, für den sie seit Tagen büffelt. Am Wochenende nehme ich sie mit zum Tennis.« Eifriges Tippen. »Tut mir wirklich leid, aber meine Assistentin macht mir schon Zeichen. Ich muss los …«

»Danke, dass du angerufen hast«, sagte ich erleichtert. »Gib meiner Kleinen einen Kuss von mir.«

Wir legten auf – ohne das übliche »Ich liebe dich«, mit dem wir uns sonst am Telefon verabschiedeten. Als wären wir stillschweigend übereingekommen, diese emotionale Bestätigung heute nicht auszusprechen.

Ich zog die Schuhe von den Füßen, sank in die Kissen und dachte an Julian. An sein wirres Haar, den verwegenen Blick. Für mich würde er immer Jules bleiben, der UNO-Praktikant mit der scharfen Feder, der mir vor dreizehn Jahren das Herz gebrochen hatte.

Es war noch dunkel draußen, als ich am nächsten Morgen erwachte. Ein Wirrwarr von Empfindungen segelte durch meinen Bauch, gleich einem Schwarm wilder Vögel. Begehren, Aufregung, Abenteuer – alles durcheinander. Ob Julian schon auf war? Ob er an mich dachte?

Ich machte Licht, sprang aus dem Bett und öffnete das

Fenster. Am Horizont zeigte sich ein schmaler Streifen Tageslicht. Kurz darauf setzte der gepresste Gesang der Ost-Jerusalemer Muezzins ein, um die Gläubigen zum Gebet zu rufen.

Ich ging ins Bad und stellte mich unter die Dusche. Meine Vernunft riet mir, heute Abend einfach im Büro zu bleiben. Abstand zu wahren. Doch sofort regte sich ein stürmischer Widerstand in mir. Nur ein gemeinsames Abendessen, mehr nicht. Herausfinden, wie es Julian in den letzten Jahren ergangen war.

Ich kleidete mich an und verließ das Hotel, noch bevor der Frühstücksraum geöffnet wurde. Unser Büro lag nur wenige Gehminuten von meiner Unterkunft entfernt. Ich liebte diesen morgendlichen Spaziergang, vorbei an Hotels, geschlossenen Souvenirläden und den ersten Straßenhändlern, die auf bunt bemalten Handkarren frisch gebackenes Sesambrot durch die Gassen schoben.

Gegen neun Uhr servierte uns Mona, die Assistentin des hiesigen OCHA-Repräsentanten, den ersten Kaffee des Tages: einen starken, sirupartigen Mokka, der nach Kardamom duftete. Dazu gab es Baklava, Blätterteiggebäck mit Honig und Nüssen. Die Palästinenser mochten es süß, und ich freute mich jeden Morgen wie ein Kind über die Extraportion Zucker, als wäre sie eine Belohnung.

Es war mir recht, dass heute kein Termin mit Vertretern der Palästinensischen Autonomiebehörde im Westjordanland anstand. Nach der gestrigen Tour mit den vielen Sicherheitskontrollen war meine Lust auf Autofahrten erst einmal gestillt.

Ich arbeitete an unserem konsolidierten Appell weiter, kommentierte die neuen Infografiken zur humanitären Lage in den besetzten Gebieten und erstellte eine Zusammenfassung der aktuellen Berichte, die wir aus Nablus, Hebron und Gaza zugeschickt bekamen. Schrieb über die vielen Straßenblockaden und Ausgangssperren, neue israelische Attacken, die Zerstörung von Krankenhäusern und Schulen und die wachsende Zahl der Toten und Verletzten.

Wie konnte man sich an diese endlose Gewalt nur gewöhnen? Mit ihr leben? Langsam verstand ich den Frust meiner internationalen Kollegen, die nach einer zermürbenden Woche bis spät in die Nacht in der Ost-Jerusalemer Green Line Bar hockten, einer improvisierten Kellerbar für UN-Mitarbeiter, um zu trinken und zu vergessen.

Als ich Stunden später endlich das Büro verließ und auf die Straße trat, empfing mich ein warmer Frühlingsabend. Die Stadt flimmerte friedlich im Schein der untergehenden Sonne. Wie auf Wolken wandelte ich zum Hotel. Zurück im Zimmer, riss ich als Erstes den Schrank auf und holte das schwarze, ärmellose Leinenkleid heraus. Heute Abend wollte ich gefallen.

Kurz vor acht meldete mir die junge Amal von der Rezeption, dass ein Herr Julian Green in der Lobby auf mich wartete.

Ich warf einen letzten Blick in den Spiegel, griff nach meiner Strickjacke und stieg mit klopfendem Herzen die Treppe hinunter. Und da stand er, in Jeans und weißem Hemd, die Hände in den Taschen vergraben. Sein Haar zerzaust wie immer, aus der Brusttasche seines Hemds ragte eine Sonnenbrille.

Als er mich sah, lächelte er, unsere Blicke verfingen sich ineinander. Wie in Trance ging ich auf ihn zu, gefangen in der dunklen Weite seiner Augen.

»Johanna«, stieß er leise hervor. »Ich kann es immer noch nicht fassen.«

Ich nickte benommen. Julian legte die Hand auf meinen Oberarm, beugte sich vor und begrüßte mich mit einem kurzen Wangenkuss.

»Kennst du die Cinémathèque im Westteil der Stadt?«, fragte er wieder in diesem charmant ungezwungenen Ton, als wären wir gute Freunde.

Ich schüttelte den Kopf. »Ich habe leider noch nicht viel hier gesehen.«

»Ein wunderbares Kino und Filmarchiv«, erklärte Julian, während wir durch das Eingangsportal und über die steinerne Treppe hinunter bis zur Straße gingen. »Aber es gibt dort auch ein gutes Restaurant, das Lavan. Ich habe uns einen Tisch reserviert.«

»Schön«, hauchte ich. Federnd und leicht schwebte ich neben ihm zu seinem Wagen. Mir war es egal, wo er mich hinführte, ob und was wir aßen. Ich wollte auch nicht an die Konsequenzen denken, die unser Treffen unweigerlich haben würde. In diesem Moment wollte ich nur in seiner Nähe sein und von dem Abenteuer kosten, das ihn wie eine helle Aura umgab.

»Sir«, sagte der Fahrer, als wir auf der Rückbank saßen. »Ich habe heute meinen freien Abend. Wäre es möglich, dass Sie sich für den Rückweg ein Taxi nehmen?«

»Selbstverständlich, Ahmed«, gab Julian zurück und grinste mich an. »Wir kommen auch allein zurecht.«

Es war bereits stockfinster, als wir das Kino erreichten. Wie eine weiße Flamme stach das mit Laternen und Strahlern erleuchtete Kalksteingebäude in den nächtlichen Himmel. Dahinter erhob sich die malerische Kulisse der Heiligen Stadt. Die Luft hatte sich merklich abgekühlt, doch das war mir gleich. Alle meine Sinne waren auf Julian konzentriert. Er übte noch immer einen Bann auf mich aus, dem ich mich nicht entziehen konnte.

Unser Tisch stand am äußersten Ende der Terrasse, etwas abseits und direkt vor der Brüstung.

Wir setzten uns nebeneinander und blickten ehrfürchtig über die jahrhundertealte Jerusalemer Stadtmauer mit ihren imposanten Zinnen.

»Wie viel Geschichte hinter diesem Gemäuer steckt«,

sprach Julian meine Gedanken aus. »Wie viele Kriege. Wie viele Heiligtümer.« Er deutete in die Dunkelheit. »Das da hinten im Süden ist übrigens das Gehinnom-Tal. Ein verfluchter Ort, hat mir Ahmed erzählt. Vor rund dreitausend Jahren wurden dort Kinder geopfert.« Er schnitt eine entsetzte Grimasse, ich musste lachen. Dann schwieg er und sah mich zärtlich an. So wie früher. Es war, als spannte sich die Luft zwischen uns. Bilder von damals schoben sich vor mein inneres Auge. Bilder unserer Nähe. Ich spürte, wie ich errötete, und wandte mein Gesicht wieder der Stadtmauer zu. Ich wollte nicht von früher sprechen. Es war so lange her. Vorbei.

Julian schien meine Unsicherheit zu spüren. Er lenkte das Gespräch auf die politische Lage, erzählte, wie schwierig der Zugang zum Westjordanland für Journalisten zurzeit war. »Seitdem die besetzten Gebiete zur geschlossenen Militärzone erklärt worden sind, kommt man weder rein noch raus«, sagte er. »Aber spätestens nächste Woche muss ich nach Dschenin, für einen Sonderbeitrag. Unsere Fahrer haben eine neue Route ausgeheckt, um die Checkpoints zu umgehen. Durch Seitenstraßen, Feldwege und so. Bis ins Flüchtlingscamp werde ich es wohl nicht schaffen, aber vielleicht kann ich unterwegs mit ein paar Augenzeugen sprechen.«

»Habt ihr genügend Schutz?«, fragte ich, dankbar, über etwas Unverfängliches sprechen zu können.

Er lächelte leicht, so wie er es oft vor der Kamera machte, wenn ihm zum wiederholten Mal dieselbe Frage gestellt wurde. »Helme und kugelsichere Westen tragen wir sowieso. Außerdem haben wir lokale Kontakte, die uns vor Angriffen warnen.«

Die Bedienung, eine junge Frau mit dunklen Locken, trat an den Tisch, entzündete eine Kerze und empfahl uns einen israelischen Wein von den Golanhöhen. Wenige Minuten später stand die frisch entkorkte Flasche vor uns, zusammen mit Weißbrot, Thymiansalz und einer Auswahl an Mezze.

»Aber jetzt erzähl endlich von dir«, forderte Julian mich nach dem ersten Schluck Wein auf. »Du bist also bei der UNO geblieben. Großartig, das war doch immer dein Ziel.« Er nickte mir anerkennend zu, bevor er sich weiter vorwagte. »Und sonst?« Sein Blick richtete sich auf meinen Ehering. »Wer ist der Glückliche? Immer noch Ralph?«

»Soll das jetzt ein Interview werden?«, entgegnete ich und spielte nervös an meiner Serviette herum.

»Natürlich nicht«, sagte er weich. »Ich möchte einfach wissen, wie du lebst.«

»Ralph und ich haben geheiratet«, erklärte ich heiser. Die Worte blieben mir fast in der Kehle stecken. »Und du? Wartet in London jemand auf dich?«

Er nahm ein Stück Brot und drehte es zwischen den Fingern. »Ich bin auch verheiratet. Claire ist Landschaftsarchitektin.«

Claire. Ich spürte ein Ziehen im Herzen. »Und wie kommt sie mit deinem Vagabundenleben zurecht?«, fragte ich und fürchtete mich gleichzeitig vor der Antwort, seine Ehe könnte besser laufen als meine.

Julian betrachtete die Kerze und runzelte die Stirn. »Leider nicht besonders gut«, seufzte er. »Sie hasst es, wochenlang allein zu sein, und will nicht, dass ich dauernd mein Leben für den Sender riskiere.«

Seine Offenheit ermutigte mich, doch etwas mehr über mich preiszugeben. »Ralph geht es ähnlich«, bekannte ich. »Er hat meinen Job akzeptiert, aber nachvollziehen kann er das, was mich antreibt, nicht.«

»Verstehe.« Julian tunkte sein Brot in ein Schälchen mit Olivenöl und biss hinein.

»Mit unserer Tochter ist es etwas heikler«, fuhr ich fort. »Früher litt sie sehr unter meinen vielen Reisen. Mittlerweile scheint sie sich damit abgefunden zu haben. Aber leider haben wir uns dadurch auch etwas entfremdet.«

»Das tut mir leid. Bereust du deine Berufswahl manchmal?«

Ich schüttelte den Kopf. »Nein, niemals. Auch wenn es als Frau oft nicht leicht ist, Beruf und Familie unter einen Hut zu bringen.«

Während ich das Weißbrot probierte, füllte sich Julian etwas Hummus auf seinen Teller.

»Claire wünscht sich ein Baby«, sagte er. »Aber mit der Schwangerschaft hat es leider nicht funktioniert. Jetzt möchte sie, dass wir eins adoptieren.«

Ein betäubendes Engegefühl drückte sich auf meinen Brustkorb. Ich hustete und griff zum Wasserglas.

»Sie hofft, dass es dann einfacher zwischen uns wird«, setzte er hinzu. »Dass ich weniger reise, und vor allem nicht in allzu gefährliche Gegenden.« Er nahm seine Gabel, legte sie jedoch kurz darauf wieder auf den Tisch zurück. »Aber das wäre nicht mehr ich. Ich bin Vollblutjournalist, es zieht mich eben immer dorthin, wo es kriselt. Anders kann ich mir mein Leben gar nicht vorstellen.

»Und ... was möchtest *du*?«, fragte ich.

Wir sahen uns in die Augen und schwiegen. Der Raum zwischen uns füllte sich mit offenen Fragen und all dem, was uns trennte. Doch dann, je länger wir uns ansahen, je tiefer wir ineinander versanken, spürte ich wieder das, was uns einmal miteinander verbunden hatte. Unsere Zerrissenheit und Abenteuerlust und die Hoffnung, die Welt durch unsere Arbeit ein Stück besser zu machen.

Ein altes Begehren loderte in mir auf, heiß und intensiv. Ich klammerte meine Hände um die Armlehnen.

»Ach, Johanna«, flüsterte Julian, neigte sich leicht vor und strich mir eine Haarsträhne aus dem Gesicht. »Was ich jetzt gerne tun möchte und was ich tun sollte, sind zwei ganz verschiedene Dinge.«

Nur noch wenige Zentimeter trennten unsere Gesichter voneinander. Wie erstarrt saß ich da, wartete und bangte.

Doch dann lehnte er sich wieder zurück und zog die Luft ein. Sein Blick löste sich von mir und wanderte über die Stadtmauer in die Ferne.

Ein leichter Wind strich über die Terrasse und meine bloßen Arme. Die Kerze flackerte kurz, dann ging sie ganz aus. Frierend nahm ich die Strickjacke aus meiner Tasche und schlüpfte hinein. Obwohl ich es mir fest vorgenommen hatte, traute ich mich jetzt nicht mehr, die Fragen zu stellen, die mir seit gestern auf der Zunge brannten. Es war der falsche Moment, die Vergangenheit auseinanderzunehmen, nach einer Erklärung zu suchen. Vielleicht morgen. Wenn es ein Morgen gab.

Wir tranken noch etwas Wein, sprachen über Allgemeines – den Job, die Stadt, was aus den anderen Praktikanten geworden war. Wir taten so, als sei nichts geschehen. Doch die Magie von eben war verflogen, die Stimmung leicht bedrückt.

»Ich glaube, ich sollte langsam aufbrechen«, sagte ich nach einer Weile und versuchte, meine Enttäuschung zu kaschieren. »Es ist schon spät.«

»Gut«, meinte Julian freundlich, »ich bringe dich ins Hotel.« Kurz darauf standen wir auf der nächtlichen Straße und hielten nach einem freien Taxi Ausschau. Endlich hielt ein weißer Toyota. Wir stiegen ein, und kaum hatten wir die Tür zugeworfen, brauste der Wagen los.

»Wo soll's hingehen?«, fragte der Fahrer auf Englisch.

Ich nannte die Adresse meines Hotels. Da trat er so abrupt auf die Bremse, dass Julian und ich gegen die Vordersitze geschleudert wurden. Mit quietschenden Reifen kam der Wagen zum Stehen.

»Sind Sie verrückt geworden?«, schrie Julian und griff nach meinem Arm. Er wandte sich zu mir. »Alles okay bei dir?«

»Ja«, stieß ich hervor und rieb meine schmerzende Nase. »Nichts passiert.«

Dem Fahrer war es gleich, wie es uns ging. »Ich fahr nicht zu den Arabern«, rief er aufgebracht und fuchtelte mit den Armen in der Luft herum. »Sucht euch ein anderes Taxi.«

»Das ist ein Hotel für internationale Touristen, in der Nähe vom Damaskustor«, redete Julian auf den Mann ein. »Da kann Ihnen nichts passieren.«

Doch der schüttelte nur heftig den Kopf. »Osten ist Osten. Die Araber wollen uns alle umbringen.«

Er drehte sich zu uns. Panik stand in seinen Augen. »Bitte steigen Sie aus.«

Da ich mich fast nur im Ostteil der Stadt aufhielt, hatte ich gar nicht mehr daran gedacht, dass sich seit Ausbruch der Intifada immer weniger West-Jerusalemer in den feindlichen Osten trauten und umgekehrt. Julian schaffte es, den Mann zu überreden, uns bis ans Ende des Westteils zu bringen. Von dort würden wir laufen.

Wir waren noch keine fünf Minuten gefahren, da bremste der Fahrer abermals. Weniger hart als eben, doch diesmal war uns klar, dass er sich keinen weiteren Meter mehr gen Osten bewegen würde.

Julian drückte ihm ein paar Geldscheine in die Hand, dann stiegen wir aus.

»Da vorne ist das Neue Tor«, sagte Julian und deutete in Richtung Altstadt. »Von dort ist es nicht mehr weit.« Schweigend liefen wir nebeneinanderher.

Plötzlich ergriff er meine Hand und zog mich von der Straße fort auf einen schmalen Pfad. »Ich möchte dir etwas zeigen«, rief er leise. Überrascht stolperte ich neben ihm her.

Er führte mich zu einer halbrunden und mit Olivenbäumen bewachsenen Grünfläche. Gleich dahinter ragte, wie aus dunklem Gold gegossen, die erleuchtete Stadtmauer empor.

»Wir sind jetzt offiziell im Niemandsland«, erklärte Julian und drückte meine Hand etwas fester.

Ich sah ihn fragend an, während wir langsam weiterschlenderten. »Als Israelis und Jordanier 1948 die Stadt aufteilten, wurde dieser Streifen zu einer Zone zwischen den Grenzen erklärt. Sie verlief durch die ganze Stadt, und niemand durfte sich darin aufhalten.«

Julian legte seinen Arm um meine Schultern und zog mich an sich. Wir blieben stehen. Ich hielt den Atem an.

»Johanna«, flüsterte er, mit einer Eindringlichkeit, die mir durch Mark und Bein ging. Er nahm mein Gesicht in beide Hände. Mir wurde schwindelig.

»Du hast mich völlig aus der Bahn geworfen«, sagte er. »Seit ich dich gestern Abend gesehen habe, kann ich an nichts anderes mehr denken.« Er schluckte.

Mein Herz raste, mein Mund fühlte sich an wie ausgedörrt.

»Ich weiß, dass das hier nicht sein darf …«, flüsterte er. Er strich mit dem Finger über meine Lippen. Ich erzitterte.

»… aber ich kann nicht anders.«

Ich schloss die Augen. Und dann, auf dem schmalen Flecken Niemandsland, am heiligsten Ort der Welt, zwischen Ost und West, zwischen unserem wirklichen Leben und einem erträumten, küssten wir uns.

Es war ein Kuss, der Raum, Zeit und Materie neu definierte. So hingebungsvoll und gierig zugleich, als ginge es darum, all die versäumten Jahre, die wir ohneeinander verbracht hatten, in wenigen Augenblicken nachzuholen. Niemand hatte mich je so geküsst wie Julian, und mit niemand anderem war ich dabei so gänzlich eins geworden.

Eine Ewigkeit später trennten sich unsere Lippen voneinander, atemlos und ergriffen. Julian hielt mich weiter fest in seinen Armen. Wie verzaubert sahen wir uns an.

»Ich möchte dich nie wieder loslassen«, flüsterte er.

Ich nickte. Eine Träne lief mir über die Wange. Zärtlich küsste er sie fort, legte seine Hand auf mein Haar und strich mir über den Kopf. Seine Bewegungen waren vorsichtig, doch ich spürte dahinter das Verlangen, ganz bei mir zu sein. So wie früher. Ich drängte mich an seine Brust.

»Komm, ich bringe dich in dein Hotel«, sagte er.

Eng umschlungen machten wir uns wieder auf den Weg. Als wir endlich vor dem Jerusalem Hotel standen, musste es schon weit nach Mitternacht sein. Die bunten Girlanden im Vorgarten, wo sich das Restaurant befand, waren nur zum Teil erleuchtet, an den Tischen saßen kaum noch Gäste.

»Lass mich jetzt nicht allein«, bat ich Julian. Die Vorstellung, die Nacht ohne ihn in meinem Zimmer zu verbringen, war furchterregend.

»Das könnte ich gar nicht«, lächelte er und drückte mich an sich. Wir stiegen die schmale Treppe zu meinem Zimmer hinauf. Während ich mit bebenden Fingern die Tür aufschloss, spürte ich Julians Atem in meinem Nacken. Ich zog ihn ins Zimmer, ließ meine Tasche zu Boden gleiten und schlang die Arme um ihn. Er schaffte es gerade noch, mit dem Fuß die Tür zuzustoßen.

Danach gab es nur noch uns. Unsere Körper gingen aufeinander ein, als wären sie nie getrennt gewesen, und die Sehnsucht, die zehn Jahre lang in mir gebrannt hatte, ohne dass ich es wusste, wurde endlich gestillt.

Wir verbrachten die ganze Nacht in unserem persönlichen Niemandsland. In einem Land ohne Grenzen, wo es keine Vergangenheit und keine Zukunft gab, keine anderen Bindungen, keine Verpflichtungen. Ein geheimer, verbotener Ort, der nur uns gehörte.

Erst in den frühen Morgenstunden fanden wir Schlaf, dicht aneinandergeschmiegt. Doch nur kurze Zeit später ertönte bereits die laute, monotone Stimme des Muezzins und weckte uns wieder. Benommen schlug ich die Augen auf. Als ich Julians Haut warm an meiner spürte, schloss ich sie wieder.

»Bitte steh nicht auf«, murmelte er und streichelte meinen Bauch.

»Noch ein paar Minuten«, seufzte ich, »dann muss ich leider.« Ich konnte den Gedanken nicht ertragen, ihn gleich aus der Tür gehen zu sehen, zurück in das Leben, das ich so gerne noch für ein paar Stunden von uns fortgeschoben hätte. Ich drehte mich zu ihm, wir küssten uns.

»Kannst du das Büro heute etwas früher verlassen?«, fragte er. »So ... spätestens um elf?«

Wir lachten.

»Ich werde alles tun, um gegen fünf wieder hier zu sein«, versicherte ich.

Die ersten Sonnenstrahlen fielen auf sein Gesicht. Mein wilder, wunderbarer Jules von früher blinzelte mich an. In diesem Moment wusste ich, dass mein Leben ihm gehörte.

Mit dieser Nacht begann für mich eine neue, alte Zeitrechnung. Die unendlich langen Stunden ohne Julian, in denen ich zerstreut vor mich hin arbeitete, jede Sekunde an ihn dachte und mich nach ihm verzehrte. Und die unvergesslichen Abende mit ihm, die kurz und euphorisch an mir vorbeirauschten.

Meistens trafen wir uns in Julians Hotel. Unsere Zeit war zu kostbar, um sie in Restaurants, Bars und Taxis zu verschwenden. Wir wollten mit niemandem sprechen, niemandem begegnen. Seine Unterkunft lag im Westteil der Stadt und war größer und luxuriöser als meine. Außerdem hörten wir dort die Muezzins nicht mehr und konnten eine Stunde länger schlafen.

Der Zimmerservice brachte uns Wasser, Wein und Fladenbrot mit Hummus und Olivenöl, das wir im Bett aßen. Mehr brauchten wir nicht.

»Dein Kindheitswunsch ist also in Erfüllung gegangen«, bemerkte er eines Abends. Wir lagen nebeneinander und genossen das warme Licht der untergehenden Sonne.

»Was meinst du?«, fragte ich träge.

»Na, die Welt zu erkunden«, erklärte er. »Etwas Außergewöhnliches zu tun. Du hast mir mal davon erzählt, dass du als kleines Mädchen immer davon geträumt hast.«

»Stimmt.« Jetzt erinnerte ich mich wieder an das Gespräch. »Dass du das noch weißt.«

Er schmunzelte. »Mir ging es schließlich genauso. Mir war schon immer klar, dass ich für das normale, bürgerliche Leben nicht geschaffen war.«

»Sehr zum Entsetzen deiner Eltern«, warf ich ein. »Haben sie sich inzwischen daran gewöhnt?«

»Dass ich nicht normal bin?« Er lachte.

Ich beugte mich über sein Gesicht und küsste ihn. »Menschen wie du und ich sind eben nicht normal.«

»Einer der Gründe, die dich so absolut unwiderstehlich machen«, flüsterte er.

Mühelos knüpften wir an früher an, es war, als gäbe es die dreizehn Jahre und das Leben, das uns trennte, nicht. Dennoch brachte ich es nicht übers Herz, unsere Trennung von damals anzusprechen. Zu groß war meine Angst, die schillernde Blase, in der wir uns befanden, gleich wieder zu zerstören. Mit Julian war ich vollkommen, wie ein geschlossener Kreis. Und so sollte es bis zu meiner Abreise bleiben, wenigstens für diese kurze Zeit.

Ich schlief kaum noch, verspürte keinen Appetit und fühlte mich dabei so lebendig und schön wie nie zuvor.

»Jerusalem scheint dir gut zu tun«, scherzte Mona, wenn sie mir morgens ihren zuckersüßen Mokka brachte. »Du siehst jeden Tag besser aus.«

Auch Ralph bemerkte eine Veränderung. »Du hörst dich anders an«, stellte er während eines Telefonats fest. »So ausgelassen und positiv.«

»Ich komme hier einfach prima zurecht«, gab ich zurück. »Das Team ist motiviert und professionell.«

»Vor ein paar Tagen klangst du aber noch ganz anders«, wandte er ein.

»Ach wirklich?« Ich musste besser aufpassen, was ich sagte und welchen Ton ich anschlug. Obwohl er es niemals zugegeben hätte, mochte Ralph es nicht besonders, wenn es bei mir unterwegs zu gut lief. Nicht, dass er es mir nicht gegönnt hätte, aber allzu positive Berichte von meinen Einsatzorten verstärkten bei ihm nur das Gefühl des Verlassenseins und wurden mir postwendend zum Vorwurf gemacht: Während ich ihm zufolge Spaß beim Selbstverwirklichen hatte, saß er allein mit Elsa zu Hause und korrigierte Schulaufgaben.

»Na ja, die politische und humanitäre Situation in den besetzten Gebieten ist nach wie vor prekär«, lenkte ich ein. »Aber gerade deshalb ist unsere Arbeit ja so wichtig.«

»Ich vermisse dich«, erwiderte er, und klang diesmal gar nicht vorwurfsvoll. »Egal, wie wichtig das ist, was du da machst.«

»Ich euch auch«, beeilte ich mich zu sagen. »Spätestens in drei, vier Wochen bin ich wieder zurück.«

»Wochen«, wiederholte Ralph resigniert. »Weißt du, wie unvorstellbar lang das noch ist?«

»Ja«, schwindelte ich, »unendlich lang.« Doch ich konnte nur daran denken, wie unvorstellbar kurz das war.

»Ich liebe dich«, sagte er. »Vergiss das nicht beim Weltretten, ja?«

»Ich dich auch«, gab ich automatisch zurück und fühlte mich abscheulich, kaum hatte ich die Worte ausgesprochen.

Nachdem wir das Gespräch beendet hatten, starrte ich über den Schreibtisch. Mein Rückflug nach New York hing dunkel und bedrohlich in der Luft, wie ein lange angekündigtes Unwetter.

Ich konnte und wollte mir den Moment meiner herannahenden Trennung von Julian nicht ausmalen. Nicht noch einmal. Wie sollte ich wieder in mein normales Leben in New York zurückfinden? Neben Ralph schlafen. *Mit* ihm schlafen. Ich würde zu einer Frau werden, die sich morgens mit einem Kuss von ihrem Mann verabschiedete, um kurz darauf im Büro ihren Geliebten anzurufen. Die ununterbrochen aufpassen musste, dass sie nichts tat oder sagte, was sie verraten könnte. Die alle zwei Minuten ihr Telefon kontrollierte, ob eine Kurznachricht eingegangen war, welche sofort wieder gelöscht werden musste. Ein ständiges Doppelleben zwischen Lüge und Heuchelei. Mein Magen verkrampfte sich. Nein, so eine Frau war ich nicht. So ein Leben wollte ich nicht führen. Auch dieses Thema hatten Julian und ich bis jetzt geflissentlich vermieden. Vielleicht weil wir beide wussten, dass wir keine Zukunft hatten.

Erneut klingelte das Telefon und riss mich aus meinen düsteren Gedanken. Diesmal war es Julian. »Morgen früh ist es so weit«, verkündete er ohne Umschweife. »Ich muss nach Dschenin.«

»Schon morgen?« Ein Schock fuhr mir durch die Glieder. Im Wahn meiner romantischen Gefühle hatte ich Julians anstehende Reportage völlig verdrängt.

»Wann bist du wieder zurück?«, fragte ich, als ich mich wieder gefasst hatte.

»Ich weiß noch nicht genau. Wenn wir die Checkpoints umgehen, brauchen wir allein zwei Tage nur für die Hin- und Rückreise. Die Straßen im Norden sind schlecht befahrbar oder gesperrt. Außerdem wollen wir noch einen Tag in Nablus filmen.«

Ich holte tief Luft, versuchte sachlich zu klingen. »Vermeidet die Gegend um den Hizma Checkpoint«, riet ich ihm. »Das gesamte Gebiet ist rund um die Uhr massiv bewacht. Vielleicht wäre es besser, über Bet She'an im Jordantal zu fahren.«

»Keine Sorge, unser Fahrer kennt sich aus, und der Wagen ist gepanzert«, versicherte er. »Ich möchte dich sehen«, fügte er mit gesenkter Stimme hinzu. »Jetzt gleich. Können wir uns bei dir im Hotel treffen?«

Es war erst kurz nach drei, in wenigen Minuten begann unser Team-Meeting. Doch das war mir egal. »In einer halben Stunde bei mir«, sagte ich.

Ich klappte meinen Laptop zu, entschuldigte mich bei Karim und Samira mit Kopfschmerzen und machte mich auf den Weg.

An diesem Spätnachmittag liebten wir uns mit einer Leidenschaft und Verzweiflung, als sei es das letzte Mal. Wir hörten weder den vorabendlichen Gebetsaufruf des Muezzins, noch merkten wir, wie sich die Dunkelheit über die Stadt legte.

Irgendwann erhob sich Julian seufzend und machte Licht. Es war kurz vor Mitternacht. »Ich muss ins Hotel zurück, packen. Morgen früh um fünf geht's los.«

Ich richtete mich auf und sah ihm dabei zu, wie er sich Hemd und Jeans überzog. Wie ich es liebte, seinen glatten, kräftigen Körper anzuschauen, dessen Berührungen und Duft noch auf meiner Haut prickelten.

»Kann ich dich anrufen?«, fragte ich.

»Das wird nicht gehen. Wir wollen die Handys hierlassen, damit der Mossad unsere Route nicht sofort nachverfolgen kann. Und das Satellitentelefon benutzen wir nur für Dienstgespräche mit London.«

»Natürlich«, murmelte ich. Ich hatte vergessen, dass es für Journalisten sehr viel schwieriger war, sich durch die besetzten Gebiete zu bewegen, als für internationale UNO-Mitarbeiter mit abgestempeltem Laissez-passer.

Julian setzte sich auf die Bettkante, nahm meine Hand und sah mich an. »Ich habe nicht die geringste Ahnung, wie es mit uns weitergehen soll.« Seine Augen leuchteten warm und dunkel. »Aber wir werden einen Weg finden. Das verspreche ich dir.«

»Das hat schon damals nicht funktioniert«, murmelte ich mit heiserer Stimme.

»Möchtest du darüber reden?«, fragte er.

Doch ich schüttelte nur den Kopf. »Nicht jetzt, so auf die Schnelle, Jules. Du musst los.« Ich lächelte schwach. »Nächstes Mal.«

Wir küssten uns, dann verließ er das Zimmer. Einer von uns würde wohl immer gehen müssen in dieser Beziehung, dachte ich. Das, was dann noch übrig blieb, war ein kurzes Zwischendurch und niemals genug. Der Raum, eben noch hell und voller Liebe, erschien mir auf einmal kalt und leer.

Als ich mich am nächsten Morgen in aller Herrgottsfrühe auf den Weg ins Büro machte, nahm ich mir fest vor, mich ganz auf die Arbeit zu konzentrieren. In den letzten Tagen war einiges liegen geblieben, und so würde die Zeit ohne Julian schneller vergehen.

Doch dann kam alles ganz anders.

Wir hatten uns gerade im Konferenzraum zu einer Besprechung mit Kollegen von der UNRWA versammelt, da rief Ralph unerwartet an. In New York war es erst sechs Uhr, so früh meldete er sich sonst nie. Mit einem unguten Gefühl verließ ich den Raum und nahm das Gespräch an.

»Elsa wurde eben ins Krankenhaus gebracht«, sagte er.

Es war, als zöge mir jemand den Boden unter den Füßen weg. »Warum? Hatte sie einen Unfall?«

»Blinddarmdurchbruch. Es ist ziemlich kritisch. Sie muss sofort operiert werden.«

Ich glaubte meinen Ohren nicht zu trauen. »Wie konnte es so weit kommen?«, rief ich bestürzt. »Hat sie denn nichts gesagt? Und du? Hast überhaupt nichts gemerkt?«

»Sie klagt seit Tagen über Bauchschmerzen, vor allem gestern Abend. Ich habe sie ins Bett geschickt. Du weißt ja, wie sie manchmal übertreibt ... Aber heute Nacht wurde es dann so schlimm, dass ich den Notarzt rufen musste.«

»Du hast sie mit einem entzündeten Blinddarm ins Bett geschickt?«, brüllte ich wie von Sinnen.

»Schreib du mir nicht vor, was ich zu tun habe!«, schrie Ralph zurück. »Seit Wochen bist du unterwegs und kümmerst dich einen Scheißdreck darum, wie es uns geht. Alles bleibt an mir hängen. Einkäufe. Mathe-Tests. Rechnungen. Bauchschmerzen. Du hast wohl vergessen, dass ich auch noch einen Job habe, in dem ich funktionieren muss. Mir wächst alles über den Kopf.«

Ich schloss für eine Sekunde die Augen, versuchte, mich zu sammeln.

»Tut mir leid«, sagte ich mit gedämpfter Stimme. »Du hast vollkommen recht. Ich ... ich stehe gerade völlig unter Schock.« Ein Kloß formte sich in meinem Hals. »Ich habe solche Angst.«

Und dann tat Ralph etwas, was er noch nie getan hatte. Er weinte. »Wenn du wüsstest, wie schuldig ich mich fühle, Johanna«, schluchzte er. »Stell dir vor, Elsa kommt da jetzt nicht durch. Meinetwegen! Daran mag ich gar nicht denken.«

Jetzt rannen auch mir die Tränen über die Wangen.

»Es ist nicht deine Schuld.« Ich schniefte und suchte in meiner Handtasche nach einem Taschentuch. »Ich hätte euch nicht so lange allein lassen dürfen. Ich komme, so schnell ich kann.«

Ralph seufzte erleichtert auf. »Ja, bitte, Johanna. Ich brauche dich jetzt.«

Meine Hand klammerte sich um das Telefon. »Ich liebe

dich.« Und dieses Mal meinte ich es genau so, wie ich es gesagt hatte.

Ich steckte fester denn je im Netz unserer Familienbande. Ein Netz, das ich bis gestern ohne Zögern zu durchtrennen bereit gewesen wäre.

Die nächste Maschine von Tel Aviv nach New York ging noch am selben Abend. Ich bat um eine sofortige Beurlaubung, die mir ohne Weiteres gewährt wurde. Danach buchte ich meinen Flug und ließ mich ins Hotel bringen, um meinen Koffer zu packen. Panisch irrte ich im Zimmer herum, betete weinend für Elsas Genesung und schämte mich für das, was ich getan hatte.

Das Rad des Schicksals hatte sich mit brutaler Geschwindigkeit nach unten gedreht. Unser Niemandsland, in das Julian und ich uns so euphorisch hineingeträumt hatten, war genauso irrwitzig und illusorisch wie ein dauerhafter Frieden im Nahen Osten.

Während ich Kleider, Dokumente und Schuhe in den Koffer schleuderte, reifte in mir ein unumstößlicher Entschluss. Was auch immer zwischen mir und Julian gewesen war, es musste ein Ende haben – ganz gleich, wie weh das tat.

Ich setzte mich an den Schreibtisch und schrieb ihm einen Brief.

In kurzen Sätzen erklärte ich, was passiert war, und flehte ihn an, mir weder zu schreiben noch mich anzurufen oder auf einem anderen Weg Kontakt mit mir aufzunehmen.

»Dich wiederzusehen war der glücklichste Moment meines Lebens ...« Ein heftiger Weinkrampf erfasste mich, Tränen tropften auf das Papier. Ich legte den Stift ab und vergrub das Gesicht in den Händen, bis das Zittern und Zucken nachgelassen hatten.

Endlich fand ich die Kraft, den Satz zu beenden. »Aber

wenn ich dir wirklich etwas bedeute, dann lass mich gehen. In Liebe, Johanna.«

Eine Stunde später stieg ich zum letzten Mal die steinerne Treppe durch den Vorgarten meines Hotels hinab zur Straße. Vorbei an Girlanden, gedeckten Tischen und Bildern von einer Zukunft, die es nicht geben würde.

Die Heilige Stadt glitzerte verheißungsvoll in der Nachmittagssonne. Schweigend nahm ich Abschied.

KAPITEL 7

Elsa, Sankt Goar 2023

Diese Hitze. Diese Schwere in mir. Diese mitleidigen Blicke. Ich wusste nicht, was schlimmer war: mein Körper, der mich vor Mutters Augen im Stich gelassen hatte, ihre übertriebene Fürsorge, mit der sie versuchte, ihr schlechtes Gewissen zu überspielen, oder dieses leergeräumte Gästezimmer, in dem es nach Lösemittel und Wandfarbe stank.

Seit Stunden lag ich hier – todmüde und schweißgebadet. Zu schwach, um mich gegen Aprikosenkuchen, Kaffeetafel-Gemütlichkeit und Mutters aufgesetztes Alles-wird-gut-Lächeln zu wehren, und zu angespannt, um endlich zur Ruhe zu kommen.

Wie hatte ich nur glauben können, ihre Gegenwart würde mir nichts ausmachen? Ich hätte es besser wissen müssen und zuerst ins Hotel fahren sollen. Mich ausruhen, Kräfte sammeln.

Doch als der Zug durch Schieferschluchten, Tunnel und Steilhänge gerollt war, immer am Rhein entlang, und schließlich den kleinen Bahnhof von Sankt Goar erreichte, hatte ich es keine Minute länger ausgehalten und mich sofort zu Toni bringen lassen.

Die Vorfreude, bald ihr Haus zu sehen, seinen vertrauten Geruch einzuatmen – diese Mischung aus Seife, alter Dame und staubigen Eichenschränken – und auf dem Balkon über den Rhein zu blicken, war zu stark gewesen.

Aber dann hatte ich *sie* zuerst gesehen, nicht das Haus. Nur sie. Ihre hochgewachsene Gestalt mit den breiten Schultern, die sie burschikos und zugleich elegant wirken ließen. Das sonnengebleichte Haar, das wieder wie früher in einem Pferdeschwanz steckte. Ihr gebräuntes Gesicht, etwas runder, als ich es in Erinnerung hatte, und ohne die schwarzen Schatten unter den Augen.

Seit Jahren hatte sie nicht mehr so ruhig und zufrieden gewirkt. Tonis kleine Welt am Rhein schien genau die Veränderung in ihr ausgelöst zu haben, die ich mir selbst von meinem Besuch erhofft hatte.

Sofort hatte sich alles in mir zusammengezogen. *Erholen.* Wie sollte das jetzt noch gehen, mit einer Mutter vor Augen, die jünger und besser aussah als ihre eigene Tochter.

Verlegen fuhr ich mir durch mein strähniges Haar – sie musste längst bemerkt haben, wie dünn es geworden war – und umfasste den ausgezogenen Griff meines Rollkoffers.

»Elsa«, sagte Mutter warm und leise.

War es der Ton ihrer Stimme oder der Pferdeschwanz, der mich einen Augenblick lang in meine Kindheit zurückkatapultierte? Etwas in mir erwachte – ein uraltes Bedürfnis nach Schutz und Geborgenheit. Ein Bedürfnis, das nur sie stillen konnte. Fast hätte ich den Koffer mitsamt meinen Hemmungen und Ängsten losgelassen und mich in ihre Arme gestürzt. So wie damals, als ich acht war, und alles noch gut und richtig zwischen uns.

Doch dann sprudelte der Schmerz in mir hoch, die verletzten Gefühle, die Einsamkeit. Ich hob das Kinn und umklammerte den Griff noch fester.

Ein paar Atemzüge lang verharrte ich im flirrenden Sonnenlicht und musterte sie unsicher. Mutter streckte den Arm nach mir aus. Erneut meldete sich diese Sehnsucht in mir, lauter und drängender als zuvor.

Sie ging einen Schritt auf mich zu. Mein Herzschlag beschleunigte sich.

Plötzlich hielt sie inne. Ihre Miene verschloss sich wieder, wie das Tor zu einem geheimen Garten. Sie legte ihre Fingerspitzen steif auf meine Schulter. »Lass uns reingehen«, hörte ich sie wie aus weiter Ferne sagen. »Die Hitze hier ist ja kaum auszuhalten.«

Ich presste die Lippen aufeinander und betrat zögernd das Haus. Mit einer ungeschickten Geste versuchte sie, mir den Koffer abzunehmen.

»Das mach ich schon selbst«, stieß ich eisig hervor, während ich ihn über die Türschwelle rollte.

Trotz der zugezogenen Vorhänge brannte die Sonne auf mein Gesicht. Schwerfällig drehte ich mich auf die andere Seite und starrte an die frisch gestrichene Wand. Abstoßend strahlendes Weiß. Kein Fleck, kein Riss. Alles weggepinselt. Auch die schönen alten Möbel und der Teppich mit dem orientalischen Muster waren fort. Jetzt stand auf dem glänzenden Holzboden nur noch ein hellbeiger Sessel, mehr nicht. Mein Koffer lag in der Ecke, geöffnet, aber unausgepackt. Mutter musste ihn hereingebracht haben, als ich kurz eingenickt war.

Ich strich über die Bettwäsche. Leinen in einem nichtssagenden Hellbraun, passend zum Sessel. Der Stoff fühlte sich neu an.

So sah er also aus, Mutters Bruch mit Amerika. Ihr *Reset in Europe*. Gnadenlos radikal.

Das makellose Weiß blendete mich, der Farbgeruch legte sich auf meine Lunge wie ein hartnäckiger Film. Ich kniff die Augen zusammen und beschwor die Bilder von früher herauf. Das Zimmer meiner Kindheitssommer. Die pfefferminzgrüne Blümchentapete, die sich über dem Fensterrahmen leicht wellte. Tonis Messingstehlampe, unter deren Licht ich bis spät in die Nacht Abenteuerromane gelesen hatte. An der Wand neben dem Kleiderschrank die kleinen, schief hängenden Bilderrahmen, mit Radierungen von Sankt Goar und der Loreley.

Dieses Zimmer war mein Reich gewesen. Meine heile Welt. Ein Ort, der immer auf mich gewartet hatte – während der Zeit von Mutters Depression, die Papa dermaßen in Anspruch genommen hatte, dass ich einen ganzen Monat hier verbringen durfte. Die Jahre danach, als unsere Familie schon völlig zerbröckelt war und hinter jedem achtlos dahingesagten Wort ein zäher Streit lauerte. Und auch später blieb dieses Zimmer, dieses Haus, mein Rückzugsort. Trug mich durch Studium und Examen und durch die erste Zeit in Den Haag, als alles noch neu und fremd war.

Egal, wie groß die Herausforderungen gewesen waren, die das Leben mir stellte – hier hatte ich immer wieder neuen Mut schöpfen und Lebensfreude tanken können.

Und nun hatte Mutter mir diesen Flecken Beständigkeit einfach genommen – die Erinnerungsstücke in den Keller verbannt, den Rest mit weißer Farbe übertüncht.

Ich zitterte vor Wut und Ohnmacht, meine Kehle kratzte. Die Bilder in meinem Kopf begannen vor mir auf und ab zu tanzen. Wieso hatte sie nicht vorher mit mir darüber gesprochen? Es waren doch auch *meine* Sachen. *Meine* Erinnerungen, zumal ich in den letzten Jahren viel öfter hier gewesen war als sie. Hatte sie etwa vergessen, was in Tonis Testament stand?

Ich stieß die Decke zurück und griff nach der Flasche, die neben dem Bett stand. Während ich mit umständlichen Bewegungen den Deckel abschraubte und etwas Wasser trank, fiel mein Blick auf einen lila Stoffzipfel, der unter einer Falte herausragte. Ich zog daran und fand eins von Tonis alten Lavendelsäckchen, die sie immer zwischen die Wäsche gesteckt hatte. Mutter musste es mir aufs Bett gelegt haben. Als ich es an meine Nase hielt und das schwache Aroma einatmete, stiegen mir die Tränen in die Augen.

Eine Handvoll Lavendel – mehr war in diesen vier Wänden von Toni nicht übrig geblieben.

Ich stellte die Wasserflasche wieder auf den Boden und legte mich auf den Rücken. Wie betäubt knetete ich das Leinensäckchen und versuchte, die Trauer herunterzuschlucken. Und die Wut. Wie konnte Mutter mir so etwas antun? Ich würde sie zur Rede stellen – gleich morgen. Im Keller und in der Garage nach den alten Sachen suchen. Ich musste unter allen Umständen verhindern, dass sie sie wegwarf oder auf dem Trödelmarkt verscherbelte. Wenn sie das nicht schon längst getan hatte.

Eine bleierne Schwere legte sich über mich. Kämpfen. Immer nur kämpfen. Um meinen Job, meine Beziehungen, meinen Körper. Und jetzt auch noch um ein paar alte Möbel. Wann hörte das endlich auf?

Irgendwann verschwand die Sonne hinter dem Vorhang, ein angenehmes Dämmerlicht erfüllte den Raum. Ich glitt tiefer unter die Decke, schloss die Augen, dachte an Toni und ließ mich von dem leichten Lavendelduft in eine Zeit zurücktragen, als die Sommer noch groß und endlos waren.

Als ich die Augen wieder öffnete, war es draußen noch dunkel. Durch das geschlossene Fenster drangen erste Vogelstimmen – gleich würde die Sonne aufgehen. Ich liebte diese singenden Vorboten des anbrechenden Tages, und nirgendwo nahm ich sie so intensiv wahr wie hier.

Ich hatte schlecht geschlafen, war mehrmals aufgewacht und froh, die Nacht endlich überstanden zu haben. Schon wollte ich das Bett verlassen, um das Fenster zu öffnen und die taufeuchte Rheinluft einzuatmen. Doch kaum hatte ich mich aufgerichtet, begann sich alles um mich herum zu drehen. Ich hörte keine Vögel mehr, nur noch das wilde Schlagen meines Herzens. Wie ein schwarzer Strudel erfasste mich der Schwindel und drückte mich in die Kissen zurück. Ich presste die Hand auf meine schweißnasse Stirn. Wartete, bis das innere Schwanken nachgelassen hatte und sich die Umrisse des Zimmers wieder klar vor meinen Augen zusammensetzten.

Mittlerweile hatte ich gelernt, mit diesen Anfällen umzugehen. Aber in den letzten Tagen häuften sie sich, und das machte mir Sorgen. Gerade jetzt, wo ich stark sein musste, um den Glücksort meiner Kindheit zu verteidigen.

Hinter dem Vorhang wurde es hell. Ich hörte, wie Mutter die Treppe hinunterging, die Haustür öffnete und wieder nach oben stieg. Kurz darauf durchzog leichter Kaffeeduft das Haus. *Kaffee*, dachte ich sehnsüchtig. Ich brauchte unbedingt einen Kaffee. Vorsichtig setzte ich die Füße auf den Boden, holte Luft und stand auf. Der Schwindel war weg, stattdessen spürte ich einen seltsamen Druck auf meinen Schläfen. Arme und Beine fühlten sich ungelenk an, als hingen Gewichte an ihnen. Ich griff nach meinem iPhone, um es mit nach oben zu nehmen. Bestimmt hatte Dad sich über Nacht gemeldet. Dann schleppte ich mich tastend zur Tür, die Treppe hoch und ins Esszimmer.

Als ich Mutter erblickte, so frisch und strahlend wie ihre weißgestrichenen Wände, hätte ich mich vor Scham am liebsten sofort wieder im Bett verkrochen. Ich musste einen grässlichen Eindruck machen – ungewaschen und ungekämmt, in einem Nachthemd, das wie ein alter Sack an mir herunterhing. Doch den ganzen Weg wieder zurück in mein Zimmer hätte ich nicht geschafft. Und der Kaffee duftete zu verlockend, als dass ich darauf hätte verzichten können. Sollte sie doch denken, was sie wollte.

Ich schluckte meine Befangenheit hinunter, setzte mich und blickte über den Frühstückstisch. Donnerwetter! Sie hatte eingekauft. Vollkornbrot, Brötchen, Butter, Obst – alles da. Sogar Honig. Eine schweigende Aufforderung, mir doch bitte den Bauch vollzuschlagen. Mich endlich wie eine normale Tochter zu benehmen.

Wieder scannten mich Mutters mitleidig-erwartungsvolle Blicke. Diese Mischung aus »O-Gott-wie-dünn-du-geworden-bist« und »Jetzt-sag-mir-doch-was-los-ist«. Gar nichts würde ich tun. Weder Honigbrote essen noch erzählen.

Ich legte das Telefon auf den Tisch, zog die Knie unters Kinn und sah mich nach der Kaffeekanne um.

Mutter unternahm einen lächerlichen Versuch, mir Kräutertee anzudrehen, drückte mir aber schließlich doch einen Becher Kaffee in die Hände. Als die ersten Schlucke der heißgeliebten Morgendroge meine Kehle hinunterrannen, fühlte ich mich augenblicklich besser. Die Schwere in meinen Gliedern löste sich, auch der Druck in den Schläfen wurde weniger. Ich schöpfte neue Hoffnung. Vielleicht stand es gar nicht so schlecht um mich, wie alle behaupteten. Vielleicht fehlten mir wirklich nur ein paar Nächte Schlaf, etwas Abstand zum Gericht und dem, was zwischen Niklas und mir passiert war.

Tief in mir wusste ich, dass ich mehr brauchte, um wieder gesund zu werden. Aber der Kaffeeduft war so belebend, dass ich einen Moment an die einfachere Variante glauben wollte. Und daran, dass ich heute Nachmittag ins Hotel umziehen würde.

Mein Blick fiel auf die Campingkochplatte auf der Konsole. Sofort musste ich an Tonis alten Herd denken und mein Zorn loderte wieder auf. Ohne meine Empörung zurückzuhalten, kritisierte ich die Renovierungspläne. Mutter ließ sich nicht aus der Ruhe bringen und reagierte ausweichend, beschwichtigend. Als redete sie mit einer Schwerkranken.

Verärgert knallte ich den Kaffeelöffel auf den Tisch. Doch bevor ich richtig loslegen konnte, entschuldigte sie sich mit Gartenarbeit und verschwand nach draußen. *Gartenarbeit!* Meine Mutter, die noch nicht einmal imstande gewesen war, das Basilikumpflänzchen in unserer New Yorker Küche zu versorgen.

Verdrossen blieb ich sitzen und pickte die Kürbiskerne von einem Brötchen. Auf einmal zischte ein Gedanke durch meinen Kopf, der alles andere verdrängte.

Wenn ich jetzt ins Hotel ging, würde ich die Kontrolle über das Haus verlieren. Mutter würde weitere Zimmer ausräumen, in ihrem Erneuerungswahn wichtige Erinnerungsstücke entfernen und auch die restlichen Wände mit ihrem seelenlosen Weiß übermalen lassen.

Ich musste hierbleiben und die Dinge im Auge behalten – nur so würde ich das Schlimmste verhindern können. Bei der Vorstellung, jeden Morgen an diesem überladenen Frühstückstisch zu hocken, Mutters Fragen und Blicken ausgeliefert, verließen mich mein Kampfgeist und die Euphorie, die das Koffein in mir freigesetzt hatte, sofort wieder. Die Müdigkeit schnellte mit voller Wucht zurück. Ich ließ die Knie los, rutschte tiefer in den Stuhl und starrte aus dem Fenster.

Plötzlich ging unten die Haustür auf, laute Männerstimmen drangen durchs Treppenhaus. Ich schrak zusammen. Die Handwerker! Die hatte ich vollkommen vergessen. Und ich saß hier im Nachthemd. Schnell schnappte ich mir Mutters breiten Schal, der über dem Stuhl hing, und hüllte mich schützend darin ein.

Schon kamen sie mit schweren Schritten die Treppe hochgepoltert. Redeten und witzelten in einer Sprache, die ich nicht kannte, und machten sich in der Küche zu schaffen. Ich strich mir das Haar aus der Stirn, zog den Schal enger um meine Schultern und ging in den Flur.

»Entschuldigung«, murmelte ich, während ich die Küche betrat. Als ich den Raum sah, blieb mir fast das Herz stehen.

Auch hier alles weg – die Regale mit Tonis Kochbüchern, die Kacheln, die altmodischen Schränke. Sogar das Spülbecken hatten sie herausgerissen.

Argwöhnisch musterte ich die beiden Männer, die auf dem Boden knieten und ihre Werkzeuge ordneten.

Der jüngere sah auf und nickte mir freundlich zu. Er hatte kurzgeschorene blonde Haare und hellblaue Augen. Eine Zigarette klemmte hinter seinem Ohr. »Morgen. Sie müssen Frau Glücks Tochter sein.«

»Sie sind ja bestens informiert«, antwortete ich schnippisch.

Der Blonde grinste kurz und kratzte sich an der Schläfe. »Ihre Mutter ist sehr besorgt, dass Sie sich hier nicht wohlfühlen könnten«, erklärte er.

Ich zog eine Augenbraue hoch, gab aber nichts zurück.

»Ich bin Milosz«, stellte er sich vor. Er tippte seinem Kollegen auf die Schulter. »Und das ist Andrei. Wir werden unser Bestes tun, um Sie nicht zu stören.«

Andrei murmelte einen kurzen Gruß. Ich beachtete ihn kaum, sondern deutete auf den leeren Platz an der Wand. Nur ein quadratischer Schatten wies noch darauf hin, dass dort früher etwas gestanden hatte. »Der Herd, der hier war«, sagte ich mit rauer Stimme. »Den müssen Sie wieder zurückbringen.«

Milosz kräuselte die Stirn. »Ihre Mutter wollte, dass ich ihn zum Schrotthändler fahre.«

Meine Finger krümmten sich vor Schmerz. Ich verschränkte die Arme vor der Brust und schüttelte den Kopf. »Da war sie wohl etwas zu voreilig – wir werden den Herd behalten.«

Er stutzte. »Das alte Ding? Sind Sie sicher?«

Andrei fingerte klappernd an seinem Werkzeugkasten herum. Ich funkelte die beiden an. »Das ist kein altes Ding. Der funktioniert noch sehr gut.«

Milosz zuckte die Achseln. »Okay, ich werde das mit Ihrer Mutter besprechen.«

Ich reckte das Kinn und warf ihm einen feindseligen Blick zu. »Das habe ich bereits. Sie ist einverstanden.«

Ohne eine weitere Reaktion abzuwarten, drehte ich mich um und ging die Treppe hinunter.

Sobald ich wieder in meinem Zimmer war, warf ich den Schal auf den Sessel und ließ mich ins Bett fallen. Die nüchternen Wände, der fehlende Herd, die beiden Handwerker – nichts war, wie ich es erwartet hatte. Außer Mutter.

Wie eine haushohe Welle brachen die Eindrücke über mir zusammen. Ich griff nach Tonis Lavendelsäckchen und drückte es an meine Nase. Und während Andrei und Milosz oben hämmerten und klopften und Mutter sich im Gemüsebeet selbstverwirklichte, passierte noch etwas Unerwartetes: Ich fiel in einen tiefen, langen Schlaf.

Erst mehrere Stunden später erwachte ich wieder, fühlte mich aber immer noch matt und verstimmt. Es hatte gut getan, zu ruhen und alles zu vergessen, trotzdem würde es noch eine Weile dauern, bis meine Energiereserven wieder aufgefüllt waren.

Ich hatte Hunger, wollte jedoch auf keinen Fall den Handwerkern noch einmal über den Weg laufen und verspürte auch nicht die geringste Lust, schon wieder mit Mutter an einem gedeckten Tisch zu sitzen. Also ignorierte ich das Magenknurren und blieb liegen.

Irgendwann wurde das Loch im Bauch zu groß. Meine Hände zitterten schon vor Hunger. Widerwillig raffte ich mich auf, um in Mutters Behelfskochecke nach etwas Essbarem zu suchen. Kaum hatte ich die Tür geöffnet, erblickte ich ein Tablett mit Essen auf dem Boden. Ich bückte mich und trug es ins Zimmer. Auf einem Teller lag ein großes Stück Aprikosenkuchen. Ich dachte an gestern, als ich die Backkünste des mir unbekannten Nachbarn verschmäht hatte. Jetzt kam mir ihr Bemutterungsdrang entgegen – immerhin ersparte er mir den anstrengenden Weg bis nach oben und weitere unangenehme Begegnungen.

Hungrig, wie ich war, setzte ich mich aufs Bett und verschlang das Gebäck mit wenigen Bissen. Was das wohl für ein Typ war, dieser Nachbar, der backte? Ich stellte mir einen rundlichen Rentner mit Lesebrille und zu viel Zeit vor. Der Kuchen schmeckte jedenfalls. Zugegeben – fast so gut wie Tonis.

Die nächsten Tage verließ ich das Zimmer nur, um ins Bad zu gehen. Ich döste und schlief, hörte Audiobücher und ernährte mich von Mutters Zimmerservice. Sie schien mit meiner stillen Entscheidung, getrennt zu essen, einverstanden zu sein und stellte mir dreimal pro Tag etwas vor die Tür. Der Kaffee morgens war dünn, so wie sie ihn mochte, und erinnerte mich an die Automatenbrühe im UN-Gefängnis. Aber er stand frisch dampfend auf dem Tablett. Also trank ich ihn.

Manchmal fragte ich mich, wie der Vounbo-Fall wohl lief. Ob Adrian die Zeugin mittlerweile überredet hatte, eine Aussage zu machen? Ich traute mich nicht, die E-Mails aus dem Gerichtshof, die tagtäglich in meiner Inbox landeten, zu öffnen. Die Probleme und Diskussionen rund um den Prozess, den ich gerade verpasste, hätten mich zu sehr aufgeregt. Gleichzeitig beruhigte es mich zu sehen, dass man mich trotz meiner Krankschreibung nicht aus sämtlichen Verteilern herausgenommen hatte.

Die einzigen Nachrichten, die ich las, waren die von Dad. Außerdem rief er mich alle paar Tage an. Natürlich wollte er genau wissen, wie Mutter und ich miteinander klarkamen. Ich war zu müde, um ihm in allen Einzelheiten zu erzählen, was sie mit Tonis Haus vorhatte, und antwortete nur knapp.

Doch ich freute mich, dass er an mich dachte und mir aus der Ferne beistand.

Das viele Herumliegen raubte mir jegliches Zeitgefühl, bald wusste ich nicht mehr, ob erst drei oder schon vier Tage seit meiner Ankunft verstrichen waren. Die Stunden verschmolzen miteinander zu einem einzigen quälenden Block der Apathie.

Draußen wurde es täglich heißer. Manchmal schien die Sonne schon am späten Morgen mit einer derartigen Kraft, dass ich die Fensterläden gar nicht erst öffnete. Wenigstens schluckten die geschlossenen Läden das Weiß der Wände und ließen sie weicher wirken.

Nach einer weiteren langen Nacht – ich hatte kaum geschlafen und saß völlig zerschlagen auf dem Bett – hielt ich das neutrale Ambiente nicht mehr aus. Ich wollte mein Zimmer von früher zurückhaben, die schief hängenden Bilder, den verblichenen Teppich, meine Stehlampe. Von einer plötzlichen Entschlossenheit gepackt, sprang ich auf. Sofort fiel schwarzer Nebel über meine Augen. Zitternd setzte ich mich wieder und wartete, bis sich der Schwindel gelegt hatte. Dann wankte ich zur Tür, die Treppe hinunter und in den Keller. Hier irgendwo mussten die Sachen doch stehen, wenn Mutter sie nicht schon entsorgt hatte.

Ganz oben wurde eine Tür aufgemacht. Ich stieß genervt die Luft aus – Mist, sie hatte mich gehört. Bestimmt würde sie gleich runterkommen und lästige Fragen stellen.

Im trüben Schein einer Glühbirne, die an einem Stück Kabel von der Decke hing, tastete ich mich an verhüllten Möbeln, Gartengeräten und Bücherkisten entlang. Da erblickte ich sie – meine geliebte Lampe – zwischen Sitzpolstern und einem rostigen Herrenrad, das sicher noch aus Großonkel Ottos Zeiten stammte. Voller Freude fasste ich nach dem langen Messingständer und versuchte, die Lampe hinter den Kissen hervorzuziehen.

»Was tust du da?«, fragte Mutter hinter mir.

Ich fuhr herum, als hätte sie mich beim Klauen ertappt, und starrte sie finster an. »Meine Möbel retten. Du machst ja vor nichts Halt.« Keuchend riss ich an der Lampe, doch der Sockel war so schwer, dass ich sie kaum verrücken konnte.

»Ach Elsa«, seufzte sie, »was willst du denn mit dem alten Zeug?«

»Altes Zeug«, äffte ich sie nach und zog weiter am Ständer. Endlich gab der Sockel ein Stückchen nach. »Wenn Toni wüsste, wie du mit ihren Sachen umgehst.«

Mutter trat neben mich. »So lass dir doch helfen.«

Ich stieß sie unsanft zur Seite. »Von dir? Der dieser ganze Kram nur im Weg steht?«

Sie wich einen Schritt zurück und blickte sich hilflos in dem vollgestellten Kellergewölbe um. »Ich dachte ... Ich wusste ja nicht ... dass du das alles aufheben möchtest.«

»Du hättest mich fragen sollen, bevor du mein Zimmer ausräumst.«

»*Unser* Zimmer«, korrigierte sie mich.

Ich ließ den Ständer los und stemmte die Hände in die Hüften. »Umso schlimmer! So was kannst du doch nicht klammheimlich im Alleingang entscheiden.«

»Ist ja alles noch da«, verteidigte sich Mutter und schob einen kleinen Holztisch zur Seite, um den Weg für die Lampe frei zu machen. »Ich habe die Möbel hierherbringen lassen, damit du in Ruhe entscheiden kannst, was du davon aufbewahren möchtest.«

»Stimmt doch gar nicht«, fuhr ich sie an. »Von den Handwerkern weiß ich, dass Tonis Herd verschrottet werden soll.« Mein Puls flatterte vor Wut, ich bekam kaum noch Luft.

»Tut mir leid«, seufzte Mutter. »Aber ich habe dir ja schon gleich nach deiner Ankunft gesagt, dass wir ihn behalten können.« Ihre Stimme klang gefasst, doch an den hervortretenden Adern auf ihrer Stirn erkannte ich, wie sehr sie sich zusammenreißen musste.

Ihr bemüht ruhiger Ton machte mich rasend. »Muss ich dich daran erinnern, dass das auch *mein* Haus ist?«, fauchte ich, »dass du es nicht verkaufen darfst, sondern mir vererben musst?«

»Ich weiß, was im Testament steht«, sagte sie leise und lehnte sich gegen einen Stapel Kisten. »Aber das tut nichts zur Sache«, fuhr sie fort, »ich würde dieses Haus niemals verkaufen, egal, ob das im Testament steht oder nicht. Es ist schon jetzt dein Haus. Unser Haus.«

»Dann lass es so, wie es ist«, schnaubte ich.

»Und was ist mit ...«, fing Mutter an, beendete ihren Satz Gott sei Dank jedoch nicht. Eine weitere Diskussion über moderne Kacheln und weiße Wände hätte ich nicht ertragen.

Ich wandte mich wieder der Lampe zu und schleifte sie ein Stück über den Boden. Nach der vielen Bettruhe war ich keine körperliche Anstrengung mehr gewohnt. Mir wurde schwummrig vor Augen, auf meinen Handflächen bildete sich feiner Schweiß. Plötzlich rutschte mir der Ständer aus der Hand und landete krachend auf dem Boden.

Mutter bückte sich, um ihn wieder aufzuheben. »Ist dir das schwere Ding etwa auf den Fuß gefallen?«, rief sie.

»Nein, nein, alles okay«, murmelte ich, ließ mich auf einem Gartenstuhl nieder und stützte den Kopf in die Hände. Ich fühlte mich wie ausgebrannt und sehnte mich nur noch danach, endlich wieder im Bett zu liegen. Ich wollte nicht mehr reden, widersprechen, mich rechtfertigen und verteidigen.

Mutter kniete sich neben mich. »Wie wäre es, wenn *ich* die Sachen, die du haben möchtest, zurück nach oben trage?«

Ich hob den Kopf, schaute niedergeschlagen auf das Durcheinander aus Möbeln, Bildern, Kisten und Hausrat und nickte.

Als ich am nächsten Morgen erwachte und die beiden Stühle mit dem olivgrünen Samtbezug sah, dazwischen den kleinen runden Tisch, spürte ich, wie sich mein Herz entspannte. Auch der Teppich lag wieder an seinem Platz vor dem Bett und gab dem Zimmer etwas von der Gemütlichkeit zurück, die ich so vermisst hatte. Tonis Bilder lehnten an der Wand, und sobald Milosz eintraf, würde Mutter ihn darum bitten, sie aufzuhängen. Ein kurzes Lächeln huschte über mein Gesicht.

Ich trat ans Fenster, öffnete es und stieß zum ersten Mal seit Tagen die Läden auf. Die kühle Stille legte sich auf mein Gesicht wie ein feuchtes Tuch. Ich sog die Luft ein und ließ den Blick über den Garten schweifen. Die Obstbäume streckten ihre durstigen Zweige aus, die Wiese schimmerte hell. Auf der Holzbank zwischen den Mirabellenbäumen hockte eine schwarze Katze und leckte sich die Pfoten. Unweigerlich musste ich an Toni denken und wie sie früher abends gern auf dieser Bank verweilt hatte – ihre blaue Arbeitsschürze um die Taille geknotet, eine gefüllte Gießkanne zu Füßen.

Auf einmal verspürte auch ich Lust, dort zu sitzen, das Gesicht der Sonne entgegenzustrecken, bevor die große Hitze kam.

Gleich nach der ersten Tasse Kaffee, die Mutter mir zusammen mit ihrer wie üblich übertriebenen Auswahl an Brot und Brötchen, Butter, Marmelade und Obst um Punkt halb acht vor die Tür gestellt hatte, schlüpfte ich in Shorts und T-Shirt und ging nach draußen.

Zufrieden schlenderte ich über die Wiese, genoss das Rascheln des Grases unter den Füßen und nahm den Morgen in mich auf.

Aus dem Nachbarhaus links von Tonis Grundstück drangen Klaviertöne. Wer auch immer sich da frühmorgens an Bach versuchte, das klang äußerst professionell.

Im Vorbeigehen riss ich ein paar Mirabellen von den Zweigen und probierte sie. Doch sie waren noch nicht süß und weich genug. Ich warf sie ins Gras und dachte an früher. Toni hatte nur das Küchenfenster öffnen und die Nase kurz in die Luft stecken müssen, um zu wissen, wie lange es noch dauerte bis zur Mirabellenernte.

Und ihr Kompott – himmlisch. Stundenlang stand sie am Herd und rührte in ihren Töpfen, bis die köchelnden Früchte endlich eingedickt waren. Das ganze Haus duftete danach. Ich aß das Mus mit fast allem – auf Butterbrot, im Griesbrei, zum Milchreis. Selbst auf ihre legendären Apfelpfannkuchen schaufelte ich mir noch einen großen Klacks.

Ich erreichte die Bank und setzte mich. Die Klaviermusik war verstummt, jetzt hörte ich nur noch munteres Vogelgezwitscher.

Zärtlich strich ich über die gebogene Lehne. Die Farbe war abgeblättert, und an einer Ecke fehlte ein Stück Holz. Anstatt Möbel auszumisten, sollte Mutter ihre überschüssige Energie lieber nutzen, um Tonis Gartenbank zu reparieren. Auch die Fensterläden mussten dringend gestrichen werden, hatte ich beim Öffnen bemerkt. Überhaupt waren die Fenster in einem kläglichen Zustand. Die Rahmen hatten sich verzogen, so dass sie schwer zu schließen waren, und stellenweise splitterte das Holz ab. Sobald sich die Gelegenheit bot, würde ich ihr das unter die Nase reiben. Oder besser Milosz gleich direkt darum bitten, sich die Fenster anzuschauen. Er musste ja mittlerweile verstanden haben, dass ich auch ein Wörtchen mitzureden hatte.

Die Katze war verschwunden. Doch als ich mich umsah, entdeckte ich sie. Sie saß ein paar Meter von mir weg, vor der Hecke, die zum angrenzenden Grundstück gehörte – da, wo die Klaviermusik hergekommen war –, und spielte mit einem Blatt. Immer wieder schnappten ihre kleinen Pfoten danach.

»Mila«, rief eine weibliche Stimme auf der anderen Heckenseite. »Mila, wo bist du?«

Die Katze spielte ungerührt weiter.

»Mili-Miez«, gurrte die Stimme.

»Suchen Sie Ihre Katze?«, fragte ich laut, zur Hecke gewandt, die so in die Höhe geschossen war, dass man nicht mehr hinüberschauen konnte.

»Ja«, rief die Stimme zurück, »sie ist die ganze Nacht nicht nach Hause gekommen. Hast du sie gesehen, Johanna?«

»Sie ist hier«, sagte ich, stand auf und kniete mich neben das Tier. »Hier unten.«

Ich hörte, wie sich von der anderen Seite her Schritte näherten. Die Nachbarin bückte sich und bog die Zweige auseinander. »Hier versteckst du dich also, Mili«, sagte sie, knickte ein paar Äste nach unten und formte ein mittelgroßes Loch. Sofort schlüpfte die Katze mit einem lauten Miauen hindurch.

»Tausend Dank, Johanna«, rief die Frau, »ich war echt besorgt. Sie ist noch so jung.« Sie steckte ihren Kopf durch das Loch, und ich blickte in ein paar leuchtend grüne Augen. »Oh, sorry. Sie sind ja gar nicht Johanna«, sagte sie. »Ich hatte mich eben schon über das ›Sie‹ gewundert …«

»Ich bin Elsa, Johannas Tochter«, stellte ich mich vor, immer noch kniend, »aber wir können uns gerne duzen.« Es erstaunte mich, wie viele Bekanntschaften Mutter in der kurzen Zeit seit ihrer Ankunft geschlossen hatte.

»Und ich bin Silvia«, gab die Frau zurück, schob sich eine Locke aus der Stirn und lächelte mich so freundlich an, dass mir ganz warm ums Herz wurde. »Kommst du gerade aus den USA?«

»Nein, ich wohne in Den Haag.«

»Na, dann bleibt dir der Jetlag ja erspart.«

Ich nickte. »Gott sei Dank. Aber die Zugfahrt hierher hat

mindestens genauso lange gedauert wie der Flug von New York.« Wir lachten.

Silvia wurde wieder ernst. »Tut mir leid, der Tod deiner Tante. Wir sind erst vor einem Jahr hierhergezogen und kannten sie leider kaum.«

Ein Schatten legte sich über mein Gesicht. Silvia schien ihn zu bemerken und wechselte das Thema.

»Ich hoffe, das Klavierspielen stört euch nicht zu sehr«, sagte sie. »Die vielen Wiederholungen können ganz schön nerven.«

Ich schüttelte den Kopf. »Uns stört es nie, wenn jemand Klavier übt. Und dieses Präludium, das du da eben gespielt hast, klang wirklich toll.«

»Bei mir beginnt jeder Tag mit einer Stunde Bach«, erklärte Silvia. »Bach ist wie Vitamin C für die Seele. Macht den Kopf frei und hält die Finger fit.«

»Klingt einleuchtend«, sagte ich. »Gilt das auch, wenn man ihn nur hört?«

Silvia grinste. »Na klar. Bach tut immer gut. Er ist der Größte.« Ich nahm mir vor, mir ein paar Fugen aufs iPhone zu laden. Vielleicht würde die Musik sogar die Handwerker übertönen.

»Du bist Pianistin?«, fragte ich, während ich mich ins Gras sinken ließ und die Beine ausstreckte, die vom Knien wehtaten.

»Früher ja – aber die ständigen Reisen und Konzerte haben mich zu sehr gestresst«, erzählte Silvia. »Jetzt gebe ich Unterricht und bereite einige meiner Schüler aufs Konservatorium vor.« Sie zog den Kopf aus dem Loch und machte es sich auf ihrer Seite bequem. »Ich wollte deine Mutter dazu überreden, wieder Unterricht zu nehmen. Aber seitdem hat sie sich nicht mehr gemeldet.« Ich sah, wie sie mir durch das Heckenloch zuzwinkerte. »Hoffentlich habe ich sie nicht verschreckt.«

»Keine Sorge«, versicherte ich, »sie ist im Moment ziemlich beschäftigt. Sie wird sich bestimmt melden.«

Wir redeten noch eine Weile über alles Mögliche. Ich erzählte ihr, dass auch ich früher mal Klavier gespielt hatte, aber nie sehr weit gekommen war.

Es machte Spaß, mit Silvia zu plaudern. Sie wirkte nahbar und herzlich, fast wie eine Freundin. Außerdem genoss ich es, einen Moment lang in keine Schublade gesteckt zu werden. Weder die anstrengende Kollegin mit dem Burnout zu sein noch die Anwältin, die Massenmörder verteidigte, oder die engstirnige Tochter. Für ein paar schöne sonnige Minuten war ich einfach nur eine Frau, die eine Katze gefunden hatte.

»Ich muss dann mal wieder ins Haus«, sagte Silvia und erhob sich. »Um neun kommt meine erste Schülerin. Hast du Lust, am Wochenende auf einen Kaffee vorbeizuschauen?«

»Gern«, sagte ich und freute mich jetzt schon auf unser nächstes Treffen.

Johanna, Sankt Goar 2023

Der Anruf der Firma, die ich mit meinem Umzug beauftragt hatte, kam wie aus heiterem Himmel. Es war später Nachmittag. Ich stand im Vorgarten und war dabei, die Blumenbeete von den vielen vertrockneten Blüten zu befreien, als das Handy klingelte.

»Der Container mit Ihren Sachen hat den Zoll passiert und ist jetzt in Frankfurt«, erklärte eine junge Frauenstimme. »Wann dürfen wir Ihnen alles liefern?«

Mein altes Leben hatte mich wieder eingeholt und lag, in Kisten gepackt, eineinhalb Stunden von hier entfernt. Ausgerechnet jetzt, wo Elsa da war und mir andauernd suggerierte, wie sehr ihr alles, was ich tat, missfiel. Der Streit im Keller neulich saß mir noch in den Knochen. Ich wollte mir gar nicht ausmalen, wie sie reagieren würde, wenn sich zu Tonis Möbeln jetzt auch noch meine New Yorker Sachen gesellten.

»So schnell?«, entgegnete ich.

»Wir geben unser Bestes«, betonte die Dame, nicht ohne Stolz.

Noch mehr Tische, Sessel, Bilder und Töpfe. Noch mehr Chaos. Ich biss mir auf die Lippen und presste das Telefon fester ans Ohr. »Ich habe leider im Moment kaum Platz«, sagte ich. »Wäre es möglich, die Sachen vorerst einzulagern?«

»Selbstverständlich, Frau Glück«, flötete die Frau am anderen Ende der Leitung. »Allerdings würde Ihr Arbeitgeber für diese Extrakosten nicht aufkommen. Das müssten Sie selbst …«

»Aber natürlich«, fiel ich ihr erleichtert ins Wort.

Ich hörte das Klappern von Computertasten. »Bei Ihrem Volumen würden sich die monatlichen Gebühren auf ... rund eintausendfünfhundert Euro belaufen. Unser Vertrag schreibt eine Mindestlagerung von drei Monaten vor.«

Ich rechnete und schluckte. Ein stolzer Preis, um sich die Sachen für einige Zeit vom Leib zu halten. Ich hatte mir vorgenommen, mit meinen Ersparnissen zu haushalten. Die Ausgaben für das Haus waren schon jetzt sehr viel höher als ursprünglich angenommen. Allein die Trocknung und Sanierung des Kellers kostete mich eine Riesensumme.

Egal, ich würde es tun müssen, wenn ich Elsa nicht noch mehr verärgern wollte. Außerdem hatte ich momentan wirklich wenig Platz. Zuerst mussten Elsa und ich uns einigen, was mit Tonis Möbeln geschehen sollte. Dabei würde es sich nicht vermeiden lassen, erneut über die Renovierungsarbeiten zu sprechen. Bei dem Gedanken, Elsa schon wieder damit zu konfrontieren, wurde mir flau im Magen.

»Sind Sie noch dran, Frau Glück?«, fragte die Frau.

»Jaja«, versicherte ich. »Drei bis sechs Monate sollten ausreichen.«

Um die Kosten ein wenig zu senken, entschied ich mich schließlich dazu, doch nur die Hälfte einzulagern. Tonis Garage war recht groß, ein paar meiner Möbel konnte ich dort auf jeden Fall unterbringen, und meine Bücher passten sicher noch in Tonis Regal.

Drei Tage später hielt mittags ein Lastwagen vor dem schmiedeeisernen Eingangstor, und zwei Männer luden den ersten Teil meiner Habseligkeiten aus. Den weißen Esszimmertisch mit sechs dazugehörigen Stühlen – meine erste Anschaffung nach der Scheidung von Ralph. Einen Sessel und einen kleinen Beistelltisch, den ich vor vielen Jahren mit Elsa auf dem Flohmarkt erstanden hatte. Vielleicht würde sie sich freuen, wenn sie sah, dass ich ihn immer noch besaß. Zum

Schluss hievten die Männer noch meinen sperrigen Schreibtisch mit den V-förmigen Beinen aus dem Anhänger. Den würde ich schon bald brauchen, wenn ich im Herbst wieder anfing zu arbeiten.

Ich hatte Elsa die Ankunft der Möbel angekündigt, als ich ihr morgens auf der Treppe begegnet war, aber nur ein gleichgültiges Achselzucken als Antwort erhalten. Jetzt saß sie im Garten und beobachtete das Geschehen aus der Ferne. Mit großem Interesse, wie mir schien.

»Am besten lassen Sie alles in der Schutzfolie und bringen das Zeug direkt in die Garage«, wies ich die beiden Lieferanten an. »Nur die Bücherkisten, die können Sie oben ins Wohnzimmer stellen.«

Als die beiden Männer gegangen waren und Milosz und Andrei ausnahmsweise später als sonst das Haus verlassen hatten, war es schon früher Abend.

Ich fühlte die Müdigkeit bis in die Zehen. Heute früh hatte ich die Garage aufgeräumt, um Platz für meine Sachen zu schaffen, und danach mehrere Stunden im Garten gearbeitet. Trotzdem wollte ich vor dem Schlafengehen unbedingt noch ein paar Bücherkisten ausräumen.

Nachdem ich mir eine Flasche von Tonis Weißwein aus dem Keller geholt hatte, ging ich ins Wohnzimmer. Durch die geöffnete Balkontür drang mattrosa Licht, der Rhein schimmerte dunkel in der sinkenden Sonne.

Eine Amsel stimmte ihr Abendlied an. Ich zog den Korken aus der Flasche und schenkte mir ein Glas ein. Der Vogel sang kraftvoll und versöhnlich, dennoch mischten sich auch wehmütige, leicht klagende Töne in sein Lied – passend zu meiner Stimmung. Es könnte alles so schön sein, wäre da nicht dieser undurchdringliche Smog aus Wut, Enttäuschung, Angst und Ungesagtem, der über Elsa und mir hing und alles, was gut zwischen uns sein könnte, vergiftete.

»Elsa fängt doch gerade erst an, sich hier einzugewöhnen«, meldete sich Toni. Sie furchte die Stirn. »Na ja, und dass sie ihre Lieblingsmöbel behalten möchte, das kannst du ihr wirklich nicht verdenken.«

»Jaja, du hast recht«, murmelte ich und trank einen Schluck. »Aber es fällt mir verdammt schwer, die Ruhe zu bewahren. Ich weiß einfach nicht, wie ich mit ihr umgehen soll.«

»Na, offen und ehrlich natürlich«, gab Toni, ohne mit der Wimper zu zucken, zurück. »Um die große Aussprache kommst du nicht herum, egal, wie sehr du dich davor drückst.«

»Das weiß ich selbst«, erwiderte ich und fühlte mich ertappt. Tonis Direktheit in allen Ehren, aber heute hätte ich lieber etwas anderes gehört.

Ich verscheuchte die trüben Gedanken und wandte mich den Kartons zu, die vor dem Bücherregal auf mich warteten. Die Männer hatten das dicke Klebeband mit ihren Taschenmessern aufgeschlitzt und die Klappen geöffnet.

Ich beugte mich über eine der Kisten und zog ein paar Bände heraus. Geschichtsbücher und Lexika aus der Prä-Internetära, dazwischen die zerfledderten Taschenbuchausgaben meiner Lieblingsromane, die ich früher auf meinen Langstreckenflügen verschlungen hatte.

Da hörte ich Elsa die Treppe hochsteigen, in diesem schleppenden Schritt, der dem Zorn, der in ihr wütete, völlig widersprach. Die latente Gereiztheit und Ablehnung, mit der sie mir seit ihrer Ankunft vor acht Tagen begegnete, hatten mich dermaßen verunsichert, dass ich einen Augenblick lang nicht wusste, ob ich mich über ihren unerwarteten Besuch freuen oder besser auf einen neuen Sturm der Entrüstung gefasst machen sollte. Höchstwahrscheinlich Letzteres. Schnell goss ich mir etwas Wein nach, um nicht wie gebannt auf die Tür zu starren.

Positiv bleiben, sagte ich mir und trank das Glas in einem

Zug halb leer. Vielleicht war sie einfach nur neugierig – oder sogar hungrig.

Schon kam sie hereingeschlurft, in Tonis alten Pantoffeln, die sie im Kleiderschrank gefunden haben musste, Shorts und T-Shirt. Dass sie nicht mehr den ganzen Tag im Nachthemd herumlief und sich die Haare gebürstet hatte, wertete ich als ein gutes Zeichen. Überhaupt sah sie in den letzten Tagen irgendwie besser aus. Entspannter. Es schien aufwärts mit ihr zu gehen.

»Das wird eine Weile dauern, bis ich meine ganzen Bücher hier untergebracht habe«, sagte ich, um die Stille zu durchbrechen, und lächelte schüchtern.

Elsa verzog keine Miene. Sie näherte sich den Kisten und spähte hinein. »Wenn das bedeutet, dass Tonis Erstausgabe von Heines *Gesammelten Werken* jetzt in den Keller wandern muss, nehme ich die Bände gerne mit nach Den Haag«, sagte sie spitz.

Schon hatte der Smog, den Elsa ständig ausstieß, den zarten Hoffnungsschimmer von eben verschluckt. Ich leerte mein Glas und knallte es auf den Tisch. »Nimm dir, was du willst«, konterte ich. »Aber Platz für meine Bücher ist hier allemal, ohne dass der Heine darunter leiden muss.«

Sie ging zum Tisch, nahm die Weinflasche und studierte das Etikett. »Tonis Lieblingswein«, stellte sie mit hochgezogenen Augenbrauen fest. »Schön, dass dir wenigstens irgendetwas aus ihrem Nachlass zusagt.«

»Jetzt lass endlich gut sein.« Ich kochte innerlich. Egal, was ich tat – aus allem machte sie mir einen Vorwurf.

Energisch griff ich in eine der Kisten und begann, meine Romane wahllos zu Tonis Büchern ins Regal zu stopfen. Es war mir gleich, welche Seite nach außen zeigte, oder ob der Rücken richtig herum stand.

Elsa beäugte die Kartons, griff irgendwo hinein und holte

etwas heraus. »Donnerwetter«, sagte sie und stieß einen Pfiff aus.

Ich warf einen raschen Blick zu ihr hinüber und erstarrte. Sie hatte den schwarzen Ordner gefunden. »Akerele-Prozess« stand in meiner Handschrift auf einem großen weißen Klebeetikett. Mit der Zielsicherheit eines Spürhunds hatte Elsa genau den Teil unserer Vergangenheit entdeckt, der vor zehn Jahren den tiefen Riss in unserer Beziehung besiegelt hatte. Ich ließ das Buch, das ich in den Händen hielt, in die Kiste zurückfallen und spannte Schultern und Nacken an.

Wann hatte ich diesen Ordner das letzte Mal aufgeschlagen? Ein Jahr war es bestimmt schon her, vielleicht auch länger. Damals hatte ich mir geschworen, ihn nie wieder anzurühren. Es wäre besser gewesen, ihn zu vernichten.

Ein Umzugsteam in New York hatte die Kartons gepackt und musste ihn in den Tiefen meines Bücherregals gefunden haben. Und jetzt war er mir bis hierher gefolgt.

Erinnerungen bäumten sich in mir auf. Den Haag. Das angespannte, glänzende Gesicht Akereles, als er seinen Kragen aufknöpfte und das blutrote Tattoo entblößte.

Nachdem ich damals den Gerichtssaal und am Tag darauf Elsa und die Niederlande verlassen hatte, verfolgte ich den Prozess im Internet weiter. Ich druckte alles aus, was ich über den Prozess finden konnte – Zeitungsartikel, Fotos, Transkripte – und heftete es, nach Datum geordnet, in den schwarzen Aktenordner.

Es war der verzweifelte Versuch gewesen, mein seelisches Chaos unter Kontrolle zu bringen. Und Elsa irgendwie nahe zu sein.

Der Prozess verlief nicht wie von mir erhofft. Mit ihrer grandiosen Verteidigung schaffte es Elsas Team, meinen Schmerz ins Unendliche zu steigern.

Elsa setzte sich aufs Sofa und blätterte neugierig in dem

Ordner herum. »Warum hast du den ganzen Kram aufgehoben?«, fragte sie wie nebenbei, doch das nervöse Wippen ihrer Beine verriet, wie sehr dieser Fund sie interessierte. »Du warst doch immer vehement dagegen, dass ich Akerele verteidige.«

Mein Herz klopfte. Ich legte die Hand auf die Brust und konzentrierte mich auf meinen Atem. Dann nahm ich all meinen Mut zusammen, ging zu ihr und entzog ihr den Ordner. »War immerhin dein erster Prozess«, gab ich zurück und versuchte, lässig zu klingen.

»Bei dem du aus unerfindlichen Gründen zusammengebrochen bist«, versetzte sie.

Ich wollte nicht über die furchtbaren Bilder und Erinnerungen reden, die er in mir heraufbeschworen hatte. »Bitte lass uns diese Geschichte jetzt nicht wieder aufwärmen. Das tut uns beiden nicht gut«, sagte ich.

»Hätte ich mir denken können, dass du so reagierst«, erwiderte sie und verschränkte die Arme vor der Brust. Ich warf den Ordner in die Kiste zurück und klappte den Deckel zu. Sobald Elsa wieder in ihrem Zimmer war, würde ich ihn im Keller verstecken.

Eine Weile schob ich schweigend weitere Bücher ins Regal. Aus den Augenwinkeln sah ich, wie ihr Blick unschlüssig durchs Zimmer wanderte, als überlegte sie, welchen Pfeil sie als Nächstes auf mich abfeuern könnte. Schließlich stand sie auf und strich erneut um die Kartons herum. Sie nahm ein Buch, blätterte es durch und legte es wieder zurück. Ihre Nähe machte mich nervös. Ich fühlte mich beobachtet. Befangen.

Auf einmal zog sie einen in Packpapier eingeschlagenen Gegenstand hervor. Sie wickelte ihn aus, und ein Silberrahmen kam zum Vorschein. »Die heile Familie«, stieß sie mit einem verächtlichen Grinsen hervor, während sie das Bild auf Augenhöhe direkt vor mir ins Regal stellte. Es zeigte Ralph, Elsa und mich in New York, in enger Umarmung. Mein Kopf lehnte an Ralphs Schulter, seine Arme umfassten meine Hüfte. Das Foto war viele Jahre alt, Elsa darauf noch ein Kind.

»Warum hast du das aufgehoben?«, fragte sie forsch.

»Weil mir unsere Familie immer sehr viel bedeutet hat«, gab ich zurück und drehte mich von ihr weg. Ich ertrug ihren höhnischen Gesichtsausdruck nicht länger, und sie sollte die Tränen nicht sehen, die mir in die Augen traten.

»Warum wolltest du dann immer von uns weg?«, fragte sie weiter. Die Bosheit in ihrer Stimme war plötzlich verschwunden.

Ich wischte mir beschämt übers Gesicht, trat – mit dem Rücken zu ihr – an den Tisch und füllte mein Glas. »Das ist eine lange, komplizierte Geschichte.«

Elsa sagte nichts. Vielleicht hielten meine Tränen, die ihr bestimmt nicht entgangen waren, sie davon ab, weiter nachzubohren. Vielleicht hatte ich sie mit meiner ausweichenden Antwort mal wieder vor den Kopf gestoßen.

Sie ging zum Flügel, klemmte sich ein paar von Tonis Partituren unter den Arm und verließ das Zimmer. Nur ihre Frage blieb zurück. Schwer und drängend hing sie im Raum, wie ein betäubender Duft, und ich wusste: Solange ich mich weigerte, sie zu beantworten, würde sich der Smog zwischen uns weiter verdichten.

Am nächsten Morgen war die große Hitze vorbei. Schon beim Aufstehen spürte ich, dass sich die Luft verändert hatte. Im Zimmer war es merklich kühler als sonst.

Ich schaltete das Radio ein und öffnete das Fenster. Der Himmel war bewölkt, ein leichter Wind strich durch die Bäume. Der Wetterbericht kündigte frühmorgendliche Gewitter und starke Regenschauer an. Endlich, jubelte ich innerlich, der Garten brauchte dringend einen Regenguss.

Ich schaute über die Obstwiese. Das Gras hatte sich an vielen Stellen braun gefärbt und stand schon wieder hoch. Ich hätte es gestern noch mähen sollen. Jetzt war es zu spät. Aber die Sitzpolster auf den Gartenmöbeln, die musste ich noch schnell hereinholen.

Ich sah zu Richards Haus hinüber. Aus der Ferne konnte ich erkennen, dass die breite Flügeltür, durch die man von seinem Wohnzimmer auf die großzügige Terrasse gelangte, weit offen stand.

Wahrscheinlich freute er sich über den Wetterumschwung genauso sehr wie ich. Ob er wohl schon in der Küche saß und Zeitung las?

Seit Elsas Ankunft hatten Richard und ich uns kaum gesehen. Er wollte uns nicht stören, hatte er am Telefon gesagt. Zumindest so lange nicht, bis es meiner Tochter besser gehe. Dabei störte er überhaupt nicht, denn Elsa verbrachte ja die meiste Zeit allein in ihrem Zimmer.

Richards spontane Besuche fehlten mir. Sein Lachen, die in Falten gelegte Stirn, sein aufmerksames Zuhören.

Die kleine Pause zwischen uns kam genau richtig, um meine alte Distanz zurückzugewinnen, meldete sich meine linke Gehirnhälfte. Zu viel Nähe erzeugte Erwartungen. Erwartungen führten zu Enttäuschungen. Und Enttäuschungen hatte ich in meinem Leben genug durchlitten.

Ich schaltete den Wasserkocher ein, putzte mir die Zähne und schlüpfte in Jeans und T-Shirt. Da hörte ich Elsa die knarrende Treppe hochkommen. Wahrscheinlich wunderte sie sich, warum das Tablett noch nicht vor ihrer Tür stand. Schnell füllte ich Tonis Porzellanfilter mit Kaffee und goss das heiße Wasser hinein.

»Morgen«, grüßte ich, als Elsa ins Esszimmer geschlurft kam. »Bin heute etwas später dran als sonst. Kaffee ist gleich fertig.«

Der würzige Duft der gemahlenen Bohnen durchzog das Esszimmer und machte mir Lust, in den Tag zu starten.

Elsa erwiderte nichts, sondern setzte sich mit dem iPhone in der Hand an den Tisch und las ihre Nachrichten.

Indessen zog draußen das Unwetter auf. Der Himmel verdunkelte sich zusehends, die Bäume ächzten im Wind.

Als eine Böe durchs Zimmer fegte und meine Papiere vom Tisch blies, hastete ich zum Fenster, um es zu schließen.

»Bitte nicht!«, rief Elsa und sprang auf. Ich hielt inne und schaute sie verwundert an.

»Ich mag den Wind«, sagte sie leise.

»Gerne«, gab ich zurück und bückte mich, um die Blätter vom Boden aufzuheben. »Ich mag ihn auch.«

Elsa ging zum offenen Fenster und blickte in den Garten. Ihr Nachthemd flatterte im Wind, die Haare wehten wild um ihren Kopf.

Ich trat zu ihr und reichte ihr den Kaffee. »Sie haben Regen angekündigt«, sagte ich. »Ich hole noch schnell die Sitzkissen rein.«

Elsa nahm den Becher entgegen und nickte stumm. Die Wolken türmten sich bedrohlich übereinander, es konnte jeden Moment losgehen. Ich schlüpfte in meine Turnschuhe und eilte zur Wiese. Der Wind rüttelte an den Ästen, unter mir schwirrte das Gras.

Gerade wollte ich die Polster von den Stühlen losmachen, da entdeckte ich Richard. Er stand am Gartenzaun und hob den Arm zum Gruß. Als ich zurückwinkte, öffnete er das Gatter und kam auf mich zugelaufen.

»Morgen, Johanna«, rief er, »komm, ich helfe dir schnell.«

Wir machten uns daran, die Bänder der Sitzkissen zu entknoten. Der Wind blies uns fest ins Gesicht, ständig musste ich mir die Haare aus den Augen wischen.

Ich spürte einen ersten Tropfen auf der Nase. »Es regnet.

Wie schön«, lachte ich und zwinkerte Richard gut gelaunt zu. Seine Augen blitzten auf und verströmten eine Ausgelassenheit, die ich gar nicht von ihm kannte.

Schon waren die Bänder der ersten beiden Kissen gelöst, und ich legte die Polster auf den Tisch.

In der Ferne grollte der Donner. Mehrere dicke Tropfen fielen auf meine Stirn, verfingen sich in meinen Wimpern und landeten auf dem Gartentisch.

Auf einmal trat Richard so nahe an mich heran, dass ich glaubte, die Wärme zu fühlen, die von seinem Körper ausging. Er roch nach einer herben Seife und Geborgenheit.

»Johanna«, wisperte er und legte seine Hand auf meine Schulter. Ein heißer Schauder durchzuckte mich. Wieder donnerte es. Diesmal lauter, das Gewitter war fast über uns.

Richard sah mich an. »Neulich. Als ich bei dir war ... Das hast du doch auch gespürt ...«

Dieses Mal musste ich nicht in seinen Augen nach einer Antwort suchen. Sein Blick war eindeutig: fordernd, voller Begehren. Mein Herz machte vor Schreck einen Satz. So hatte ich ihn noch nie gesehen.

»Was meinst du?«, fragte ich und tat, als verstünde ich nicht.

Er blinzelte nervös. »Das, was zwischen uns passiert ist«, sagte er.

Ein Blitz flammte auf. Ich fuhr zusammen. Richard schlang seine Arme um meine Taille und zog mich an sich. Ehe ich begriff, wie mir geschah, küsste er mich.

Ich erzitterte vor Lust. Ein herrlicher Schwindel erfasste mich. Meine Lippen wollten sich öffnen und diesen Kuss, nach dem ich mich so lange gesehnt hatte, erwidern.

Doch da war auch die Angst. Sie kroch tief unter die Haut und hüllte mein Herz in dichten Nebel. *Es wird in Enttäuschung und Schmerz enden,* verkündete sie mit einer Überzeugung, die alles Übrige übertönte. *Denn niemand wird dir je die Schuld nehmen, die auf dir lastet.*

Ein gewaltiger Donnerschlag entlud sich direkt über unseren Köpfen, Regen stürzte nieder. Meine Angst breitete sich aus, wurde weiter und größer. Bis sie die anderen Gefühle, die in mir tosten, erdrückt hatte.

Ich riss mich von Richard los.

»Mach das nie wieder!«, brüllte ich in das Unwetter und schob mir die triefenden Haare aus der Stirn. »Nie wieder, hörst du?«

Richard stand da, klatschnass, die Arme halb geöffnet, und starrte mich an.

»Tut mir leid«, erwiderte er kleinlaut, »ich ... ich wollte dir nicht zu nahe treten.« Er wich einen Schritt zurück. »Ich dachte, zwischen uns ...«

»Zwischen uns?« Ich kniff die Augen zusammen. »Da ist nichts«, rief ich. »Nichts! Hast du verstanden?«

Ein gezackter Blitz leuchtete am Himmel auf und tauchte den Garten für den Bruchteil einer Sekunde in grellgelbes Licht. Gleich darauf krachte der Donner. Dicke Regentropfen peitschten Blätter und Früchte von den Zweigen, schwemmten die Blumen aus der Erde und ertränkten das Gras in riesigen Pfützen.

Eine grenzenlose Mutlosigkeit überkam mich. Alles, was ich in den letzten Wochen in Sankt Goar geschaffen, was mich vorangetrieben und mit Freude erfüllt hatte, schien dieser heftige Regen mit sich fortzuspülen.

Ich warf einen letzten verzweifelten Blick auf Richard, dann drehte ich mich um und rannte zum Haus. Die Sitzkissen ließ ich auf dem Tisch zurück. Meine Jeans klebte kalt und eng an den Beinen, in meinen Turnschuhen schmatzte das Wasser.

Mit angehaltenem Atem stürzte ich die Treppe hinauf ins

Esszimmer und ließ mich keuchend auf einen Stuhl fallen. Draußen blitzte und donnerte es.

Elsa stand immer noch an derselben Stelle, mit dem Kaffeebecher in der Hand, den Blick auf den Garten geheftet. Sie hatte das Fenster mittlerweile geschlossen, der Regen trommelte gegen die Scheiben.

O Gott, sie hatte alles mitangesehen – den Kuss, den Streit, meine Flucht. Die Erkenntnis traf mich wie ein elektrischer Schlag. Am liebsten wäre ich vor Scham im Boden versunken.

Mein Körper bebte vor Anspannung und Kälte, meine Finger waren klamm. Ich dachte an Richard, an die Enttäuschung und Verletztheit in seinem Gesicht. Ein Knoten formte sich in meinem Hals.

Eilig griff ich nach einer der Stoffservietten, die auf dem Tisch lagen, tupfte mein Gesicht ab und streifte mir die Schuhe von den Füßen.

»Bravo. Grandiose Inszenierung«, bemerkte Elsa trocken, während ich mir die durchnässten Sachen vom Leib riss. »Das hast du mal wieder ausgezeichnet hingekriegt.«

Ich hielt inne und sah zu ihr hinüber. Sie grinste erbost. »So gehst du mit den Menschen um, denen du etwas bedeutest. Lässt sie buchstäblich im Regen stehen.«

Ihre Worte hieben auf mich ein wie der Regen auf meinen Garten. Die Jeans glitt mir aus den Händen. »Was redest du da?«

Elsa drehte sich um und ging mit großen Schritten auf mich zu. »Mit Dad und mir war es doch genauso.« Ihr Blick, der vorhin nur teilnahmslos und leer durch den Raum gekreist war, funkelte jetzt gefährlich.

»Mit dem Foto gestern ist alles wieder hochgekommen. Wie wir ständig auf dich und deine Bedürfnisse Rücksicht nehmen mussten, wie wir immer versucht haben, es dir recht zu machen.« Sie knallte den leeren Kaffeebecher auf den

Tisch. »Alles haben wir ertragen – deinen permanenten Jetlag, deine Launen, deine Ungeduld, die Depressionen ... sogar die scheiß Tabletten.«

Das Blut schoss mir in die Wangen. »Hör auf damit«, rief ich bibbernd, mit nichts außer meiner Unterwäsche bekleidet.

Doch Elsa war nicht mehr zu bremsen. »Selbst wenn du mal da warst, hat Papa sich um jede Kleinigkeit gekümmert, denn dich durfte man ja nicht belasten«, zeterte sie und setzte sich an den Tisch. »Essen, Einkäufe, Reparaturen, Schulkram. Und was hat er zum Dank von dir bekommen? Ständige Kritik und Gleichgültigkeit. Und dann sehe ich dieses Foto und alles, was du zu sagen hast, ist, dass dir deine Familie wichtig war? Was für ein Schwachsinn.« Sie gab einen abfälligen Laut von sich und musterte meinen fast nackten, alternden Körper. »Ich verstehe bis heute nicht, wie Dad es so lange mit dir ausgehalten hat.«

Da war sie wieder, die Elsa von früher – souverän, spöttisch, scharfzüngig. Mein Puls raste, meine Zähne klapperten vor Kälte. Ich fühlte mich befangen, geradezu ausgeliefert, wie immer, wenn sie in geschulter Anwaltsmanier dazu ansetzte, mich in Grund und Boden zu reden.

Dabei besaß sie einen unfehlbaren Instinkt, genau dann zuzuschlagen, wenn ich am schwächsten war.

Ich starrte sie an. Wie sie dastand, die Arme vor der Brust gekreuzt, das Kinn leicht erhoben. In ihrer Miene etwas unerträglich Herablassendes. Schon wollte ich klein beigeben. Ein paar einlenkende Worte murmeln, um den Streit in letzter Minute abzuwenden. Schließlich hatte Richard mir eindringlich ans Herz gelegt, Elsa mit Geduld, Verständnis und Liebe zu begegnen.

Doch während sein Kuss mir noch auf den Lippen brannte und der Regen in eisigen Rinnsalen meinen Nacken hinunterlief, regte sich Widerstand in mir. Ich durfte nicht länger in dieser Apathie verharren. Es war an der Zeit, Elsas Vorwürfen endlich entgegenzutreten. Mich zu verteidigen, anstatt zu kuschen. Ihr die Antwort zu geben, die ich ihr schuldete.

Jahrelang hatte ich ihre Vorwürfe ertragen, um sie nicht noch mehr gegen mich aufzubringen und das bisschen an Verbundenheit, was zwischen uns noch übrig war, zu erhalten. Auch jetzt gab Elsa mir mit ihrer Haltung deutlich zu verstehen, wie sie förmlich darauf wartete, dass ich kapitulierte.

Aber ich würde es nicht tun. Das Ungesagte konnte nicht länger ungesagt bleiben. Sie musste endlich den Grund für mein Verhalten erfahren. Claudias Worte gingen mir erneut durch den Kopf: »Der richtige Zeitpunkt, etwas aus der Welt zu schaffen, ist immer jetzt.«

Wenn ich das tat, könnte ich sie ganz verlieren, warnte mich eine innere Stimme. Sollte ich das riskieren?

Ich senkte den Blick und schluckte. Es war, als hätte sich der Regen auf meiner Haut in Frost verwandelt. Wieder sah ich Richard vor mir, fühlte seine Lippen auf meinen. Und wieder spürte ich meine aufsteigende Angst. Diese verdammte Angst.

Wenn ich sie jetzt nicht bezwang, würde ich es niemals schaffen. Elsa hatte ich schon lange verloren. Aber die Achtung vor mir selbst, die konnte ich noch retten.

Ich nahm einen tiefen Atemzug, zog mir mit zitternden Händen die Unterwäsche aus und streifte mein Nachthemd über. Dabei versuchte ich, mir den Anschein von Ruhe und Gelassenheit zu geben.

»So denkst du also über mich«, sagte ich schließlich und griff nach einem Haargummi, um mir die nassen Haare zusammenzubinden. »Ja, es ist wahr«, gab ich zu. »Ich habe meinen Beruf immer sehr ernst genommen. Zu ernst, wie ich heute weiß.«

Ich hielt inne, suchte nach Worten. Ich durfte jetzt nichts Unbedachtes sagen, aber auch nichts beschönigen. »Leider hat nicht nur meine Ehe darunter gelitten, sondern vor allem du. Mehr, als mir bewusst war.«

Elsa setzte sich an den Tisch und sah mich mit gerunzelter Stirn an. Es schien sie zu verwirren, dass ich ihr recht gab, anstatt ihr wieder auszuweichen oder mich zu rechtfertigen.

Ich setzte mich zu ihr. »Dein Vater konnte nie verstehen, was mich an meinem Job so gereizt hat«, fuhr ich fort. »Ständig hat er nur die Gefahren gesehen. Auf meine schwierigen Arbeitsbedingungen hingewiesen und die Tage gezählt, die ich unterwegs war, um mir später vorzuhalten, wie lange ich weg gewesen war. Aber er hat mich machen lassen und sich während meiner Einsätze rührend um dich gekümmert. Dafür werde ich ihm ewig dankbar sein.«

Meine Haut prickelte unter dem weichen Stoff. Mit der Wärme, die in meinen Körper zurückkehrte, normalisierte sich auch mein Herzschlag. Eine wohltuende, innere Ruhe breitete sich in mir aus. Meine Entscheidung, Elsa die Wahrheit nicht länger zu verschweigen, fühlte sich richtig an.

»Worauf willst du hinaus?«, fragte sie schroff, als glaubte sie mir kein Wort.

Draußen donnerte es. Die Fensterläden klapperten im Wind.

Ich wischte mir ein paar Wassertropfen aus dem Nacken. »Mein Job stand immer zwischen deinem Vater und mir. Aber er war nicht der Grund dafür, warum unsere Ehe zerbrochen ist.«

Sie richtete sich auf und sah mich an. In ihren Augen flackerte eine Mischung aus Neugier und Zweifel.

»Wir haben uns gemocht, sind gut miteinander ausgekommen«, erklärte ich. »Aber das ganz große Gefühl, dieses Wissen, dass man füreinander bestimmt ist und ohne den anderen nicht mehr leben will ...« Ich sah Elsa fest an. »Das habe ich mit einem anderen Mann erlebt.«

Ihre Spannung schien nachzulassen. Sie stand auf, ging kurz hinaus zum Kühlschrank und holte sich eine Flasche Wasser. »Warum hast du mir nicht schon früher erzählt, dass du nach der Scheidung wieder jemanden kennengelernt hast?«, fragte sie, während sie sich ein Glas einschenkte.

»Weil das alles passiert ist, während ich noch verheiratet war.«

Elsa zuckte zusammen. Dann stellte sie das Glas auf den Tisch, ohne davon getrunken zu haben, und sank auf ihren Stuhl zurück. »Wann genau?«, fragte sie schneidend.

»Lange her. Du warst zwölf.«

Sie riss die Augen auf und schnappte nach Luft. »Eure Ehe war schon am Ende, als ich noch ein Kind war? Als dieses Foto entstanden ist?« Ein ächzender Laut entfuhr ihr. »Was für eine Heuchelei. Aber irgendwie habe ich es schon immer gespürt.«

Ich nickte verlegen. »Es ist nicht so einfach, wie du denkst«, fügte ich hinzu.

Elsa verzog den Mund zu einem hämischen Grinsen. »Hm, natürlich. Das steht in deinen Liebesromanen, die du aus Amerika mitgebracht hast, auch.«

Es kostete mich Mühe, ihren Zynismus zu übergehen. »Ich habe noch nie mit jemandem darüber gesprochen, Elsa. Die Vergangenheit tut weh. Sehr weh. Aber *dir* – dir möchte ich sie erzählen.«

»Jetzt? Über zwanzig Jahre später?«, fragte sie barsch. »Wie komme ich zu der plötzlichen Ehre?«

Der Regen klatschte energisch gegen die Scheiben.

»Weil ich so nicht mehr weitermachen will«, sagte ich.

Sie schlug die Beine übereinander und wippte nervös mit dem Fuß auf und ab. »Logisch. Es geht mal wieder nur um *dich* und *deine* Bedürfnisse. Wie immer.«

Ich verlor die Beherrschung. Empört sprang ich auf und

schlug mit der flachen Hand auf den Tisch. »Nein«, schrie ich. »Es geht auch um *dich*. Um *uns*. Um Den Haag und unseren Streit, der mich seit zehn Jahren verfolgt.«

Elsa starrte mich an. Ich genoss die Verblüffung in ihrem Gesicht wie einen seltenen Triumph.

»Die Tabletten«, stieß ich aus. »Die Depressionen. Mein Zusammenbruch. Dafür gibt es eine Erklärung. Und die hat nichts mit dem Stress in meinem früheren Job zu tun. Und auch nichts mit Dad.«

Elsa öffnete ihren Mund, um etwas zu entgegnen, doch dann schien sie es sich anders überlegt zu haben und schloss ihn. Es war, als würde sie endlich begreifen, dass es um mehr ging als um verletzte Gefühle.

»Ich möchte, dass du mir zuhörst«, bat ich, nach Fassung ringend, und setzte mich wieder. »Einfach nur zuhörst. Bis ich fertig bin.«

In meinem Kopf wirbelten Angst, Wut und Verzweiflung durcheinander. Ich dachte an meinen ersten Abend mit Julian in New York, als wir noch zwei junge, ehrgeizige Praktikanten waren, die Köpfe voller Ideale. An unsere Leidenschaft, die Trennungen und Neuanfänge. Meine Zweifel wurden wieder nach oben gespült. Eben noch war alles so einfach gewesen, und jetzt? Wo anfangen?

Es gab kein Zurück mehr, ich *musste* es tun. »Es fällt mir nicht leicht, das Geschehene in Worte zu fassen«, sagte ich. »Also mach es mir bitte nicht noch schwerer.«

Elsa drückte sich tiefer in ihren Stuhl. »Na gut«, murmelte sie. In ihrem Ton lag ein leichter Widerwille, der mir verriet, wie hart es für sie war, nachzugeben.

Ich streckte meinen Rücken durch und legte die Arme auf die Tischplatte.

»Julian und ich sind uns 1989 zum ersten Mal begegnet …«, begann ich, »im großen Plenarsaal der Vereinten Nationen.«

Stockend erzählte ich von jenem Sommer, unserem Wiedersehen in der Heiligen Stadt dreizehn Jahre später und der Zeit in Amman.

KAPITEL 8

Johanna, New York und Amman, Jordanien 2003

Obwohl die Tür zu Davids Büro nur angelehnt war, klopfte ich kurz, bevor ich sie aufstieß und meinen Kopf hindurchsteckte. »Bin auf dem Weg in die Cafeteria. Espresso?«

Er fuhr auf seinem Stuhl herum und winkte mich zu sich, ohne auf meine Frage einzugehen. »Komm rein, Jo, ich muss mit dir reden.«

Das hörte sich dringend an. Neugierig setzte ich mich auf den Besucherstuhl neben dem Fenster.

Fahle Märzsonne fiel durch die halb heruntergelassenen Rollos. In dem trüben Licht wirkte der Raum, ein breites Eckbüro im fünfzehnten Stock, abweisend, fast schon feindselig – die kalkweiß getünchten Wände, an denen seit Davids Einzug kein einziges Bild mehr hing. Das wuchtige Metallregal mit den unzähligen Aktenordnern, alphabetisch nach den Ländern geordnet, in denen unsere Abteilung arbeitete. Selbst der hölzerne Massai-Krieger auf dem Schreibtisch, das einzige persönliche Stück in diesem Raum, schien heute noch bedrohlicher dreinzublicken als sonst.

»Das ist der reine Wahnsinn!«, zischte David, während er mehrere Blätter aus dem Ausgabefach seines Druckers zog. Mit einem empörten Kopfschütteln reichte er sie mir. »Was hat sich der Ständige Ausschuss nur dabei gedacht, eine derartig übertriebene Summe zu verlangen?«, schimpfte er. »Und das trotz unserer Warnungen und schriftlichen Kommentare.« Er blinzelte nervös, wie immer, wenn er innerlich kochte und Mühe hatte, nicht die Beherrschung zu verlieren.

Kaum jemand kannte David und seine Gemütsregungen besser als ich. Die Gefahren und Erlebnisse auf unseren zahlreichen gemeinsamen Dienstreisen – vom Kugelhagel in Somalia über meinen Malaria-Anfall in Angola bis zur Autopanne mitten in den haitianischen Bergen – hatten uns zusammengeschweißt. Der schlaksige Franzose mit der eleganten Hornbrille war für mich Vorgesetzter, Kollege und Freund in einem. Ein versierter Krisenexperte, der weder eine Familie noch irgendwelche Hobbys hatte, sondern nur für seine Arbeit lebte. Er war ein einsamer, stolzer Kämpfer – wie der Massai auf seinem Schreibtisch. Von seinen Mitarbeitern erwartete David dieselbe berufliche Hingabe, was ihn nicht besonders beliebt machte. Ich hingegen mochte und respektierte seine Einstellung, wir verstanden uns bestens.

Ich nahm die noch warmen Papiere entgegen und überflog die Überschrift ein weiteres Mal: *Vereinte Nationen fordern 2,2 Milliarden Dollar für notleidende Bevölkerung im Irak. Organisation warnt vor massiven Flüchtlingsströmen in benachbarte Länder.*

»Was hast du anderes erwartet?«, gab ich gleichgültig zurück. »Im Irak herrscht Krieg. Niemand weiß, wie sich die Situation in den kommenden Wochen entwickeln wird. Wenn sie das *Oil-for-Food*-Programm streichen, haben zwölf Millionen Iraker nichts mehr zu essen.«

»Das weiß ich selbst, Jo, und darum geht es auch gar nicht«, erwiderte David schroff, griff nach einem Kugelschreiber und drückte nervös auf dem Knopf herum. »Was mich an diesem Hilfsaufruf so aufregt, ist seine Widersprüchlichkeit. Vor einem Monat kamen wir mit unseren Berechnungen für humanitäre Hilfe im Falle einer Invasion auf läppische einhundertzwanzig Millionen. Schon darauf haben die Geberländer kaum reagiert. Und jetzt, kurz nach dem Einmarsch der Amerikaner, fordern wir über zwei Milliarden. Als hätten wir einfach eine Null drangehängt. Das ist doch völlig verrückt.«

Mit einem Achselzucken legte ich die Blätter auf seinen Schreibtisch. »Genauso verrückt wie die Massenvernichtungswaffen, die Saddam angeblich versteckt haben soll.«

David schüttelte den Kopf. »Hör mir bloß mit diesem Humbug auf. Mobile Biolabors, Chemiewaffensprengköpfe, Biowaffenfässer. Feinstes Hollywood, die Show, die Colin Powell im Sicherheitsrat abgezogen hat.«

»Machtpolitik unter dem Deckmantel von Freiheit und Demokratie«, seufzte ich.

»Im Westen nichts Neues«, kommentierte David sarkastisch. Er warf den Stift auf die Tischplatte und lehnte sich zurück. »Belebt unser trauriges Geschäft. Trotzdem – dieser Hilfsaufruf darf uns nicht zum Verhängnis werden.« Sein Blick verdunkelte sich, eine tiefe Falte erschien zwischen seinen Augen. »In Amman treiben sich Reporter aus über hundert Ländern herum. Jedes Sandkorn, das sich im Irak bewegt, wird zur Schlagzeile gemacht. Ich sehe die Headline schon vor mir: Irak-Programm der UNO verschwendet Milliarden aufgrund überzogener Kontingenzplanung.«

Ich rollte die Augen. David, der unverbesserliche Pessimist. Immer und überall sah er eine potenzielle Katastrophe. Ich hatte zwar Verständnis dafür, denn als Direktor der Abteilung für Nothilfekoordinierung trug er eine enorme Verantwortung. Und dass solch eine riesige Bürokratie wie die der Vereinten Nationen Schwierigkeiten hatte, schnell und effizient zu arbeiten, war ein Problem, das auch *wir* nicht lösen würden. Trotzdem ging mir seine Panikmache gerade zu weit.

»Jetzt mal den Teufel nicht an die Wand«, versetzte ich. »Unser Team in Larnaca ist bestens aufgestellt, und der neue Krisenstab in Genf arbeitet rund um die Uhr.«

»Zypern! Schweiz! Das ist doch viel zu weit weg von der Realität im Irak«, widersprach David. »Bis unsere Leute dort die Informationen zu einem offiziell abgesegneten Bericht verarbeitet haben, laufen sie hier in den USA garantiert schon zum zweiten Mal im Fernsehen. Denk nur an Afghanistan und was da wegen mangelnder Koordinierung alles schiefgelaufen ist.«

Er rückte seine Brille zurecht und blickte mich mit jener Mischung aus Entschlossenheit und schlechtem Gewissen an, die er immer dann ausstrahlte, wenn er etwas von mir wollte. Ich ahnte, was gleich folgen würde.

David räusperte sich. »Diese Invasion ist derart politisch ... Alles, was wir sagen und tun, wird vom Sicherheitsrat und von den Geberländern genaustens unter die Lupe genommen. Wir können uns keine Fehler leisten.«

»Jetzt rede nicht länger um den heißen Brei«, unterbrach ich ihn. »Wann soll's losgehen?«

David nahm einen tiefen Atemzug. »Ich weiß, ich weiß. Du bist gerade erst aus Uganda zurück und wolltest eigentlich Urlaub machen. Aber unser Büro in Amman braucht dringend Verstärkung. Jemand, der sich mit der Hierarchie in New York auskennt und mit Ali, dem Chef der Irak-Mission, gut zusammenarbeitet.« Er zwinkerte mir aufmunternd zu. »Niemand ist dafür besser geeignet als du.«

Ein euphorischer Schwindel ergriff mich, so wie immer, wenn es um meinen nächsten Einsatz ging. Noch nie hatte ein Krieg, an dem ich gearbeitet hatte, so im Licht der Öffentlichkeit gestanden. Davids Vertrauen ehrte mich.

Dann erschien Ralphs Gesicht vor mir, und mit einem resignierten Seufzer ließ ich den Kopf gegen die Stuhllehne sinken. Wir hatten uns endlich dazu entschlossen, eine Paartherapie zu machen. Wenn David mich jetzt wochenlang in den Nahen Osten schickte, würde unsere Ehe nicht mehr zu kitten sein. Aber war sie das überhaupt noch?

Das Telefon klingelte. »Entschuldige, Jo, da muss ich ran«, murmelte David und nahm das Gespräch entgegen.

Ich blickte auf den stumm geschalteten Fernseher an der Wand, der den ganzen Tag CNN zeigte und ununterbrochen dieselben Schreckensbilder abspielte: rollende Panzer und Bombengeschwader, begleitet von siegessicheren Kommentaren über die Überlegenheit der amerikanischen Truppen.

Meine Gedanken wanderten zu Julian. Was er wohl gerade machte? Ob er als eingebetteter Journalist mit der Armee in den Krieg gezogen war? Immerhin gehörte sein Land zu der Koalition der Verrückten, die diese Invasion unterstützte. Oder befand er sich ganz woanders? In Darfur vielleicht, wo vor wenigen Wochen ein blutiger Konflikt ausgebrochen war.

Nach meiner überstürzten Abreise aus Jerusalem hatte er meine Bitte respektiert und sich nicht mehr gemeldet. Genauso plötzlich, wie er vor elf Monaten zum zweiten Mal in mein Leben geplatzt war, war er wieder aus ihm verschwunden. Insgeheim hatte ich gehofft, er würde mich anrufen. Hoffte es immer noch und hasste mich für die Sehnsucht, die in mir wütete, und für meine ständige Heuchelei gegenüber Ralph.

Oft wünschte ich mir, Julian hätte nicht nach Dschenin gemusst und ich hätte die Gelegenheit gehabt, mich von ihm zu verabschieden, anstatt ihm nur einen Brief zu schreiben. Aber hätte das etwas geändert?

Ich hatte es mir untersagt, die BBC zu schauen, aus Angst, Julian könnte plötzlich vor die Kamera treten. Der Anblick seiner blitzenden Augen und des wirren, blonden Haarschopfes hätte mein Verlangen nach ihm ins Unerträgliche gesteigert. Wenn jemand im Büro den britischen Sender anschaltete, verließ ich umgehend den Raum.

Doch das half alles nichts – sobald ich morgens erwachte, war ich bei Julian. Stellte mir vor, dass er neben mir lag, mir über den Arm strich und von seiner Reise durchs Westjordanland erzählte. Im Hintergrund der morgendliche Ruf des Muezzins. Noch während Julians Stimme in mir wogte und ich mir ausmalte, meinen vom Schlaf trägen Körper an seinen zu schmiegen, erkannte ich, dass die Hand auf meiner Schulter zu Ralph gehörte. Der Gebetsgesang verwandelte sich in die heulenden Sirenen von New York, und der anbrechende Tag holte mich in eine Wirklichkeit zurück, deren Gewicht mich fast erdrückte.

Es war, als litt ich an einer seltenen Krankheit, die sich still und stetig immer tiefer in meinen Körper hineinfraß und gegen die es kein Mittel gab. Schon nach meiner ersten Trennung von Julian hatte es Monate gedauert, bis ich wieder normal atmen konnte. Und jetzt machte ich das Ganze noch einmal durch.

Nach außen hin täuschte ich Normalität vor. Beruflich war ich mit vollem Einsatz bei der Sache. Zu dem Gespräch mit David, bei dem ich ihn darum bitten wollte, weniger zu reisen, damit ich mehr Zeit mit meiner Familie verbringen konnte, war es nie gekommen. Im Gegenteil: Vor wenigen Monaten hatte er mich überraschend zur stellvertretenden Direktorin gemacht. Die höhere Position und die Verantwortung, die damit einherging, wurden zu einer willkommenen Flucht aus meiner zerfallenden Ehe. Endlich bekam ich genau die Bestätigung, die ich in meinem Privatleben so schmerzlich vermisste.

Elsa zuliebe gab ich mir zu Hause trotzdem weiterhin alle Mühe, meinen Aufgaben als Mutter und Ehefrau gerecht zu werden. Sie hatte sich nach ihrer Blinddarmoperation zu unserer großen Erleichterung schnell erholt – eine unterschwellige Angst, sie für immer zu verlieren, war jedoch geblieben.

Während meiner Reisepausen ließ ich es mir nicht nehmen, sie zur Schule zu bringen und von ihrer Ballettstunde abzuholen. Abends sorgte ich dafür, dass eine warme Mahlzeit auf dem Tisch stand, und tat, als hörte ich Ralph geduldig zu, wenn er sich über Kollegen oder seine Vorhandtechnik beim Tennis ausließ. Aber wenn wir beide alle zwei, drei Wochen im Bett zueinander fanden – er, weil er es nicht länger aushielt, ich, weil ich glaubte, meiner ehelichen Pflicht nachkommen zu müssen –, bewegten wir uns mechanisch und starrten dabei in stiller Verzweiflung ins Leere.

Das Loch, das die erneute Trennung von Julian in mein Herz gerissen hatte, machte jede Minute zur Qual. Seine Stimme begleitete mich Tag und Nacht, während ich die Erinnerungen an unsere gemeinsamen Tage unaufhörlich vor- und zurückspulte.

Obwohl ich mich zur Beherrschung zwang, konnte ich Elsa nichts vormachen. Sie bemerkte meine latente mentale Abwesenheit und strafte mich, indem sie sich immer weiter von mir abkapselte. Ich wollte ihr so sehr eine gute Mutter sein und ihr die Liebe und Aufmerksamkeit schenken, die sie brauchte. Doch elterliche Geborgenheit suchte sie nur noch bei Ralph. Es war, als hätte ich ungewollt mein Gesicht aus dem Familienfoto, das auf unserer Wohnzimmerkonsole stand, herausgeschnitten.

Die wachsende Kluft zwischen Elsa und mir ließ meine Versuche, ihr näherzukommen, noch verzweifelter und drängender werden. Womit ich weitere Abfuhren von ihr einkassierte, was meinen Frust daheim nur noch verstärkte.

Auch Ralph hatte selbstverständlich mitbekommen, dass etwas mit mir nicht stimmte, schob es aber auf meinen Stress im Job. Wir stritten uns öfter und lauter und hielten uns auch vor Elsa nicht zurück. Zwar folgte danach meistens eine rasche Versöhnung und das gegenseitige Versprechen, uns zu bessern – doch die Grundstimmung blieb gereizt.

Zu Beginn des Jahres sprach Ralph zum ersten Mal davon, einen Psychologen aufzusuchen. »Vielleicht hilft uns ein Gespräch mit einer neutralen Person, unsere Probleme anzugehen«, meinte er.

Zuerst weigerte ich mich, denn ich wusste genau, was mit mir los war. Keine Therapie der Welt würde diesen Liebeskummer lindern können. Um mir den Anschein einer willigen Partnerin zu geben, ließ ich mich schließlich dazu überreden, es wenigstens zu probieren.

Und jetzt kam der Irakkrieg dazwischen. Ich freute mich über diese höhere Gewalt, die mir den Gang zum Therapeuten bis auf Weiteres ersparte. Ralphs Enttäuschung und die bittere Diskussion, die meine bevorstehende Dienstreise auslösen würde, malte ich mir lieber nicht aus.

»Alles klar«, rief David, »wir sprechen uns morgen nach der Videokonferenz.« Knallend warf er den Hörer zurück auf den Apparat und riss mich aus meinen Gedanken. Ich richtete meinen Blick wieder auf ihn.

»Das war Alessandro Moretti, der humanitäre Koordinator für Irak in Larnaca«, erklärte David und fuhr sich mit einer ausholenden Geste durch die Haare. »Die Planungen mit unseren Partnern laufen auf Hochtouren. Die Iraker werden alles brauchen – Zelte, Decken, Trinkwasser, Lebensmittel, Medikamente. Eine gigantische logistische Herausforderung wartet auf uns. Sobald die Container mit Hilfsgütern in Amman eingetroffen sind, legen wir los.«

»Und wann soll es für *mich* losgehen?«, fragte ich.

Heute war Freitag, Ralph, Elsa und ich wollten am Wochenende ins Lincoln Center gehen. Das russische Kirov Ballett gastierte in New York, Ralph hatte sich schon vor Ewigkeiten um Karten gekümmert.

David wich meinem Blick aus und strich mit einer beinahe zärtlichen Geste über den Massai, der gleichgültig über mich hinweg ins Nichts starrte. »Du fliegst heute Abend«, war seine knappe Antwort. »Das Team in Jordanien erwartet dich.«

Rund vierundzwanzig Stunden später rollte ich meinen Koffer in die hell erleuchtete Eingangshalle des Intercontinental Hotels in Amman. Wie immer, wenn ich ein Intercontinental betrat, stellte ich fest, dass sie überall gleich aussahen – egal, ob ich mich in Brasilia, Genf oder Abidjan befand. Sandfarbene Wände, dunkle Loungesessel, Marmorböden und imposante Stucksäulen, um ein Flair von Pomp zu erzeugen.

Noch vor einem Jahr hätte ich jetzt Ralph angerufen, um ihm zu sagen, dass alles in Ordnung war. Doch seit Jerusalem machte ich das nicht mehr. Stattdessen schickte ich ihm alle paar Tage eine SMS und telefonierte am Wochenende mit Elsa. Ralph hatte die Veränderung akzeptiert und nicht einmal versucht, mit mir darüber zu reden. Mir war das recht gewesen.

Erschöpft sank ich auf einen der Stühle, die vor dem breiten Empfangstisch standen. Sogleich trat ein junger Mann in beiger Hoteluniform dahinter hervor und reichte mir mit einem unverbindlichen Lächeln ein Glas Wasser. Dankend nahm ich es entgegen und trank. Während der Mann die Zimmerreservierung auf seinem Computer aufrief und ich Pass und Kreditkarte aus meiner Tasche kramte, schweifte mein Blick durch die Lobby.

Der Raum war voller Menschen mittleren Alters aus aller Welt. Sie saßen und standen in kleinen Grüppchen zusammen, tranken Kaffee oder Cocktails aus hohen Gläsern, blätterten durch Akten und diskutierten leise. Viele der Männer trugen Anzug und Krawatte, dazwischen hockten ein paar Saudis in traditionellem weißen Kaftan und Kopfbedeckung. Die arabischen Frauen waren auffallend geschminkt und elegant gekleidet – enge Röcke, figurbetonte Kostüme. Dagegen wirkten die Europäerinnen in ihren Jeans und bequemen Hosenanzügen beinahe plump.

Eine Lobby wie jede andere. Doch die Atmosphäre strahlte

keine gelöste Cocktailstimmung aus. Die Gesichter der Menschen waren ernst, ihre Gestik verhalten. Eine angespannte Wachsamkeit lag in der Luft, als erwarteten sie eine schlechte Nachricht. Und das taten sie auch, denn dass es im Irak für eine Seite schlecht ausgehen würde, lag in der Natur der Dinge.

Ich kannte die westlichen Reisenden unter ihnen nur zu gut, war mir sicher, viele von ihnen schon woanders gesehen zu haben. Es waren überall dieselben Leute, die die Fünfsternehotels in ärmeren Ländern besetzten, wenn korrupte Despoten sie in einen Krieg gestürzt hatten: eine Mischung aus ehrlich engagierten Krisenhelfern, Repräsentanten verschiedener UNO-Programme, Diplomaten, deren Regierungen große Summen an Soforthilfe bereitstellen würden, und Journalisten auf der Suche nach einer Story.

In ihrem Schatten, vom Rest unerkannt, tummelte sich zudem eine undefinierbare Menge an Geschäftsleuten. Sie handelten mit Waffen, Menschen oder waren zu geheimen Besprechungen erschienen, um die zukünftigen Ölgewinne im Irak bereits jetzt untereinander aufzuteilen. Schließlich ging es bei diesem Konflikt um die wirtschaftlichen Interessen der Vereinigten Staaten, mächtigstes Mitglied im UNO-Sicherheitsrat. Und um Geld. Unmengen an Geld.

Obwohl ich Teil dieser internationalen Gruppe war, spürte ich jedes Mal einen Anflug von Verachtung, sobald ich sie versammelt vor mir sitzen sah. Es war leicht, in einem gut geheizten Hotel bei einem Glas Wein über das Elend der anderen zu sprechen. Aber wer von diesen Gestalten hatte schon selbst in den Trümmern eines zerbombten Hauses gesessen und um sein Leben gebangt?

»Zimmer 349«, sagte der Hotelangestellte mit ausdrucksloser Miene und übergab mir ein Plastikkärtchen, zusammen mit einem Voucher. »Dafür erhalten Sie an der Bar einen Willkommensdrink Ihrer Wahl«, erklärte er.

Willkommen im Krieg, dachte ich, warf einen abfälligen Blick auf den Voucher und stopfte ihn in meine Tasche. Dann erhob ich mich. Willkommen in einem Krieg, der sich nur wenige Autostunden von diesem beigebraunen Luxusbunker entfernt abspielte. Während sich die Gäste über einen Gratis-Drink freuten, verloren bei Luftangriffen drei Stunden weiter östlich Tausende von Menschen Arme oder Beine, Familien ihre Wohnungen, Kinder ihre Eltern.

Alles hier war darauf ausgelegt, denjenigen, die sich nach der Zerstörung des Iraks um seinen Wiederaufbau kümmern sollten, die Wartezeit so angenehm wie möglich zu machen. Das Geschäft mit dem Krieg war hart, absurd und schmutzig. Aber äußerst einträglich.

Ich würde diesen Voucher garantiert *nicht* einlösen. Entschlossen griff ich nach meinem Koffer und ging in Richtung Fahrstuhl, dicht vorbei an einem Tisch, an dem mehrere Männer und Frauen saßen. Sie hatten die Köpfe vor einem aufgeklappten Laptop zusammengesteckt und sprachen leise miteinander. Als ich die tragbaren Kameras neben ihnen auf dem Boden erblickte, verkrampfte sich mein Magen. *Journalisten.* Ich musterte sie aus den Augenwinkeln, aber Julian befand sich nicht darunter. Besser so, redete ich mir ein, und drückte den Knopf, um den Aufzug zu rufen. Doch das Ziehen im Bauch ließ sich damit nicht verscheuchen. Seitdem ich in Amman gelandet war, suchte ich überall nach Julians Gesicht, fühlte seine Präsenz in jeder Ecke.

»Johanna«, hörte ich plötzlich eine Stimme hinter mir, »Gott sei Dank, du bist endlich da.«

Ich fuhr herum und erblickte Abena, eine OCHA-Kollegin aus unserem Genfer Büro. In der nur leicht gedimmten Neonbeleuchtung wirkte ihre Gestalt noch kleiner und zierlicher als sonst. Ihr schulterlanges, lockiges Haar glänzte tiefschwarz.

Abena und ich kannten uns gut. Wir hatten gemeinsam an

Zimbabwe und Äthiopien gearbeitet und tauschten uns vor den wöchentlichen Videokonferenzen, an denen unser gesamtes Team teilnahm, regelmäßig telefonisch aus. Ich mochte ihre offene, unvoreingenommene Art, ihre schier unerschöpfliche Energie. Abena stammte aus Ghana, war jung und ungebunden und hatte dank eines Fulbright-Stipendiums in den USA studieren können. Sie stand erst am Anfang ihrer Karriere und besaß noch nicht die raue Patina aus Zynismus, Stolz und Abgeklärtheit, die sich meine anderen Kollegen im Lauf der Zeit zugelegt hatten. Ich wollte nicht, dass Abena ihren Enthusiasmus verlor und übernahm automatisch die Rolle der Mentorin, wenn wir zusammen im Einsatz waren. Es machte Spaß, die Erfahrene zu sein, Abena anzuspornen und ihr etwas von meinem Wissen weiterzugeben.

»So ein Zufall, bin gerade angekommen«, rief ich, ließ den Koffer stehen und ging auf sie zu. Es tat gut, eine vertraute Person zu sehen. Wir begrüßten uns wie zwei alte Freundinnen, mit Umarmung und Wangenküssen.

»Ich bin schon fast eine Woche hier«, meinte sie, »aber außer unserem Büro und diesem Hotel habe ich noch nichts gesehen, nicht einmal das römische Theater.«

Ich knuffte sie in die Seite. »Wir sind ja auch nicht zum Sightseeing hier.« Wir lachten.

»Sag mal, hast du Lust, eine Kleinigkeit essen zu gehen?«, fragte sie, fröhlich und spontan wie immer. »Dann kann ich dir gleich erzählen, was hier alles los ist.«

»Gute Idee«, nickte ich. »Ich bringe nur schnell meinen Koffer ins Zimmer. Such uns schon einmal einen ruhigen Tisch aus.«

»Auf was hast du Lust?«, wollte sie wissen. »Indisch, libanesisch oder japanisch? Alles hier im Haus.«

Ich rümpfte die Nase. »Sushi in Amman? Dann lieber libanesisch.«

»Nach drei Tagen Hummus und Lammfleisch wirst du sie lieben«, gab Abena augenzwinkernd zurück. »Um was wetten wir?«

Ich schmunzelte. »Lieber nicht.«

Eine Viertelstunde später saßen wir an einem der dunkelbraunen Tische im »Bourj Al Hamam« vor zwei Gläsern Rotwein und warteten auf unsere Vorspeisen. Der Jetlag traf mich mit voller Kraft. Meine Glieder waren steif, nur mit Mühe unterdrückte ich ein Gähnen. Es wäre besser, jetzt keinen Alkohol zu trinken. Doch die schwere Süße des Weins würde mir nachher helfen, schneller einzuschlafen, überzeugte ich mich und nahm einen Schluck.

Verstohlen blickte ich mich nach den anderen Gästen um, in der Hoffnung, Julian doch noch irgendwo zu entdecken.

»Suchst du jemanden?«, fragte Abena.

Ich spürte, wie ich errötete, verneinte und kam auf die Arbeit zu sprechen. »Die Sicherheitslage in Amman ist momentan nur auf Stufe drei«, sagte ich. »Glaubst du, das ist ausreichend?« Der Wein sandte eine angenehme Wärme durch meinen Körper.

Abena zuckte mit den Schultern. »Bis auf ein paar Antikriegsdemonstrationen letzte Woche war es hier recht friedlich. Ich mache mir keine Sorgen.«

»Gut zu wissen«, murmelte ich und trank noch etwas mehr Wein.

»Trotzdem haben wir strenge Anweisungen, nirgendwo hinzugehen«, fügte sie hinzu. »Außer ins Büro oder zum Essen in eins der anderen Fünfsternehotels hier im Viertel.«

»Aha«, schmunzelte ich. »Daher also dein Plädoyer für Sushi.«

Abena grinste. »Du sagst es.«

Ein Kellner mit einem runden Tablett baute mehrere Schalen mit orientalischen Spezialitäten vor uns auf: Lamm-Köfte,

Tabbouleh mit Minze, Reis in Weinblättern, dazu Joghurtsauce und Pitabrot.

Ich nahm einen Fladen aus dem Korb und riss ein Stück davon ab. »David befürchtet, dass der Hilfsaufruf von zwei Milliarden unserem Ruf schaden könnte, weil die Summe viel zu hoch ist«, erzählte ich. »In New York gehen die Meinungen auseinander. Was denkt ihr darüber in Genf?«

Abena legte den Kopf schief und dachte einen Augenblick nach. »Es ist noch zu früh für solche Spekulationen«, meinte sie. »Bis jetzt haben kaum Menschen den Irak verlassen, obwohl im Appell von über zwei Millionen Flüchtlingen ausgegangen wird. Aber das kann sich natürlich jederzeit ändern.« Sie entfaltete ihre Serviette und legte sie auf ihren Schoß. »Jedenfalls können wir von Glück reden, dass dieses Worst-Case-Szenario bis jetzt nicht eingetroffen ist.«

Abena tat sich etwas Tabbouleh auf und legte ein gefülltes Weinblatt dazu. »Gestern habe ich mit einem Kollegen vom Flüchtlingshilfswerk gesprochen. Sie schaffen es kaum, draußen in der Wüste ein Lager aufzubauen. Die ständigen Sandstürme beeinträchtigen die Sicht, zerstören Zelte oder wehen sie weg.«

»O je«, stöhnte ich. »Da kommt ja einiges auf uns zu.« Der Duft des Essens machte mich hungrig. Ich nahm einen Lammspieß und zog mit der Gabel das Fleisch auf meinen Teller. »Wie ist die Kommunikation mit Bagdad?«, fragte ich weiter. »Sind die Kollegen dort telefonisch erreichbar?«

Abena schüttelte den Kopf. »Die Verbindung ist äußerst schlecht, ständig wird die Leitung unterbrochen oder man kommt gar nicht erst durch. Davon abgesehen, ist das Büro selten besetzt, die Leute trauen sich kaum noch aus ihren Wohnungen. Mobil erreicht man sie oft auch nicht, der Empfang ist miserabel.«

Ich biss in mein Brot und kaute betrübt darauf herum. So

war es immer, nachdem die internationalen UNO-Angestellten aus einem Land evakuiert worden waren und die einheimischen Kollegen ihrem Schicksal überlassen wurden. Dabei waren sie diejenigen, die den Betrieb während eines Konflikts am Laufen hielten und uns mit wichtigen Informationen versorgten.

»Momentan sind die Situationsberichte vom Roten Kreuz und dem Roten Halbmond unsere einzige Informationsquelle«, erklärte Abena. Ohne vorher ihr Tabbouleh probiert zu haben, bestreute sie es mit Salz.

Ich tauchte ein Stück Lamm in Joghurt-Sauce und erkundigte mich nach unseren Partnerorganisationen. Selbstverständlich hatte ich die Berichte bereits in New York und auf dem Flug hierher gelesen, aber da Abena schon ein paar Tage länger hier war, wusste sie bestimmt Dinge, die nicht in den offiziellen Kommuniqués standen.

Sie erzählte, das Welternährungsprogramm habe in einer voreiligen Aktion mehrere Hunderttausend Tonnen Weizenmehl, Reis und Milchpulver für den Irak gekauft, wisse aber noch gar nicht, ob solche Mengen überhaupt gebraucht würden. Des Weiteren berichtete sie von Containern voller Medikamente, Erste-Hilfe- und Trauma-Kits, die die WHO nach Amman geschickt hatte. Erst beim Ausladen habe man bemerkt, dass die Sachen bereits abgelaufen waren. »Jetzt muss alles vernichtet und noch mal bestellt werden«, sagte Abena.

Es war nicht das erste Mal, dass so etwas passierte. Schweigend nahm ich die Informationen zur Kenntnis und aß.

Nach einem sehr süßen Pistaziendessert verabredeten wir uns für den nächsten Morgen zu einem Arbeitsfrühstück, um die wichtigsten Termine des Tages durchzugehen. Der Abend hatte zwar gerade erst begonnen, aber nach der langen Reise schaffte ich es kaum noch, die Augen aufzuhalten. Ich wollte sofort schlafen gehen, um mich morgen früh noch vor Sonnenaufgang in die Arbeit zu stürzen.

Nachdem ich Abena eine gute Nacht gewünscht hatte, schlenderte ich durch die Lobby zu den Fahrstühlen. Die Eingangshalle hatte sich geleert, ein Kellner räumte klirrend Gläser und Tassen auf ein Tablett.

Dann sah ich ihn. Er saß allein an einem der kleinen runden Tische und starrte mich an. Seine blonden Haare waren wie immer leicht zerzaust, die Ärmel seines weißen Hemds hochgekrempelt. Ein erregender Schmerz schoss durch meinen Körper. Meine Knie gaben nach. Ich streckte die Hand aus, um mich an der Wand abzustützen.

Julian sah mich weiterhin an, ohne sich zu rühren. Langsam löste ich meine Handfläche von der Wand und ging auf ihn zu. »Hallo«, kam es stumpf aus mir heraus.

»Johanna«, hauchte er. Seine Stimme klang erstaunt, betreten und erwartungsvoll.

»Bist du schon lange hier?«, fragte ich leise.

»Seit Mittwoch.« Seine Augen flackerten leicht. Ein paar Atemzüge später veränderte sich seine Miene. Das Erwartungsvolle verschwand, und etwas Abweisendes legte sich um seinen Mund. Er sah sich in der Lobby um, als wollte er ein weiteres Zusammentreffen unserer Blicke um jeden Preis vermeiden. »Ganz schön was los hier.«

Ich nickte schwach.

Er erhob sich unvermittelt, klappte den Laptop zu, der neben ihm auf dem Tisch lag, und klemmte ihn unter den Arm.

»Ich muss dann mal«, murmelte er leicht zerstreut. »Hab noch eine Menge zu tun.«

Meine Hände verkrampften sich, Blut schoss mir in den Kopf. Ich biss mir auf die Unterlippe.

Hinter mir hörte ich Stimmen. Julian sah schräg an mir vorbei, winkte irgendwem zu.

»Die Arbeit ruft«, sagte er und warf einen letzten Blick auf den Tisch, als wollte er sich vergewissern, dass er nichts vergessen hatte. »Pass auf dich auf«, fügte er hinzu, dann ging er.

Ich blieb wie gelähmt stehen, wagte es nicht, mich nach ihm umzudrehen. Meine Augen brannten vor Sehnsucht und Enttäuschung.

Erst als die Stimmen der Männer verklungen und ihre Schritte verhallt waren, ließ ich mich in den Sessel sinken, in dem Julian bis eben gesessen hatte. Die Wärme seines Körpers hing noch zwischen den Polstern und umfing mich wie ein schützender Mantel. Ich drückte mich tiefer in die Kissen und legte die Fingerspitzen auf die Lehnen, genau dort, wo noch vor wenigen Augenblicken Julians Hände geruht hatten. Als könnte ich damit seine Nähe zurückbeschwören, sie in mich aufnehmen, festhalten.

Ein Kellner kam vorbei und stellte eine Schale mit Erdnüssen auf den Tisch. »Darf ich Ihnen etwas zu trinken bringen, Madam?«

Ich schüttelte den Kopf. Eine Weile starrte ich nur vor mich hin, während ich in Gedanken jede Sekunde meiner Begegnung mit Julian sezierte.

Auf einmal wusste ich, was ich zu tun hatte. Ich schnellte aus dem Sessel und eilte zur Rezeption. Eine dunkelhaarige Frau empfing mich.

»Wären Sie so nett und geben mir die Zimmernummer von Julian Green?«, säuselte ich höflich, aber mit einem entschiedenen Unterton. »Ich habe eine wichtige Nachricht für ihn.«

»Bedaure, das darf ich leider nicht«, antwortete die Frau ebenso streng. »Sie können Ihre Nachricht gerne hier bei uns hinterlegen, und wir stellen sie ihm unverzüglich zu.«

Ich musste zu härteren Mitteln greifen.

Nachdem ich mich kurz umgeschaut hatte, zog ich meinen

UNO-Pass aus der Handtasche und hielt ihn ihr unter ihre schwarzen, mit Kajal umrandeten Augen.

»Es ist extrem vertraulich«, wisperte ich. »Das geht nur höchstpersönlich.«

Die Empfangsdame hob skeptisch die Augenbrauen. Ich griff erneut in meine Tasche, zerrte einen Zwanzig-Dollar-Schein aus meinem Portemonnaie und schob ihn ihr über den Tisch.

Die Frau nahm das Geld und blätterte durch die vollgestempelten Seiten meines Laissez-passer. Schließlich gab sie ihn mir mit einem verständnisvollen Nicken zurück.

»Einen Moment«, sagte sie, wandte sich ihrem Computer zu und klickte mit der Maus herum. Ich beobachtete jede Regung ihres Gesichts mit höchster Konzentration.

Endlich sprach sie die magischen Worte aus. »Zimmer 410.«

Ich bedankte mich und machte mich mit pochendem Herzen auf den Weg in den vierten Stock.

Als ich vor Julians Zimmer stand, verließ mich der Mut. War ich von allen guten Geistern verlassen? Was wollte ich hier? Vielleicht hatte er Besuch. Arbeitete. Telefonierte mit seinen Kollegen in London. Oder mit seiner Frau.

Ich dachte an Ralph und Elsa. An die qualvollen Wochen nach meiner Rückkehr aus Jerusalem und die vielen Versuche, Julian aus meinen Gedanken zu verbannen. Warum tat ich uns das an?

Doch dann stülpte sich ein Verlangen über das Chaos in mir, das stärker war als jegliche Vernunft. Meine Zweifel zerbarsten. Laut und energisch klopfte ich an die Tür. Julian öffnete umgehend. Als er mich erblickte, blieb er wie angewurzelt stehen. Mein Herz überschlug sich, Tränen traten mir in die Augen.

Er löste sich aus seiner Starre und zog mich an sich. »Johanna«, flüsterte er, seine Lippen dicht an meinem Ohr. »Das war furchtbar eben.«

Ich spürte, wie sich seine Brust hob und senkte. Mein Bangen und Leiden wichen einer rasenden Glückseligkeit. Wie ein Orkan fegte sie durch meinen Körper. Wieder fühlte ich dieselbe Ohnmacht, dasselbe Begehren wie vor vielen Jahren in New York, als Julian und ich uns zum ersten Mal in die Augen gesehen hatten.

»Komm«, sagte er und schob mich in sein Zimmer. Die Tür war noch nicht hinter uns ins Schloss gefallen, da lagen wir uns in den Armen und küssten uns. Hungrig. Ekstatisch. Berauscht. Ich nahm den Duft seiner Haut in mir auf, die Wärme seiner Hände und fühlte das Begehren, das aus ihnen strömte.

Mit fliegenden Fingern knöpfte er meine Bluse auf, bedeckte meine Schläfen und Wangen mit Küssen. Als sein Mund meinen Hals liebkoste, drückte ich ihn bebend auf das Bett.

Wie zwei schwere Wolken prallten unsere Körper aufeinander und entluden sich in einem Blitzgewitter der Leidenschaft. Endlich fühlte ich mich wieder ganz, im Einklang mit dem Universum. Ich wollte ihn bewahren, diesen Moment vollkommener Erfüllung. Ziellos darin schweben, ohne über die Folgen nachzudenken.

Sehr viel später lagen wir eng umschlungen und träge nebeneinander in der Dunkelheit. Seine Finger strichen über meinen Arm, während er mir von den Wochen nach Jerusalem erzählte.

»Ich bin extra einen Tag früher aus Dschenin zurückgekommen, weil ich es nicht mehr ohne dich ausgehalten habe«, sagte er. »Und dann dieser Brief. Tagelang stand ich unter Schock, ständig hatte ich das Telefon in der Hand, wollte dich anrufen.«

»Warum hast du es nicht getan?«, flüsterte ich, obwohl ich die Antwort kannte.

Er hielt mit dem Streicheln inne und drehte sich auf den Rücken. »Weil du mich in deinen Zeilen eindringlich darum gebeten hast. Das habe ich respektiert.«

Ich wandte mich zu ihm, legte meine flache Hand auf seinen Bauch. »Und jetzt?«

Seine Finger tasteten nach mir, strichen über mein Gesicht, wanderten zu meiner Schulter und umschlossen sie. »Das weiß ich nicht.« Er atmete tief. »Aber eins weiß ich ganz sicher: dass ich dich immer lieben werde.«

Mein Herz explodierte fast vor Freude und Wehmut. »Ich dich auch, Julian«, flüsterte ich.

Noch nie waren mir diese Worte leichter über die Lippen gegangen. Noch nie hatte ich sie so ernst gemeint. Mehr noch. In jener Nacht stellte ich mir zum ersten Mal vor, wie es wäre, Ralph zu verlassen. Es war kein reifer Entschluss, der sich da in mir formte, sondern eine leise und undeutliche Bereitschaft, diese Möglichkeit nicht länger auszuschließen. Bislang hatte ich nicht einmal gewagt, so etwas zu denken. Aber hier und jetzt war alles anders. Unsere Herzen gehörten zusammen, unsere Körper waren füreinander geschaffen.

Früh am nächsten Morgen holte mich das Vibrieren meines Handyweckers aus einem traumlosen Schlaf. Schwerfällig richtete ich mich auf und blinzelte in die Finsternis. Mein Körper war wie ausgehöhlt. Die Augen juckten, ein leichter Kopfschmerz machte sich bemerkbar. Am liebsten wäre ich wieder in die Kissen zurückgesunken – aber das war unmöglich. Vor mir lag ein langer, anstrengender Tag. Abena erwartete mich im Frühstücksraum, und der Fahrer, der uns danach ins Büro bringen sollte, war für acht Uhr bestellt.

Julian drehte sich im Schlaf auf die andere Seite. Mit einem zufriedenen Laut stieß er die Luft aus. Im Schein des kleinen Nachtlichts, das in einer Steckdose klemmte, betrachtete ich den schwarzen Umriss seines Rückens und dachte an unsere gemeinsamen Stunden. Wie sein Mund und seine Hände jede Stelle meines Körpers erkundet hatten. Meine verzückten Schreie. Wie er immer wieder meinen Namen geflüstert hatte.

Sogleich geriet alles in mir in Bewegung. Meine Nerven flirrten vor Glück, mein Herz pochte voller Energie und Tatendrang.

Vorsichtig stieg ich aus dem Bett, zog mich an und stahl mich aus dem Zimmer. Mit verknoteten Haaren und zerlaufener Wimperntusche huschte ich durch die langen, mit Teppich ausgelegten Gänge die Treppe hinunter, bis zur 349.

Ein kühler, lebloser Raum empfing mich. In der Ecke das Bett mit der glatt gestrichenen Decke, darauf zwei steife Kissen. Mein Koffer stand in der Mitte des Zimmers, so wie ich ihn am Abend zurückgelassen hatte.

Ich nahm eine ausgiebige Dusche. Als ich danach den Koffer öffnete, fiel der erste Sonnenstrahl durchs Fenster. Sofort begann der Muezzin, die Gläubigen mit gebieterischer Lautstärke zum Gebet zu rufen. Seine Stimme und das weiche Morgenlicht verliehen dem Raum, der mir eben noch so nüchtern vorgekommen war, eine magische, fast unwirkliche Atmosphäre. Jerusalem, Amman. Ich würde den arabischen Gottesgesang für immer mit Julian in Verbindung bringen.

Als Abena und ich eineinhalb Stunden später das Büro betraten, hatte mich die Realität wieder eingeholt. Unsere Irak-Mission, die aus Bagdad evakuiert worden war und die Einsätze jetzt vorübergehend von Amman aus abwickelte, saß bereits versammelt am Konferenztisch und ging die Meldungen des Tages durch. Einen so großen und mediatisierten Hilfseinsatz wie den im Irak zu koordinieren, erforderte zuverlässige, ständig neue Informationen. Und die wurden hier unermüdlich gesammelt, ausgewertet und weitergeleitet.

Wir zogen zwei Stühle heran und setzten uns. Ali, der Teamleiter, begrüßte uns und stellte mich den anderen vor. Er wirkte müde und nervös. Unter seinen Augen zeigten sich dunkle Ringe, sein Hemd war zerknittert. Dabei war es doch gerade erst kurz nach acht. Ob er die Nacht durchgearbeitet hatte?

»New York erwartet einen detaillierten Situationsbericht mit aktualisierten Zahlen«, sagte er. »Pünktlich um neun Uhr Ostküstenzeit.« Er runzelte die Stirn und warf einen Blick auf seinen Laptop. »Rita, hast du etwas Neues zum Thema Flüchtlinge?«

»Nichts Weltbewegendes«, antwortete eine dunkelhaarige Frau mit britischem Akzent, während sie durch ihre Papiere blätterte. »Im Nordosten, an der Grenze zum Iran, sollen sich rund 22000 vertriebene irakische Kurden aufhalten. Das Flüchtlingshilfswerk wird einen Hilfstrupp entsenden.«

Ali nickte und tippte etwas in seinen Computer. »Wie ist die allgemeine Gesundheitssituation?«, fragte er weiter.

»Die vielen Bombardierungen erschweren die Evaluierungen des irakischen Gesundheitsministeriums«, meldete sich ein schmaler, dunkelhaariger Mann zu Wort, den Ali uns als Bahir vorstellte. »In ein paar Tagen wissen wir mehr.«

Ali nickte. »Und wie sieht es mit der Wasserversorgung aus?«

»In Basra hat die Bevölkerung nach einem Angriff der Amerikaner seit Tagen keinen Strom und kein Wasser mehr«, antwortete Bahir. »Das Rote Kreuz und der Rote Halbmond haben fünftausend Flaschen Wasser verteilt, bis zum Ende der Woche sollen die Leitungen repariert werden.«

Ich hörte zu, machte Notizen und verbrachte die nächsten Stunden damit, die vielen Zahlen, Themen und Aktivitäten zu einem Memorandum für David in New York zusammenzufassen.

Als ich Ali später im Gang begegnete, winkte er mich zu sich. »Es gibt ein neues Problem«, seufzte er und fuhr sich durch sein schütteres Haar.

Wir setzten uns in sein Büro. Ohne Umschweife kam er zur Sache. »Eine ganze Reihe von Hilfsorganisationen hat wichtige Güter, die für den Irak bestimmt sind, nach Amman geschickt. Wasserreinigungstabletten, Antibiotika, Impfstoffe, Proteinriegel. Jetzt muss alles hier zwischengelagert werden, weil die Grenze seit Beginn der Invasion dicht ist. Das kostet ein Vermögen.«

»Was ist mit der Türkei?«, fragte ich. »Kann man die Container nicht dorthin umleiten? Das ist zwar ein Riesenumweg, aber die türkische Grenze ist offen.«

»Die dortigen Auftragnehmer schicken ihre Fahrer zurzeit nicht rüber ins Kriegsgebiet«, gab Ali zurück. »Unsere einzige Möglichkeit bleibt Syrien.«

»Warum bitten wir die jordanische Regierung nicht um eine Sondererlaubnis, damit die humanitären Waren passieren dürfen?«

Ali legte die Stirn in Falten. »Daran habe ich auch schon gedacht. Aber das Industrie- und Handelsministerium gibt sich zurzeit sehr reserviert. Sie befürchten wohl, eine poröse Grenze könnte unerwünschte Flüchtlingsströme zur Folge haben.«

»Aber es gibt doch kaum welche«, wandte ich ein.

»Ja und nein«, meinte Ali. »Seit Tagen stecken über fünfhundert Palästinenser und Iraner im Niemandsland zwischen Jordanien und dem Irak fest. Eritreer und Sudanesen sind auch dabei. Die Jordanier wollen sie nicht ins Land lassen, weil es keine Iraker sind und sie nach dem Krieg höchstwahrscheinlich nicht in ihre Länder zurückkehren werden.« Er lehnte sich zurück und schlug die Beine übereinander. »Außerdem gibt es hier schon so viele Palästinenser. Es wird immer schwerer, sie einzugliedern.«

Ich nickte. Flüchtlinge aus Drittländern konnten zu einem Problem werden, wenn ein Land seinem Nachbarn im Krieg

Solidarität zeigen, aber nicht die Kosten für die Rückführung von dessen Asylbewerbern übernehmen wollte.

Mir kam eine Idee. »Was ist mit Königin Rania? Sie hat großen Einfluss, ist sehr beliebt, und humanitäre Themen liegen ihr am Herzen. Mit ihrer Unterstützung könnten wir bestimmt etwas beim Ministerium erreichen.«

Ali runzelte die Stirn. »Interessante Idee. Ich habe zwar keine große Hoffnung, aber versuchen können wir es.«

Immer wieder schweiften meine Gedanken zu Julian. Woran er wohl gerade arbeitete? Ob wir uns heute Abend sehen würden?

Er beantwortete meine Fragen kurze Zeit später selbst, per SMS. Mein Herz schlug schneller, als das Telefon mit einem lauten Vibrieren Julians Nummer anzeigte. »Vermisse dich«, schrieb er. »Komm zu mir, sobald du zurück im Hotel bist.«

Wie gern hätte ich ihn auf der Stelle angerufen und seine Stimme gehört. Doch ein Anchorman, der über einen Krieg berichtete, stand unter Dauerstress. Und bei mir sah es nicht anders aus. Ich würde mich bis zum Abend gedulden müssen.

Die Videokonferenz mit dem OCHA-Nothilfe-Team in Larnaca war für den frühen Nachmittag angesetzt. Ernst und abgekämpft saßen wir vor unseren Kaffeetassen und starrten über den Bildschirm in die ernsten, abgekämpften Gesichter unserer Kollegen.

Ali sprach über die geschlossene Grenze und meine Idee, die jordanische Monarchin für die Idee eines humanitären Korridors zu gewinnen.

»Johanna und ich haben bereits ihr Büro kontaktiert und hoffen, dass die Gespräche in den nächsten Tagen anlaufen.«

»Ausgezeichnet«, sagte Alessandro aus Larnaca. »Macht diese Verhandlungen zu eurer dringlichsten Angelegenheit. Mit Johanna habt ihr eine Top-Diplomatin zur Verstärkung bekommen.«

Ich merkte, wie mein Kopf heiß wurde, und lächelte verschämt. Vor anderen gelobt zu werden, machte mich immer verlegen.

»Und nicht vergessen«, fügte Alessandro hinzu. »Sobald ein Deal erreicht ist, schicken wir eine Pressemitteilung raus. Die Öffentlichkeit soll wissen, wie wichtig unsere Rolle des ehrlichen Vermittlers in Konfliktsituationen ist. Das stärkt das Vertrauen unserer Geberländer.«

Das Wort Pressemitteilung sandte eine warme Strömung durch meinen Körper. Wieder dachte ich an Julian und sah auf die Uhr. Noch fünf Stunden trennten uns. Fünf unsagbar lange Stunden.

Doch dann kam es anders. Ali bat mich, schon früher ins Hotel zurückzufahren, um der Pressekonferenz beizuwohnen, die jeden Tag im Intercontinental stattfand. Die Sprecher der verschiedenen UNO-Programme würden vor Ort sein, erklärte er, um Journalisten aus der ganzen Welt eine Stunde lang Rede und Antwort zu stehen. Besser, wenn einer von uns dabei wäre.

Ali wusste nicht, welch einen Gefallen er mir damit tat, denn Julian würde garantiert unter ihnen sitzen.

Kurz vor siebzehn Uhr traf ich im Hotel ein und steuerte direkt zum großen Ballsaal, wo es in wenigen Augenblicken losgehen sollte. Der Raum war brechend voll und schlecht gelüftet. Überall standen Kameras, auf dem Boden lagen dicke Kabelstränge. Menschen drängten sich an mir vorbei, auf der Suche nach einem Platz. Ich schnappte portugiesische, französische und arabische Wortfetzen auf.

Die gesamte erste Reihe war für Journalisten vom jordanischen Staatsfernsehen reserviert. Dass die Konferenz live übertragen würde, wusste ich von Ali. Am vorderen Ende des Raumes befand sich ein langer Tisch für die Pressesprecher. Dahinter hing ein ausgerolltes Banner, auf dem die Logos der verschiedenen UNO-Organisationen nebeneinander abgebildet waren. UNICEF, UNHCR, WFP, WHO, UNFPA, UN, OCHA ....

Ich setzte mich in die letzte Reihe und hielt nach Julian Ausschau. Es dauerte nicht lange, da hatte ich seine hellen Haare inmitten des Durcheinanders entdeckt. Er stand am Fenster, mit dem Rücken zu mir, und telefonierte. An seiner Schulter hing die ausgebeulte Ledertasche, die er immer mit sich herumtrug. Genau in diesem Moment drehte er sich um und schaute mir direkt in die Augen, als hätte er meinen Blick gespürt. So verharrten wir eine Weile, zärtlich ineinander versunken. Ich vergaß den Lärm um mich herum, sah nur noch Julians Augen und in ihnen das Versprechen seiner Liebe.

Es war, als bräche mein altes Leben, auf dem ich so fest zu stehen geglaubt hatte, unter meinen Füßen weg. Zitternd senkte ich den Blick.

Nach der Konferenz wartete er am Saaleingang auf mich. »Magst du indisch?«, fragte er.

»Klar«, nickte ich und merkte, wie hungrig ich war.

»Wunderbar, lass uns gehen«, lachte er.

Während wir die Lobby durchquerten und auf das indische Restaurant zusteuerten, das auch Abena angepriesen hatte, sprachen wir in sachlichem Ton über die geschlossene Grenze und die in Amman gestrandeten Hilfsgüter. Dabei achteten wir darauf, keine verliebten Blicke auszutauschen und uns nicht zu berühren. Überall um uns herum waren Menschen, mit denen wir beruflich zu tun hatten. Mal grüßte ich jemanden im Vorbeigehen, mal Julian. Niemand durfte mitbekommen, wie wir zueinander standen.

Julian stoppte vor den Fahrstühlen und drückte auf den Knopf.

»Musst du vorher noch mal ins Zimmer?«, fragte ich.

Seine Augen blitzten vergnügt. Er beugte sich zu mir und wisperte: »Für uns gibt es ab heute nur noch Room Service.«

Die folgende Woche verging in einem einzigen Rausch. Manchmal war es mir, als sähe ich einen Film im Zeitraffer, mit mir selbst in der Hauptrolle. Und obwohl die Tage alle beinahe gleich verliefen, kam mir jeden Morgen alles aufregend, neu und anders vor.

Sobald der Muezzin in der Frühe begann, die Gläubigen an ihre Pflichten zu erinnern, schälte ich mich aus Julians Umarmung und schlüpfte unbemerkt in mein Zimmer, um mich zu duschen und für den Tag zurechtzumachen.

Nach einem hastigen Kaffee fuhr ich mit Abena ins Büro. Voller Enthusiasmus arbeiteten wir sowohl mit der syrischen als auch mit der jordanischen Regierung an der Errichtung humanitärer Korridore. Königin Rania war großartig und setzte sich umgehend für uns ein. Nur vier Tage später passierten die ersten Hilfskonvois die jordanische Grenze in den Irak. Wasser, Reis, Speiseöl, Zucker und Medikamente konnten nun endlich dorthin gelangen, wo sie am nötigsten gebraucht wurden.

Wir feierten den Erfolg mit einer Pressemitteilung, die bei der nachmittäglichen Konferenz für großes Aufsehen und eine dementsprechende Berichterstattung sorgte, und einer Flasche Rotwein – für die Muslime in unserem Team gab es Traubensaft.

Die Flüchtlingsströme, die die UN in ihrem Hilfsaufruf vorausgesagt hatte, blieben weiterhin aus, die im Sandsturm errichteten Wüstencamps leer. Dafür beunruhigten uns die Stromausfälle und die unterbrochene Wasserversorgung, unter der große Teile der Bevölkerung nach den Bombardierungen litten.

Jeden Tag um siebzehn Uhr wohnte ich der Pressekonferenz bei, und jeden Tag wartete Julian danach am Saaleingang auf mich. Schnell verschwanden wir in seinem Zimmer und gehörten nur noch uns.

Manchmal, wenn wir nach der Liebe im Bett lagen oder uns über das indische Gemüsecurry hermachten, das heiß und duftend auf einem Servierwagen angerichtet war, wurde mir bewusst, dass ich den ganzen Tag noch nicht an Elsa und Ralph gedacht hatte. Dann schämte ich mich im Stillen und machte mir Vorwürfe.

Aber Julian war so nah und alles andere so weit weg. Jeder Gedanke an meine Familie hinterließ einen unschönen Kratzer auf dem spiegelglatten Parkett der Leidenschaft, über das Julian und ich in die Ungewissheit wirbelten.

Trotz unserer körperlichen und emotionalen Intimität – oder vielleicht genau deshalb – vermieden wir es, über das Leben daheim zu reden. Ich fragte nicht nach London, er nicht nach New York. Genauso wenig wagten wir es, über *uns* und das, was im Sommer 1989 passiert war, zu sprechen. Auch unsere Zukunft wurde mit keinem Wort erwähnt. Bestimmt wäre es nur auf ein gegenseitiges Eingeständnis hinausgelaufen, dass es keine gab. Denn auch wenn ich mir mittlerweile vorstellen konnte, Ralph zu verlassen – mich von Elsa zu trennen, würde ich nicht übers Herz bringen. Und mit ihr nach London ziehen stand außer Frage, ich konnte sie doch nicht einfach aus ihrer vertrauten Umgebung reißen. Davon abgesehen, würde ich sie niemals ihrem Vater wegnehmen wollen.

Aber die Aussicht, ohne Julian weiterleben zu müssen, war fast ebenso furchterregend, die Erinnerung an die qualvolle Zeit mit Ralph nach Jerusalem noch zu frisch.

Immer wieder regte sich eine dünne Stimme in mir, die nicht aufhören wollte, an ein gutes Ende zu glauben. *Und wenn es doch eine Lösung gibt?*, säuselte sie. *Wenn Julian bereit wäre, nach New York zu ziehen? Könnte er nicht auch von dort für seinen Sender arbeiten?*

Eines Abends, während wir im Bett auf der BBC den siegesgewissen Vormarsch der amerikanischen Truppen verfolgten, hielt ich es nicht mehr aus. »Was passiert, wenn die Amerikaner Bagdad eingenommen haben?«

Er verstand sofort, dass ich nicht nach den politischen Umwälzungen des Landes unter amerikanischer Kontrolle fragte, sondern nach uns.

»Dann werde ich von dort berichten«, sagte er leise, ohne seinen Blick vom Fernseher abzuwenden. »Du sicherlich auch, oder?«

»Nicht unbedingt.« Meine Augenlider zitterten. Dass er in den Irak weiterziehen würde, sobald die Amerikaner Saddam Hussein besiegt hatten, war von vorneherein klar gewesen. Was ich machen würde, nicht. Internationale UNO-Mitarbeiter unterlagen strengen Sicherheitsregeln. Außerdem stand noch gar nicht fest, wie viel Personal wir im Irak benötigen würden. Es konnte auch sein, dass David mich zuerst nach New York zurückbeorderte.

Der Gedanke an unsere baldige Trennung bohrte sich wie ein Messer in mich. »Was wird mit uns?«, platzte es aus mir heraus.

Er holte tief Luft, griff nach der Fernbedienung und stellte den Fernseher ab. »Wir reden ein anderes Mal darüber, ja? Ich bin furchtbar müde.«

Sein Ton klang kühl und distanziert. So wie an unserem letzten Abend 1989 in New York, kurz bevor er die Stadt verlassen hatte und aus meinem Leben verschwunden war. Fröstelnd zog ich die Decke bis ans Kinn und drehte mich auf die andere Seite.

Mein Blick wanderte über das Durcheinander auf dem Schreibtisch. Sein Laptop lag dort, zusammen mit einem Diktiergerät und mehreren aufgeschlagenen Notizblöcken. Dazwischen türmten sich die Pressemitteilungen, die meine Kollegen jeden Tag während der Siebzehn-Uhr-Konferenz verteilten.

»Sei mir nicht böse«, hörte ich Julian hinter mir. »Ich bin gerade wirklich nicht in der richtigen Verfassung, um über so ein großes Thema zu sprechen.« Er rückte an mich heran, schob die Decke von meiner Schulter und küsste meinen Nacken. »Hast du Lust, am Wochenende irgendwohin zu fahren?«

Ich schwieg.

»Vielleicht ans Tote Meer?«, fuhr er fort. »Oder nach Petra, in die alte Felsenstadt?« Seine Hand fuhr zärtlich über meine Hüften. »Und dort reden wir über alles. Hier im Hotel geht das nicht. Alles erinnert mich an den Krieg, die Arbeit. Ich brauche Abstand.«

Seine Worte, zusammen mit den fließenden Berührungen seiner Hände, besänftigten meine Unruhe. Ich wandte mich um und schaute in sein kluges, markantes Gesicht. »Das wäre schön«, sagte ich, während ich mir vorstellte, wie Julian und ich Hand in Hand durch die in Gestein gehauene Wüstenstadt Petra spazierten. Dann fielen mir die Sicherheitsbestimmungen ein. »Leider dürfen UNO-Mitarbeiter Amman nicht verlassen«, seufzte ich stirnrunzelnd. »Interne Vorschriften.«

Er sah mir tief in die Augen, während seine Fingerspitzen über meine Schenkel glitten. »Ich möchte allein mit dir sein«, flüsterte er. »In einem Hotel ein Zimmer auf unsere beiden Namen buchen. Dich in einem Restaurant küssen, wenn mir danach ist, ohne Angst zu haben, dass sich die Kollegen das Maul über uns zerreißen.«

Ein hintergründiges Grinsen erschien auf seinem Gesicht. »Und dich nachts so lange lieben, bis die Sonne über der Wüste aufgeht.«

Eine Welle der Liebe erfasste mich. Ich zog seinen Kopf zu mir und küsste ihn. »Du willst also, dass ich sämtliche Regeln missachte und einen Rausschmiss riskiere?«

»Kein Mensch wird etwas mitbekommen«, murmelte er und schmiegte sich an mich. »Wir fahren Freitagmittag los, verbringen einen wunderbaren Tag, und Samstag früh sind wir wieder zurück.«

Er sollte recht behalten. Kaum jemand beachtete uns, als wir zwei Tage später nach dem Mittagessen gemeinsam das Hotel verließen und einen weißen Range Rover mit BBC-Logo bestiegen. Die kleine Reisetasche auf der Rückbank, in der unsere Waschbeutel und Kleidung für den nächsten Tag steckten, bemerkte niemand. Julian hatte sie bereits am frühen Morgen dort hingestellt, als er den Wagen vom Sender geholt hatte.

Wie in islamischen Ländern üblich, war auch in Jordanien der Freitag ein Ruhetag. Büros und Geschäfte hatten geschlossen, die Gläubigen versammelten sich zum großen Freitagsgebet in der Moschee. Unsere nächste Pressekonferenz würde erst wieder am Sonntag stattfinden.

Abena hatte ich gesagt, ich bräuchte dringend eine Pause und würde den Tag auf meinem Zimmer verbringen. Sie solle sich keine Sorgen machen, wenn ich nicht zum Essen erschien.

Diesmal setzte sich Julian selbst ans Steuer. »Wir wollen dem Fahrer doch nicht den heiligen Tag des Gebets nehmen«, scherzte er und warf mir einen zärtlichen Blick zu. »Außerdem möchte ich dich ganz für mich allein haben.«

Ich hatte nicht die geringsten Zweifel, dass Julian uns ohne Zwischenfall nach Petra bringen würde. Wenn sich einer auskannte, dann er. Davon abgesehen, gehörte Jordanien zu den stabilsten Ländern der arabischen Welt – selbst jetzt, während der heißen Phase des Irakkriegs, fühlte ich mich hier sicher.

Ein Chauffeur, ganz gleich wie diskret er gewesen wäre, hätte nur gestört.

Julian steckte den Schlüssel ins Zündschloss und ließ den Motor an. Fasziniert beobachtete ich die eleganten Bewegungen seiner Hände, während er das Auto durch den Kreisverkehr auf dem 3rd Circle lenkte. Wie ich seinen Körper liebte. Wie ich diesen Mann liebte.

»Die US-Streitkräfte sind gestern Nacht bis zum Bagdader Flughafen vorgerückt«, bemerkte Julian wie nebenbei. »Jetzt kann es nicht mehr lange dauern.«

»Ich weiß«, presste ich hervor. »Die Fernsehsender zeigen ja nichts anderes.« Ich ertrug es kaum, ständig von den Medien daran erinnert zu werden, dass unsere Tage hier gezählt waren. Er strich mir über die Wange. »Heute Abend reden wir in Ruhe über alles. Jetzt erst mal raus aus der Stadt.«

Wir fuhren durch die Zahran Street, vorbei am spanischen Konsulat und an der französischen Botschaft. Er fischte eine CD von The Cure aus dem Handschuhfach und schob sie in den Player. »Hier – der perfekte Song für uns.«

Als die rhythmischen Gitarrenbeats ertönten und Robert Smith *Friday I'm in Love* sang, wurde mir wieder leichter ums Herz. Julian drehte das Radio lauter und wippte mit dem Kopf im Takt zur Musik. »Dass die Engländer den Irakkrieg unterstützen, ist eine Schande. Aber Musik machen können sie«, meinte er augenzwinkernd und begann, laut mitzusingen. Seine fröhliche Laune wirkte ansteckend, kurz darauf stimmte auch ich mit ein.

»*I don't care if Monday's black. Tuesday, Wednesday, heart attack. Thursday, never looking back. It's Friday, I'm in love.*«

Wir hörten das Lied wieder und wieder, sangen immer lauter und fordernder mit, als sei der Text eine Erklärung für alles. Ein Manifest des Trotzes, um dem Leben und den Entscheidungen, die es uns abverlangte, die Stirn zu bieten.

Erst lange nachdem wir die Stadt hinter uns gelassen hatten, verstummten wir. Eine schroffe, bergige Landschaft tat sich vor uns auf, die sich terrassenartig ins Tal zog. Der Himmel war wolkenlos, am Horizont leuchteten Hügel weiß in der Mittagssonne. Im Schatten verdorrter Büsche suchten Wildziegen nach Grashalmen, und Männer in langen Kaftanen trieben abgemagerte Esel vor sich her.

Einen Moment lang hatte ich das Gefühl, die Wüste strecke ihre kräftigen, heißen Hände aus, um mich mitsamt meinen Ängsten und Schmerzen in sich aufzunehmen. Ob wir in dieser endlosen Weite die Antworten auf unsere Fragen finden würden?

»Wie ruhig es hier ist«, murmelte ich ergriffen, »wie friedlich.«

Julian nickte. »Als stünde die Zeit still. Kaum zu glauben, dass hinter den Bergen ein Krieg tobt.« Er lenkte das Auto auf eine sandige Straße, die kerzengerade bis zum Horizont führte. »Stell dir vor, heute Abend im Hotel werden wir die einzigen Gäste sein«, sagte er grinsend. »Die Touristen sind alle geflohen.«

»Petra ganz für uns allein?«, fragte ich ungläubig. Alles war so unwirklich und verrückt. Diese Landschaft. Dieser Krieg. Unsere Liebe.

Er nahm meine Hand, zog sie zum Mund und küsste sie. »Man wird uns wie das jordanische Königspaar empfangen.«

Sein Telefon klingelte.

»Bitte geh nicht ran«, bat ich, »du hast doch heute frei.«

Aber er hatte das Handy bereits aus seiner Westentasche gezogen und einen Blick auf das Display geworfen. »Das ist London«, sagte er, »da muss ich ran.«

Die Unterhaltung dauerte keine zwei Minuten. Julian antwortete in kurzen, abgehackten Satzfetzen; ich merkte sofort, dass etwas nicht stimmte.

Sobald er das Gespräch beendet hatte, steuerte er den Wagen an den Straßenrand und brachte ihn zum Stehen. »Es tut mir leid«, sagte er. »Wir müssen wieder zurück.«

Ich schrak zusammen. »Was ist passiert?«

»Die Amerikaner haben den Flughafen unter ihre Kontrolle gebracht. Sie stehen kurz vor Bagdad.« Er legte seine Hand auf meine. Sie war eiskalt. »Ich soll live über den Siegeszug berichten. Noch heute Nacht.«

Flughafen. Siegeszug. Bagdad. Worte wie Munition. Nun war er da, der Moment, der seit Tagen mit der Kraft eines Hurrikans auf uns zugerast kam.

Ich blickte durch die staubige Windschutzscheibe in die Ferne. Das Licht über den Hügeln war so hell, dass meine Augen schmerzten.

»Was wird aus uns?«, fragte ich mit tonloser Stimme.

»Johanna«, seufzte Julian. »Das ist jetzt …«

»Wieder nicht der richtige Zeitpunkt?« Mein Puls beschleunigte sich, das Blut pochte gegen die Schläfen. »Wann ist denn der richtige Zeitpunkt?«, rief ich aufgebracht.

Julian ließ den Kopf in die Lehne zurücksinken und stellte den Motor ab. »Verstehst du nicht, dass mich die Situation gerade ziemlich überwältigt?«

»Nein!«, schrie ich, »das verstehe ich nicht. Ich will eine Antwort. Jetzt.« Außer mir vor Wut schnallte ich mich ab, öffnete die Tür und stieß sie mit einem kräftigen Fußtritt bis zum Anschlag. »Sonst kannst du allein nach Amman zurückfahren.«

Er packte mich am Arm. »Bleib hier.«

»Lass mich«, rief ich, riss mich von ihm los und sprang aus dem Wagen.

Warme, trockene Luft schlug mir entgegen. Als sich meine Augen an das grelle Licht gewöhnt hatten, ging ich ein paar Schritte die Straße hinunter. Nirgendwo ein Auto. Keine Menschen, kein Geräusch. Nur Stille und Einsamkeit.

Ich lief querfeldein, auf die gewaltigen Felsformationen zu, die sich unweit der Straße erhoben. Unter meinen Füßen knirschte rotbraune, trockene Erde, die sich zusehends mit Sand vermischte. Ich ging weiter. Der Sand kroch in meine Sneakers, verteilte sich unter meinen Fersen. Luft und Wärme veränderten sich, es wurde trockener, heißer. Ich fühlte, wie die ewige Gegenwart der Wüste von mir Besitz ergriff.

Hinter mir näherten sich Schritte. Ich drehte mich um und sah, wie Julian auf mich zugelaufen kam. Ein paar Meter vor mir blieb er stehen.

»Du willst eine Antwort«, stieß er keuchend hervor. Sein Gesicht war gerötet, seine Stirn glänzte feucht. »Hast *du* denn eine? Würdest du alles stehen und liegen lassen und mit mir gehen?« Ein provozierendes Funkeln lag in seinem Blick.

Ich zog die Schultern ein. Elsas Bild schob sich zwischen uns. Ihr ausgelassenes Lachen, wenn sie sich über etwas freute, ihre verschlafene Stimme, morgens nach dem Aufstehen. Meine Brust zog sich zusammen.

Eine tiefe Furche erschien auf seiner Stirn. »Oder lässt du mich, sobald deine Familie nach dir ruft, wieder sitzen? So wie in Jerusalem?«

»Das war eine Panikreaktion«, stieß ich hervor, »ich war völlig überfordert, meine Tochter war krank ...« Sand kratzte zwischen meinen Zehen. »Und ich hatte Angst«, fügte ich hinzu. »Angst vor meinen Gefühlen. Angst vor einem Doppelleben. Vor den ständigen Lügen. Vor der Entfernung zwischen London und New York, und wie wir damit umgehen würden.«

»Ich weiß«, sagte Julian leise und seufzte. »Das, was zwischen uns ist, ist so groß. Einzigartig.« Etwas Zärtliches huschte über sein Gesicht. Einen Augenblick lang glaubte ich, dass alles gut werden würde. Dass wir einen Weg fänden.

Doch dann verdunkelte sich seine Miene wieder. »Du hast uns von Anfang an keine Chance gegeben«, erklärte er. »Damals, in New York, hast du dich auch gegen mich entschieden. Wie lange ist das jetzt her, vierzehn Jahre?«

Ich scharrte hilflos mit dem Fuß im Sand herum. Schließlich fasste ich mir ein Herz. »Dafür gab es einen Grund«, flüsterte ich in die Hitze. Es war, als glühten meine Worte in der Luft. »Ich war schwanger.«

Julian erbleichte. »Ist Elsa etwa …?«

Ich schüttelte den Kopf. »Sie ist Ralphs Tochter.«

»Bist du sicher?«

»Wir waren zusammen, bevor du und ich uns kennengelernt haben. Du weißt doch, das Hin und Her damals. Da muss es passiert sein, kurz vorher.«

Julian wischte sich über die Stirn. »Mein Gott. Warum hast du mir das nie gesagt?«

»Weil …« Mein Hals war wie zugeschnürt. Die Gedanken überschlugen sich. *Weil die Schwangerschaft genau das Quäntchen war, das ich gebraucht hatte, um die Waage in Richtung Familiengründung kippen zu lassen.* Nein, so konnte ich das nicht sagen. *Weil ich wusste, dass ich mich immer auf Ralph verlassen können würde, aber nicht, wo es mit dir hinging.* Nein, das würde Julian falsch verstehen.

»Weil ich deiner BBC-Karriere nicht im Weg stehen wollte«, brachte ich schließlich hervor.

»Was hat meine Karriere mit unserer Liebe zu tun?«, fragte er tonlos.

Ich blickte zu den Felsen, dann wieder zurück zu Julian. »Als ich von der Schwangerschaft erfuhr, hattest du gerade das Angebot erhalten, nach Ungarn zu gehen. Der Eiserne Vorhang war gefallen, und *du* solltest darüber berichten. Dann kam dein Ultimatum.« Szenen jenes Sommers flammten vor mir auf. Julians zorniges Gesicht. Sein *Entscheide dich endlich, Johanna. Ralph oder ich.* »Wenn ich mich für dich entschieden hätte, wärst du wohl in New York geblieben. Hättest Ralphs

Baby vielleicht sogar akzeptiert. Aber …« Tränen traten mir in die Augen. »Irgendwann hättest du es bereut, wegen mir die Chance deines Lebens verpasst zu haben. Und das hätte ich nicht ertragen.«

»Wie kannst du so etwas behaupten?«, fragte er barsch.

»Weil ich dich kenne.« Vorsichtig streckte ich meine Hand nach ihm aus. Doch er nahm sie nicht. Ein bedrücktes Schweigen breitete sich zwischen uns aus. Der Horizont flimmerte in der Mittagssonne.

Schließlich ergriff Julian das Wort. »Ich muss dir auch etwas sagen.« Er kickte einen Stein zur Seite und räusperte sich. »Nach deiner Abreise aus Jerusalem war ich davon überzeugt, dass wir uns niemals wiedersehen würden.« Er hob den Kopf und sah flüchtig zur Straße. »Daraufhin habe ich mit Claire eine Art Neuanfang gemacht. Wir sind in eine größere Wohnung gezogen.« Er machte eine kurze Pause. »Und ich habe der Adoption zugestimmt, die sie sich seit Langem wünscht.«

Mein Herz begann wie wild zu klopfen. Eine furchtbare Ahnung drängte sich in mir auf.

»Vor ein paar Tagen kam der Anruf, dass …«

»Hör auf«, rief ich wie betäubt, »ich will es nicht wissen.«

Julian schnaubte verächtlich. »Seit Tagen verlangst du die große Aussprache. Machst mir ein Geständnis, das mein ganzes Leben in Frage stellt.« Er vergrub die Hände in den Taschen. »Und jetzt ist dir alles zu viel?«

Er betrachtete seine Fußspitzen, schien über etwas nachzudenken.

Die Wüstenluft stülpte sich über mich wie eine Glocke. »Vielleicht hast du recht«, meinte er nach einer Weile. »Vielleicht hätte ich es bereut, wenn ich 1989 nicht nach Ungarn gegangen wäre. Aber jetzt …« Er trat einen Schritt auf mich zu. »Jetzt hat uns das Leben eine zweite Chance gegeben. Wir sollten sie nutzen. Trenn dich von Ralph und komm mit mir.«

Panik würgte mich bei der Vorstellung, mich mit Ralph um das Sorgerecht zu streiten. Elsa die Welt zu nehmen, in der sie aufgewachsen war, sie monatelangen elterlichen Streitereien und Machtkämpfen auszusetzen.

Julian blickte mich erwartungsvoll an. »Sag mir, dass du bei mir bleiben willst. Sag es mir ins Gesicht. Dann werde ich mich von Claire scheiden lassen.«

Wieder glomm ein Funken Hoffnung in mir auf. »Und dann? Würdest du ... könntest du dir vorstellen, nach New York zu ziehen?«

Er schnappte nach Luft. »Ich bin Kriegskorrespondent, Johanna, kein Modejournalist. Wir lassen uns nach Nairobi versetzen, dort gibt es Jobs für uns beide. Oder nach Asien.«

Ich wich zurück. Die Wahrheit, die plötzlich nackt und kalt wie eine Betonmauer zwischen uns stand, war genauso entsetzlich wie die Lüge. Wir liebten uns – aber ein gemeinsames Leben, das würde es niemals für uns geben.

Er trat noch näher an mich heran, umschloss meine Handgelenke. Doch er zog mich nicht an sich, wie sonst. Der Platz zwischen uns war so schmal. Und würde doch unüberbrückbar bleiben.

»Sag es mir«, wiederholte er.

Tränen rannen über meine Wangen. »Nein«, rief ich heulend. »Ich kann Elsa nicht verlassen. Nicht jetzt.« Es war, als risse ich mir das Herz aus dem Leib.

Er sah mir kurz in die Augen, und für den Bruchteil einer Sekunde glaubte ich zu erkennen, dass etwas in ihnen erlosch. Dann ließ er mich los, wandte sich ab und ging zurück zur Straße. Seine Schultern zuckten leicht. Ob auch er weinte?

Benommen folgte ich ihm. Die Felsen hatten jegliche Faszination verloren. Ich spürte nur die Sonne, die auf meinen Kopf knallte, und die Endgültigkeit meines Neins.

Als ich das Auto erreichte, saß Julian bereits bei laufendem

Motor am Steuer. Sobald ich eingestiegen war, wendete er den Wagen und fuhr zurück.

Wir redeten kaum ein Wort miteinander. Julian machte ein paar Anrufe, besprach logistische Details seiner Reise und legte die Abfahrt für achtzehn Uhr fest. Dann suchte er im Radio einen englischsprachigen Sender. Wir erfuhren, dass der britische Verteidigungsminister Geoff Hoon die Einnahme des Flughafens als »schweren psychologischen Schlag« für die Führung in Bagdad bezeichnet hatte. Und dass Bagdad seit vierundzwanzig Stunden ohne Stromversorgung war.

Ich starrte aus dem Fenster, doch statt der Landschaft zog mein Leben an mir vorbei, und irgendwann sah ich nur noch Staub.

Rund eine Stunde später standen wir wieder in der Lobby. Schon im Auto hatte ich meine Schlaf- und Waschsachen aus Julians Reisetasche genommen und in meine Handtasche gestopft. Wir verabschiedeten uns mit einem Nicken und wünschten uns Glück. Ich fühlte mich leer und einsam, brachte kaum ein Wort heraus.

Dann ging jeder seiner Wege. Julian nahm den Fahrstuhl, ich die Treppe.

Um achtzehn Uhr beobachtete ich vom Fenster meines Zimmers, wie er und seine Kollegen mehrere Geländewagen mit Taschen, Schlafsäcken und Kameras beluden.

Ich hatte nur Augen für Julian, nahm jede seiner Bewegungen in mich auf, um sie für immer in meine Erinnerung einzubrennen.

Auf einmal wandte er sich um und sah zu mir hoch. Unsere Blicke trafen sich, sein Schmerz verschmolz mit meinem, und einen letzten verzweifelten Moment lang waren wir wieder eins.

KAPITEL 9

Elsa, Sankt Goar 2023

Während Mutter erzählte, sah sie mich kein einziges Mal an, sondern starrte angestrengt aus dem Fenster. Als hätte sie Angst, in meinen Augen genau die Empörung und Abscheu zu lesen, die ich nur mit Mühe verbarg.

Auch das Wetter hatte verstanden, wie es in meinem Innersten aussah, und tobte erbarmungslos weiter. Bäume und Sträucher bogen sich im Wind, der Regen prügelte auf den Garten ein.

Bei dem Gedanken, dass Mutter damals nur aus Pflichtgefühl bei uns geblieben war, knotete sich mein Magen zusammen. Die Wahrheit tat verdammt weh, auch zwanzig Jahre später. *Besonders* zwanzig Jahre später. Was hatte sie uns alles vorgeheuchelt – Notfälle, Depressionen, Stress, miese Chefs, Deadlines.

Und jetzt erfuhr ich, dass es ihr nie wirklich darum gegangen war, die Welt zu retten, sondern um einen Mann. Einen Mann, den sie mehr geliebt hatte als Dad. Der mein Vater hätte werden können.

Ich dachte daran, wie ich früher heimlich in meinem Zimmer geweint hatte, wenn sie ihre Rückreise mal wieder nach hinten verschieben musste. Der Kummer meiner Jugend saß tief und fest in mir, wie ein kranker Zahn.

Und sie? Statt Dad und mich hatte sie die ganzen Jahre ihren englischen Lover vermisst.

Mein Jules. Dieses Leuchten in ihren Augen, als sie ihn beschrieb – heldenhaft, intelligent, unwiderstehlich. Über Dad hatte sie nie so gesprochen. Am liebsten hätte ich mir die Ohren zugehalten. Oder wäre aufgesprungen und in mein Zimmer zurückgerannt. Doch ich zwang mich, sitzen zu bleiben und bis zum Ende zuzuhören, so, wie sie es von mir erbeten hatte. So, wie es auch im Gericht meine Pflicht war, egal, wie schwer es mir manchmal fiel.

Als Mutter vom Abschied in Amman sprach und sich der Kummer von damals frisch in ihrem Gesicht abzeichnete, als wäre es erst gestern passiert, riss die Wolkendecke plötzlich auf. Erschöpft verharrten die Bäume in der Stille, erste Sonnenstrahlen blitzten hervor. Welch eine Ironie.

Mit einem Seufzer lehnte sie sich zurück und sah mir zum ersten Mal wieder in die Augen. »Ich glaube, für heute habe ich genug geredet«, erklärte sie, füllte sich ein Glas mit Wasser und trank es in geräuschvollen Schlucken aus. Ihre Haare waren mittlerweile getrocknet und fielen ihr in krausen Strähnen über die Schultern.

Ich schüttelte langsam den Kopf und ballte die Hände zu Fäusten. Versuchte, meine Gefühle zu ordnen. »Jahrelang hast du uns in dem Glauben gelassen, alles sei gut«, stieß ich in diesem harschen, abfälligen Ton aus, mit dem ich sie schon als Kind provozieren konnte. »Und jetzt erfahre ich, dass Dad und ich uns an eine Familie geklammert haben, die gar nicht existierte.«

»Ich habe es für dich getan«, flüsterte sie und ließ ihren Blick zurück zum Fenster wandern. »Um dich zu schützen. Und dich nicht zu verlieren.«

Ich verengte die Augen zu Schlitzen. »Wie rührend«, versetzte ich. »Mich ständig allein zu lassen, weil alles andere wichtiger ist. Uns jahrelang mit deinen Depressionen zu belasten. Das nennst du *schützen*?«

Etwas Stures trat in ihre Miene. »Wie lange willst du mir eigentlich noch vorhalten, was für eine miserable Mutter ich gewesen bin?« Die Heftigkeit in ihrer Stimme überraschte mich. »Ich hatte gehofft, wir könnten wie zwei erwachsene Menschen miteinander reden.«

Der alte Groll schäumte in mir hoch. »Ich bin aber nicht irgendjemand, bei dem du mit ein paar Schmachtsätzen dein Gewissen erleichtern kannst. Mich betrifft das schließlich! Unfassbar, was du mir da erzählst.«

»Viele Ehen gehen auseinander«, gab sie gleichmütig zurück. »Das ist ja nun wirklich nichts Ungewöhnliches. Schau dich doch mal um in deinem Freundeskreis.«

»Darum geht es doch gar nicht«, herrschte ich sie an, »sondern darum, dass Dad und ich immer nur zweite Wahl gewesen sind.« Ich schlug mit der flachen Hand auf den Tisch. »Und jetzt verlangst du auch noch Verständnis dafür. Von *mir*!« Ich sprang auf und trat ans Fenster. Der Garten strahlte wie frisch gewaschen, die ersten Vögel hatten ihren Gesang wieder aufgenommen.

»Das stimmt nicht«, wandte sie ein. »*Du* standst immer an erster Stelle. Und nur deshalb bin ich geblieben.«

Wie konnte sie so etwas behaupten? Meine Hände kribbelten vor Zorn. »Du machst es dir verdammt einfach«, schimpfte ich und versetzte dem dunkelroten Samtvorhang, der, wie eh und je, ordentlich zusammengeschoben neben dem Fenster hing, einen Hieb.

Ich hörte, wie sie hinter mir ihren Stuhl zurückschob und ein paar Schritte auf und ab ging. »Wenn du glaubst, dass das alles leicht für mich gewesen ist, irrst du dich«, erklärte sie mit einer Gelassenheit, die meine Nerven zum Vibrieren brachte. »Das Wichtigste für mich ist immer gewesen, dir dein Zuhause zu bewahren.«

Dicht hinter mir blieb sie stehen. »Wer es sich einfach

macht, bist du«, sagte sie. »Im Job immer voller Empathie und Güte, aber mich verurteilst du zu lebenslänglich. Merkst du nicht, wie widersprüchlich dein Verhalten ist?«

Ihre Worte, meine verletzten Gefühle und Szenen von früher prallten aufeinander, wirbelten und wogten in meinem Kopf hin und her. Der Garten vor mir begann sich leicht zu drehen. Verflixt, ausgerechnet jetzt. Ich hielt mich am Fenstergriff fest, um nicht einzuknicken, und starrte auf die Mirabellenbäume. Schweiß kroch unter meinem Haaransatz hervor. »*Empathie und Güte*«, wiederholte ich und spuckte die Worte aus wie altes Kaugummi. »Das sagt die Richtige.«

Meine Beine begannen zu zittern. Ich klammerte mich fester an den Griff. »Für jedes hungrige Kind in Afrika hattest du mehr Empathie als für mich. Zuerst wurde die Welt gerettet, egal, wie weit du dafür reisen musstest. Dann kam irgendwann ich.« Ein bitteres Lachen entfuhr mir. »Dad war dir egal. Hattest ja deinen Engländer. Dad wurde erst wieder interessant, als du krank wurdest und einen Pfleger brauchtest.«

»Was genau wirfst du mir eigentlich vor?«, fragte Mutter hinter mir, betont deutlich, als verstünde sie immer noch nicht, worum es ging. »Dass ich in meinem Beruf aufgeblüht bin, weil ich etwas verändern wollte? Oder dass dein Vater und ich uns auseinandergelebt haben?«

Ich drehte mich um und drückte mich rücklings gegen das Fenster. »Dass du null Rücksicht auf uns genommen hast«, erwiderte ich, ebenso deutlich. »Dass du deine vielen Missionen uns zuliebe nie einschränken oder verkürzen wolltest. Dass du dich ständig in gefährliche Situationen begeben hast und wir immer Angst hatten, dir könnte etwas zustoßen. Dass du dir keinen anderen Job gesucht hast, obwohl Dad dich so oft darum gebeten hat. Dass ...«

»Genug«, unterbrach sie mich scharf und verschränkte die Arme vor der Brust. »Das ist ja kaum auszuhalten. Du plapperst genau das nach, was Ralph mir früher immer an den Kopf geworfen hat. Wahrscheinlich hat er jede Gelegenheit genutzt, um dich gegen mich aufzuhetzen.«

»Hat er nicht«, widersprach ich, obwohl sie nicht ganz falschlag. Nach der Scheidung hatte sich Dad oft über Mutters Egoismus beklagt. Aber das würde ich ihr jetzt nicht auf die Nase binden. »Ich bin alt genug, um mir meine eigene Meinung zu bilden«, sagte ich stattdessen. Meine Schläfen pulsierten.

»Als du damals im Krankenhaus lagst, bin ich sofort zu dir gekommen«, ereiferte sich Mutter.

Ich warf ihr einen höhnischen Blick zu. »Ich musste erst todkrank werden, damit du dich an mich erinnerst.«

Mutter stampfte mit dem Fuß auf, wie ein trotziges Kind. »Wie naiv bist du eigentlich?«, rief sie. »Meine Dienstreisen nach Lust und Laune abkürzen. Mitten in einer humanitären Krise, wenn die Operationen endlich angelaufen sind, einfach wieder nach Hause fliegen?« Sie warf die Hände in die Luft. »Du lässt deine Mandanten doch auch nicht nach der ersten Anhörung im Stich. Oder wechselst deinen Beruf, weil dein Freund mit deinen Arbeitszeiten nicht klarkommt.« Ihre Stimme überschlug sich fast vor Rage. »Davon abgesehen, bist du keinen Deut besser. Sämtliche deiner Beziehungen sind nach ein paar Jahren in die Brüche gegangen.«

Es war, als zöge mir etwas den Boden unter den Füßen weg. Ich dachte an Niklas. An den Tag, an dem ich ihm gesagt hatte, dass ich mich von ihm trenne. Sein trauriges Gesicht, sein geflüstertes »Tu das nicht«.

»Lass meine Beziehungen gefälligst aus dem Spiel«, fauchte ich und presste die Beine aneinander, um das Zittern zu stoppen.

Mutter strich sich über das Gesicht und sah mich an. »Jahrelang habe ich versucht, dir nahe zu sein«, sagte sie nach einer kurzen Pause. »Die verlorene Zeit wiedergutzumachen. Aber du hast mich stets zurückgewiesen. Immer war dir alles zu viel, zu eng. Meine Fragen hast du nur unwillig beantwortet, Berührungen vermieden. Noch nicht einmal umarmen durfte ich dich. Schließlich habe ich ... *musste* ich es akzeptieren.«

Ihr Selbstmitleid vertrieb Niklas aus meinen Gedanken. »Du sprichst von deinen halbherzigen Versuchen, das, was du während deiner wochenlangen Abenteuerreisen versäumt hast, an einem Wochenende nachzuholen?«, hakte ich betont sarkastisch nach. »Hast du damals ernsthaft geglaubt, mit einem selbstgekochten Abendessen und ein paar Streicheleinheiten kannst du dich wieder bei mir einschmeicheln? Alles, was mich betraf – Ballett, erster Liebeskummer, Schulaufführungen –, war doch nur langweiliger Kleinkram für dich. Lieber in Afrika die große Heldin spielen.« Ich zupfte genervt an dem dicken Vorhangstoff herum. »Wir sind wohl wieder da gelandet, wo wir angefangen haben. Du machst es dir eben zu einfach.«

»Das ist unfair.« Ihr Gesicht verhärtete sich. »Verletzend und unfair. Du bist doch diejenige, die wie besessen arbeitet. Bis zum totalen Zusammenbruch im Gericht.«

Wie Hagelkörner schlugen ihre Worte auf mich ein. Mein letzter Rest an Selbstbeherrschung fiel in sich zusammen. »Ich habe auch kein Kind!«, rief ich erbost. »Kein kleines Kind, das ich ständig verlasse. Kein Kind, das sich nachts mit dem Pulli seiner Mutter in den Schlaf weint, weil es sie vermisst. Und noch nicht weiß, dass es sie immer vermissen wird.« Eine abgründige Trauer überkam mich, als ich an Mutters weißen Kaschmirpullover dachte, den ich als Kind in meinem Bett versteckt gehalten hatte, weil er so gut nach ihr roch. Ich warf die Hände vor das Gesicht und brach in Tränen aus.

Mutter stürzte auf mich zu. »Liebes«, flüsterte sie, während sie die Arme um mich schlang. »Ich möchte nicht länger streiten. Wir gehören doch zusammen.«

Ich schob sie kraftlos von mir. Meine Hände waren feucht, Tränen strömten mir über die Wangen. »Wäre ich bloß nicht hierhergekommen«, schluchzte ich und wischte mir mit zitternden Fingern die Haare aus der Stirn. »Lass mich einfach in Ruhe.« Ich verließ den Raum, warf die Tür hinter mir zu und schloss mich in meinem Zimmer ein.

Morgendliches Vogelgezwitscher drang durch die verriegelten Fenster und weckte mich. Ich tastete nach meinem Telefon, das auf dem Nachttisch lag, und warf einen Blick auf das Display – kurz vor sieben. Mit einem Seufzer ließ ich mich ins Kissen zurücksinken. Ich fühlte mich wie gerädert. Meine Beine waren schwer und mein Kopf summte, wie jeden Morgen, wenn ich nachts lange wach gelegen hatte.

Erinnerungsfetzen von gestern kamen zurück – Mutters Beichte, unser Streit, meine Tränen. Am liebsten hätte ich das Haus auf der Stelle verlassen und wäre ins Hotel umgezogen. Doch allein die Vorstellung, aufzustehen, mich anzuziehen und den Koffer, den ich vor zwei Tagen endlich ausgeräumt hatte, jetzt wieder zu packen, überforderte mich.

Und dann die Suche nach einer passenden Unterkunft. Ob in dem Hotel, das Mutter vor meiner Anreise für mich ausgesucht hatte, auf die Schnelle noch ein Zimmer frei war? Würde ich mich da überhaupt wohlfühlen? Die Pensionen, die ich in Den Haag gegoogelt hatte, lagen entweder zu weit weg von Tonis Haus oder waren so einfach, dass sie nicht einmal einen Zimmerservice anboten. Der Gedanke, zusammen mit einer Horde lärmender Rheintouristen morgens im Frühstücksraum zu hocken und Marmelade aus kleinen Alutöpfchen zu kratzen, war abschreckend. Aber das luxuriöse Schloss Rheinfels verlangte in der Hochsaison völlig absurde Preise, eine Ferienwohnung für Selbstversorger war mir zu anstrengend, und das kleine Hotel in der Altstadt befand sich mitten auf dem lauten Marktplatz, wo bis spätabends Bier ausgeschenkt wurde.

Ich verwarf die Idee, mir ein Hotel zu suchen, steckte die Kopfhörer in die Ohren und suchte die Präludien und Fugen, die ich mir auf Silvias Anregung hin aufs Telefon geladen hatte. Sobald die ersten Töne durch die Stöpsel drangen, fühlte ich mich besser. Silvia hatte recht. Etwas wunderbar Tröstendes lag in dieser streng geordneten Musik. Sie war wie das Rheintal mit seinen tausendjährigen Burgen. Unbeugsam. Ewig. Ich schloss die Augen und gab mich den Bach'schen Klängen hin.

Als das dritte Stück zu Ende war, hörte ich, wie Mutter die Treppe hinunterstieg und sich meinem Zimmer näherte. Ich drückte auf Pause, freute mich auf den Kaffee. Doch statt das Frühstück wie sonst einfach nur vor meiner Zimmertür zu deponieren, klopfte sie heute an. Ich drehte mich auf die andere Seite, zog die Decke über die Schultern und tat, als schliefe ich.

Sie klopfte erneut. »Elsa?«

Ich reagierte nicht.

Scheppernd stellte sie das Tablett auf dem Boden ab. »Gleich kommen die Handwerker, danach gehe ich einkaufen«, verkündete sie durch die geschlossene Tür. »Außerdem habe ich um elf einen Termin in Boppard.«

»Okay«, murmelte ich, erleichtert, dass sie sich entschieden hatte, draußen zu bleiben.

»Bis später«, rief sie. Ihre Schritte entfernten sich.

Ein paar Minuten später öffnete ich die Zimmertür, um das Tablett zu holen. Es klingelte. Mutter war bereits an der Haustür und machte auf.

»Morgen, Frau Glück«, dröhnte Milosz' Stimme durchs Treppenhaus. »Tut mir leid, dass wir gestern nicht kommen konnten. Aber nach dem großen Sturm waren mehrere Straßen gesperrt.«

»Ja, das war ziemlich heftig gestern«, hörte ich Mutter sagen und fragte mich unweigerlich, ob sie dabei ans Wetter oder unseren Streit dachte. Ich bückte mich nach der Kaffeetasse.

»Übrigens – die Küchenfirma hat vorhin angerufen«, berichtete Mutter. »Es gibt Probleme mit den Schränken.«

Ich horchte auf und ging, den Becher in der Hand, auf Zehenspitzen ein paar Schritte den Flur entlang, um die Unterhaltung besser mitverfolgen zu können.

»Was für Probleme?«, fragte Milosz. »Die Schränke sollten doch längst fertig sein.«

»Bei der Produktion ist leider etwas total schiefgelaufen«, erklärte Mutter. »Die Maße stimmen nicht. Alles einen Zentimeter zu breit.«

Andrei murmelte etwas, was ich nicht verstand.

»Wie konnte denn so was passieren?«, rief Milosz aufgebracht.

»Irgendwer hat nicht aufgepasst«, gab Mutter resigniert zurück, »und jetzt verzögert sich alles um weitere sechs Wochen.«

»Oder länger«, meinte Milosz und stieß etwas auf Polnisch aus, das sich wie ein Fluch anhörte. »Die Ferienzeit fängt an, bald sind alle im Urlaub. Das bringt unseren gesamten Arbeitsplan durcheinander. Wir sind schon dabei, den nächsten Auftrag vorzubereiten.«

Einen Augenblick lang überlegte ich, ob ich mich über den Fehler der Küchenfirma freuen oder ärgern sollte. Natürlich empfand ich eine gewisse Schadenfreude – sie hätte Tonis Schränke ja einfach behalten können, dann wäre das alles nicht passiert. Andererseits war ich nun bis zu meiner Abreise auf ihre Tablett-Mahlzeiten angewiesen. Der Campingkocher stand in Mutters umfunktioniertem Schlaf-Esszimmer, und dort würde ich bestimmt nichts kochen.

Ich trank einen Schluck Kaffee. Vielleicht sollte ich diese Gelegenheit nutzen, die Küchenrenovierung noch einmal mit ihr zu besprechen. Wäre auch ein guter Zeitpunkt, Tonis alten Herd aus der Garage zu holen.

Schon wollte ich wieder in mein Zimmer gehen, da hörte ich, wie Milosz sich verlegen räusperte. »Da ist noch etwas, was ich mit Ihnen besprechen wollte, Frau Glück.«

Ich blieb wie angewurzelt stehen und lauschte.

»Schießen Sie los«, sagte Mutter mit einem Anflug von Ungeduld.

»Sie sollten darüber nachdenken, die Heizung zu ersetzen.«

»Warum das denn? Ist sie kaputt?«

»Noch nicht. Aber der Heizkessel ist total veraltet und sollte ausgewechselt werden. Sonst könnten Sie im Winter eine böse Überraschung erleben. Na ja, und mit der ganzen Klima-Diskussion und dem neuen Heizungsgesetz wäre es besser, gleich ganz auf ein nachhaltiges System umzusteigen.«

Mutter stöhnte laut auf. »Und was haben Sie sich so vorgestellt?«, fragte sie zögernd, als würde sie im Kopf bereits die horrenden Kosten berechnen, die auf sie zukamen.

»Eine Wärmepumpe, zum Beispiel«, meinte Milosz. »Aber dafür müsste das Haus vorher natürlich gedämmt werden.«

»Gedämmt?«, wiederholte sie. In ihrer Stimme schwangen Unsicherheit und Argwohn mit.

Fast tat sie mir leid. Woher sollte sie das alles wissen? Ich dachte an New York und das unterirdische Dampfheizungssystem, mit dem dort seit eh und je die meisten Gebäude versorgt wurden. Dampf, der an undichten Stellen aus Gullydeckeln stieg.

»Sie werden neue Fenster brauchen«, erklärte Milosz, »und ein gut isoliertes Dach.«

»Aha. Und ... was kostet so eine Pumpe?«

»Ich bin kein Heizungsexperte«, gab Milosz ausweichend zurück. »Aber mit vierzigtausend Euro müssen Sie mindestens rechnen.«

In der Sekunde der Stille, die darauf folgte, konnte ich förmlich spüren, wie Mutter die Luft wegblieb. »Ich lasse mir das durch den Kopf gehen«, meinte sie schließlich. »Und jetzt muss ich wirklich los.«

»Alles klar«, brummte Milosz. »Wir machen dann mal mit Ihrem Schlafzimmer weiter. Heute und morgen werden wir den Boden abschleifen und nächste Woche die Wände streichen. Dann brauchen Sie nicht mehr im Esszimmer zu schlafen.«

Ich hastete zurück, hob das Tablett auf und schlüpfte in mein Zimmer.

Sekunden später hörte ich die Männer den Gang entlangstapfen. Kurz darauf warfen sie eine laut dröhnende Maschine an, gegen die auch Bachs Wohltemperiertes Klavier nicht ankam – egal wie laut ich die Musik stellte.

Verärgert warf ich das Telefon beiseite, sank auf den nächsten Stuhl und betrachtete die Frühstücksutensilien vor mir auf dem Tisch: ein Teller, eine Tasse, ein Messer, ein Schälchen Marmelade. Stillleben der Einsamkeit. Ob ich jemals wieder an einem Tisch sitzen würde, der für zwei gedeckt war? Kaum vorstellbar. Nichts in meinem Leben passte mehr zusammen. Meine Karriere lag auf Eis, mein Traum mit Niklas war zerstört. Nirgendwo kam ich zur Ruhe, niemand erwartete mich.

Vereinzelte Sonnenstrahlen fielen durch die Ritzen in den Fensterläden und warfen helle Streifen an die Wand. Abgestandene Zimmerluft legte sich auf meine Lungen. Nebenan rumpelte die Schleifmaschine über das Holzparkett. Ich spürte die Leere in mir wie einen pulsierenden Schmerz.

Auf einmal explodierte das Engegefühl in meinem Herzen. Der Lärm nebenan, dieses ganze beschissene Leben – es war nicht auszuhalten. Ich sprang so heftig auf, dass der Stuhl nach hinten kippte, und versetzte dem Tablett einen kräftigen Stoß. Mit einem lauten Schlag krachte es auf den Boden. Teller und Tasse zersprangen, Brötchen rollten unter das Bett, Kaffee floss über den Boden.

Ohne mich um die Scherben zu kümmern, zerrte ich das erstbeste Sommerkleid aus dem Schrank und streifte es über. Dann hastete ich in Tonis froschgrünes Bad und drehte den Wasserhahn auf. Wie jeden Morgen prustete er lautstark, bevor er das Wasser in unregelmäßigen Spritzern ausstieß. So schwer ich mich tat, Mutter recht zu geben, aber das Bad musste wirklich saniert werden. Und die Kacheln – na ja, wenn ich ehrlich war, würde ich die auch nicht behalten wollen.

Ich wusch mir das Gesicht und fuhr mit der Bürste durch mein Haar.

Drei Minuten später stand ich mit Handtasche, iPhone und Stöpseln in den Ohren auf der Heerstraße. Im Takt der klopfenden Arpeggien des d-Moll-Präludiums lief ich entschlossenen Schrittes in Richtung Stadtzentrum, passierte Souvenirgeschäfte voller Kuckucksuhren, Schlüsselanhänger und Miniatur-Loreleyfelsen.

Am Straßenrand türmten sich zerquetschte Blätter, Blüten und Zweige, die der Sturm gestern von den Bäumen gefegt hatte. Doch der Himmel leuchtete in reinem Blau, und neben mir glitzerte der Rhein verheißungsvoll.

Als ich die Anlegestelle der großen Linienschiffe erreicht hatte, ließ ich mich auf eine Bank fallen. Ich spürte ein Ziehen in der Seite, das zügige Gehen hatte mich erschöpft.

Eine Reisegruppe, alles Leute im Alter meiner Mutter, lief lachend und schwatzend an mir vorbei, bevor sie, mit Selfie-Sticks und breiten Sonnenhüten ausgerüstet, ein zweistöckiges Ausflugsschiff bestieg.

Warum eigentlich nicht?, fuhr es mir durch den Kopf, angespornt von den munteren Gesichtern. Früher hätte ich über eine solche Idee die Nase gerümpft. Heute sah ich nur ihre Vorzüge. Auf einem Schiff zu sitzen erforderte keinerlei Anstrengung, und ich würde die atemberaubende Landschaft in vollen Zügen genießen können.

Ich schaltete die Musik ab und kaufte mir ein Ticket bis nach Bacharach. Das zwischen Weinbergen eingebettete Städtchen mit seinen uralten Fachwerkhäusern und Kopfsteingassen hatte schon immer zu meinen Lieblingsorten gehört. Früher war ich manchmal mit Toni dorthin gefahren. Bei einem großen Eisbecher mit Sahne hatten wir uns ausgemalt, wie das Leben hier wohl im Mittelalter ausgesehen hatte.

Über eine schmale Gangway lief ich an Bord und suchte mir einen Sitzplatz auf dem Freideck – direkt an der Reling, wo ich einen ungehinderten Blick über das Wasser hatte. Das Schiffshorn stieß einen dröhnenden Signalton aus, dann legten wir ab.

Die Reisegruppe hatte sich nach drinnen ins Bordrestaurant verzogen. Durchs Fenster sah ich, wie die Kellnerin mit einem Tablett voller Biergläser von einem Tisch zum nächsten eilte.

Deutsches Bier, Rheinlegenden und Fachwerkhäuser. Ein Bild, so einfach und abgedroschen, dass es weh tat.

Aber die Region lebte davon, und nach der langen Woche in Tonis Haus fühlte es sich gut an, für ein paar Stunden Teil dieses Klischees zu werden. Es erinnerte mich an früher, als das Leben noch sorglos, meine Träume groß und die Probleme klein waren.

Die Luft roch nach Fluss, warmer Wind blies mir ins Gesicht, unter mir plätscherte das Wasser. Schützend legte ich die Hand vor die Augen und blickte über meine geliebten Steilhügel, auf denen sich die Rebacker zartgrün und viereckig bis zum Horizont erstreckten. Ganz oben thronte eine Burgruine. Ihre Fahne flatterte fröhlich im Wind, als winkte sie mir zu. Ein ungewohntes Gefühl der Ruhe überkam mich, und einen Moment lang nahm ich einfach nur die schöne Stimmung in mich auf.

Der große Lautsprecher, der über den Sitzreihen hing, begann laut zu knacken. Kurz darauf begrüßte eine weibliche Stimme die Fahrgäste in sechs verschiedenen Sprachen und verkündete, dass wir gleich die Loreley umfahren würden.

Ein Raunen ging durch die Reihen. Gespräche verstummten, Kameras und Smartphones wurden gezückt. Einige Passagiere verließen ihre Plätze und drängten sich an die Reling auf der Backbordseite, um die tückische Flusspassage, an der die Schieferwand über hundert Meter in die Höhe ragte, besser sehen zu können.

Unterdessen zitierte die Lautsprecherstimme die berühmte Loreley-Ballade von Clemens Brentano. Toni hatte mir als Kind oft von der schönen Zauberin erzählt, die Männern den Verstand raubte und ihnen stets den Tod brachte. Ihr Herz gehörte einzig und allein dem Ritter Eberhard. Doch der zog in einen Krieg, aus dem er nie wieder zurückkehrte. In der Ballade nahm sich Loreley schließlich selbst das Leben, indem sie sich in den Rhein stürzte.

Toni war mit diesem Ende gar nicht einverstanden gewesen und hatte sich kurzerhand ein neues einfallen lassen. In ihrer Version wurde Loreley erlöst. Eberhard kam als glorreicher Sieger heim, heiratete seine Liebste und zog mit ihr auf eine stattliche Burg. Lächelnd blinzelte ich in die Sonne.

Dann musste ich an Mutter denken, an ihre große unerfüllte Liebe, den Kummer, den sie mit niemandem hatte teilen können. Mein Lächeln gefror. Liebesgeschichten schienen nur dann gut auszugehen, wenn man sie neu erfand, so wie Toni. Zu erfahren, dass Mutter Dad nur deshalb geheiratet hatte, weil sie bereits mit mir schwanger gewesen war, hatte mich zutiefst verletzt. Bestürzt. Enttäuscht. Und meinen Groll gegen sie ins Unendliche gesteigert.

Doch jetzt, vierundzwanzig Stunden später, während alte

Burgen und sagenumwobene Felsen an mir vorbeiglitten, geriet ich ins Grübeln.

Vielleicht war meine gestrige Reaktion zu voreilig, zu schroff gewesen. Vielleicht hätte ich ihre Geschichte erst einmal nur in mich aufnehmen und darüber nachdenken sollen. Mich in Mutters Situation hineinversetzen. Ihr die Empathie zeigen, die sie erwartet hatte. Ich hätte es versuchen können. Wenigstens ein ganz kleines bisschen.

Aber nein, wie immer, wenn ich mich angegriffen und missverstanden fühlte, holte ich sofort zum Gegenschlag aus. Als ginge es darum, einen Prozess zu gewinnen.

Und was sie über meine eigenen Beziehungen gesagt hatte – ganz falsch hatte sie nicht gelegen. Keine hatte länger als zwei Jahre gehalten. Und keiner dieser Männer war es wert gewesen, um ihn zu kämpfen.

Außer Niklas. Mit ihm hatte es sich anders angefühlt. Richtig. Auch dann noch, als es auseinandergebrochen war. Doch um ihn hatte ich nicht gekämpft. Anstatt über meinen Schatten zu springen, hatte ich mich in meinen sicheren Kokon aus Zweifeln, Ängsten und Hemmungen zurückgezogen und so lange darin verharrt, bis es kein Zurück mehr gegeben hatte.

Ich betrachtete das dunkle Wellenspiel des Wassers und bedauerte, dass Niklas und ich es nie geschafft hatten, zusammen nach Sankt Goar zu fahren. Die Gegend hätte ihm gefallen, und Toni wäre begeistert von ihm gewesen. Doch jedes Mal, wenn wir einen Besuch geplant hatten, war etwas dazwischen gekommen. Ein Termin am Gericht, der sich nicht verschieben ließ, eine Dienstreise oder meine beginnenden körperlichen Beschwerden. Und dann war es auf einmal zu spät gewesen.

Was er wohl gerade machte? Ob er jemanden kennengelernt hatte? Der fürchterliche Zwischenfall, der zu unserer Trennung geführt hatte, lag nun schon über drei Monate zurück. Niklas war ein attraktiver, unternehmungslustiger Mann mit einem großen Freundeskreis. Es wäre nur allzu verständlich, wenn er bereits in einer neuen Beziehung steckte. Ein Frösteln huschte über meine Arme. Niklas mit einer anderen Frau – die Vorstellung tat weh.

Ein jähes Bedürfnis, seine Stimme zu hören, meldete sich in mir. Fast schon automatisch glitten meine Finger in die Tasche, zogen das iPhone heraus und suchten nach Niklas' Nummer. Doch als sein Foto auf der Kontakte-App erschien und ich in seine freundlich zwinkernden Augen blickte, verließ mich der Mut wieder. Bestimmt war er gerade in einer Besprechung, ich würde ihn nur stören. Vielleicht später. Beschämt warf ich das Gerät in die Tasche zurück.

»Wooow«, stieß der Mann neben mir aus, so laut und überwältigt, dass ich vor Schreck zusammenfuhr. Er schob seine Baseballkappe aus der Stirn und reckte das Kinn. »Schau, Honey – da drüben«, rief er seiner Begleiterin in breitem Texanisch zu und deutete schräg an mir vorbei auf den Fluss. Mein Blick folgte seinem Zeigefinger, und ich sah, dass unser Schiff gleich an Burg Pfalzgrafenstein vorbeifahren würde, einer auf einer schmalen Felseninsel errichteten Burg aus dem vierzehnten Jahrhundert. Mitten im Rhein und mit ihren steilen weißen Mauern, die vorne spitz zusammenliefen, sah sie selbst wie ein Schiff aus. Ein riesiges, steinernes Schlachtschiff. »1327 von Ludwig dem Bayern errichtet, diente Burg Pfalzgrafenstein bis 1866 als Zollstation«, plärrte es leicht verzerrt aus dem Lautsprecher, bevor derselbe Satz auf Englisch wiederholt wurde.

»Wie cool«, tönte es neben mir. Der Mann hielt sein Smartphone hoch, um die Burg darauf zu verewigen. »Das wird der Megahit auf Instagram«, setzte er hinzu und wippte aufgeregt mit den Beinen. Als er sah, dass ich ihn beobachtete, nickte er mir freundlich zu und streckte den Daumen nach oben. Ich grinste still in mich hinein. Rheinromantik im einundzwanzigsten Jahrhundert.

Meine Gedanken kehrten zu Mutter zurück. Was sie wohl angetrieben hatte, nach über dreißig Jahren in New York alles stehen und liegen zu lassen und nach Deutschland zurückzugehen? Die Stadt der unbegrenzten Möglichkeiten für ein verschlafenes Kaff am Rhein einzutauschen? Das Erbe allein konnte es doch nicht gewesen sein.

Natürlich sehnte auch ich mich danach, mehr Zeit in Sankt Goar zu verbringen. Tonis Haus, mit dem ich so viele kostbare Erinnerungen verband, musste um jeden Preis erhalten bleiben. Vielleicht würde ich es irgendwann, sollte dieser Wunsch in Erfüllung gehen, meinen Kindern weitergeben.

Aber das ganze Jahr über hier zu leben – und wovon? –, das konnte ich mir beim besten Willen nicht vorstellen. Nicht jetzt und auch nicht zu einem späteren Zeitpunkt.

Sommerferien am Rhein waren herrlich. Es gab etliche Möglichkeiten, die Gegend zu erkunden und zu genießen, und ein reichhaltiges Angebot aus Mittelaltermärkten, Weinproben, Ritterspielen und Burgkonzerten. Aber was würde Mutter hier im Winter machen? Wenn die Touristen fort waren, grauer Nebel über dem Rheintal hing und viele Hotels und Restaurants ihren Betrieben geschlossen hatten?

Selbst Toni war es am Ende, als sie nicht mehr so gut laufen konnte und viele ihrer Bekannten weggezogen waren, schwer gefallen, die trüben Wintermonate zu überstehen. Auch sonst hatte sie in den letzten Jahren weniger von den Reizen und häufiger von den Schattenseiten des Lebens hier gesprochen. Von den zahllosen Personen- und Güterzügen, die Tag und Nacht an beiden Rheinufern entlangsausten und vielen Anwohnern das Leben zur Hölle machten. Von den Hartsteinwerken, die eine immer tiefere Wunde in die liebliche Landschaft baggerten, um den wertvollen Schiefer in die Niederlande zu exportieren. Vom Bevölkerungsschwund, von der Verödung der Ortskerne und dem stetig schrumpfenden Weinbau. Ob Mutter sich das alles gut überlegt hatte?

Wahrscheinlich würde sie sich auf ihre Arbeit stürzen, überlegte ich grimmig. Das hatte ja schon immer bestens bei ihr funktioniert, um den unschönen Seiten des Lebens zu entfliehen.

Zumindest schien sie zu wissen, was sie wollte. Ich dagegen wusste überhaupt nichts mehr. Ich steckte fest, wie ein Karren im Sumpf. Mein Körper streikte, mein Kopf drehte sich im Leerlauf. Früher hatte ich mir meine Zukunft immer neben Niklas in Den Haag ausgemalt. Von zwei Kindern hatten wir geträumt, von einem kleinen Haus in der Stadt und einer Liebe, die alle Krisen überstand.

Wenn ich jetzt an Den Haag dachte, sah ich außer meiner unaufgeräumten Wohnung und einem leeren Kühlschrank nichts.

Die Vorstellung, jemals wieder ein normales Leben zu führen, erschien mir geradezu absurd. Was war überhaupt noch *normal*? Wie wollte ich leben? Wo? Und mit wem? Vielleicht würde ich für immer alleine bleiben. Auszuschließen war das nicht, nach den vielen missglückten Beziehungen, die hinter mir lagen. Aber besser als den Falschen zu heiraten, so wie Mutter, war es allemal.

Und was meine Karriere betraf – ob Robert mich zurück in sein Team holen würde, stand in den Sternen. Wenn ja, würde ich bis dahin überhaupt wieder gesund sein?

Ein großes, aufdringliches Fragezeichen hing über allem, was bis vor Kurzem noch selbstverständlich gewesen war.

Ich blickte auf den Rhein, beobachtete die Strömung. Käme doch mein Leben endlich wieder in Bewegung, so wie das Wasser unter mir. Immer im Fluss, immer unterwegs zu neuen Ufern.

Eine halbe Stunde später erreichten wir Bacharach. Hinter der Touristengruppe, die nach ihrer Bierpause ein gehöriges Stück lauter und lustiger geworden war, schlenderte ich von Bord.

Sobald ich die Altstadtsilhouette mit ihren Giebeln und Türmen erblickte, war die Schwermut von eben verflogen. Mein Herz hüpfte. Vor mir lag der Marktturm, etwas weiter hinten erkannte ich die Spitze der Peterskirche und oben auf dem Hügel, zwischen Reben und dicht bewachsenen Schieferhängen, thronte Burg Stahleck.

Ich erinnerte mich daran, wie fasziniert ich von dieser Aussicht gewesen war, als ich vor vielen Jahren mit Toni hier zum ersten Mal gestanden hatte.

Nach einem kurzen Spaziergang erreichte ich das Zentrum. Lautes Touristentreiben empfing mich und dämpfte meine Vorfreude wieder. So lebhaft war es früher nie gewesen. Besucher aus allen Ecken der Welt zwängten sich durch die schmalen Gassen voller Eisdielen, Geschenkläden und Weinstuben.

Obwohl die Turmuhr der Peterskirche erst kurz nach elf anzeigte, waren die schönsten Plätze auf den Restaurantterrassen bereits besetzt. Pensionäre gönnten sich ein Gläschen Riesling, Familien mit zappelnden Kindern scharten sich um englischsprachige Menütafeln, die überall vor den Gasthäusern standen, und eifrige Kellner brachten ihren Gästen Teller mit Wiener Schnitzel und Pommes an die Tische.

Meine Handtasche wie ein Schutzschild vor die Brust gepresst, kämpfte ich mich durch die Oberstraße. Schließlich fand ich ein kleines Café, etwas abseits des Trubels in einer Seitenstraße. Ein Ort wie aus dem Bilderbuch: An den Mauern rankte wilder Wein empor, vor den Fenstern hingen Geranien und durch die offene Tür erspähte ich eine holzvertäfelte Theke mit Obst- und Käsekuchen. Genau das, was ich jetzt brauchte – das Gehen und die vielen Eindrücke hatten mich hungrig gemacht.

Drinnen war es leer. Dankbar, dem Touristenschwarm entkommen zu sein, setzte ich mich auf einen freien Platz am Eingang und schlug die Karte auf. Während ich das reichhaltige Kuchenangebot überflog, sprang mir ein Wort ins Auge, so plötzlich, keck und unerwartet wie die Stimme des Amerikaners vorhin auf dem Schiff. »Stroopwaffeln«, stand da, zwischen Bienenstich und Marmorkuchen. Einfach so, obwohl es überhaupt nicht hierhergehörte. Ein Wort wie ein Mahnmal.

Sofort war ich wieder bei Niklas. Dachte an unseren letzten gemeinsamen Morgen vor meiner Abreise nach Sankt Goar. Ich im Nachthemd, er im schwarzen Anzug auf dem Weg ins Büro, Fahrradklammern an den Hosenbeinen. Wie er mich in den Arm genommen hatte und meine lange zurückgehaltenen Tränen endlich fließen konnten.

Dann sah ich ihn im Achterhuis sitzen, seine Stroopwaffel in den fast weißen Milchkaffee tunkend – so wie früher an den Wochenenden, als unser beider Leben noch zusammengepasst hatte. Ein dunkler Schmerz presste sich auf meine Brust. Ich klappte die Karte zu und starrte auf den silbernen, mit Papierservietten gefüllten Halter vor mir auf dem Tisch.

»Hey«, hörte ich eine junge Frauenstimme neben mir. »Was kann ich dir bringen?«

Ich sah hoch und direkt auf die kunstvoll tätowierten Arme der Bedienung. Wie ein dunkles, breites Netz spannten sich Vögel, Schlangen und Blätter von ihren Handrücken bis zu den Schultern und bildeten einen starken Kontrast zum restlichen Ambiente des Cafés. Auch sie schien nicht richtig hierherzugehören.

»Hey«, gab ich ebenso salopp zurück. »Wie kommt es, dass es bei euch Stroopwaffeln gibt?«

»Meine Schuld«, sagte sie lachend, während sie eine Fliege von ihrer Stirn verscheuchte. »Ich habe ein paar Jahre in Rotterdam gelebt. Seitdem kriege ich ohne Stroopwaffeln keinen

Kaffee mehr runter. Also habe ich sie auf die Karte gesetzt.« Sie zuckte mit den Schultern. »Aber die Gäste hier essen trotzdem lieber ihren Käsekuchen, da kann man nichts machen.«

»Ich mag Stroopwaffeln«, erklärte ich, »und hätte bitte gerne gleich zwei davon. Mit einer großen Tasse Milchkaffee.«

»Gerne«, nickte sie. »Kommt gleich.«

Als ich Minuten später in den mit Karamellsirup gefüllten Doppelkeks biss, rollte mein Den Haager Leben mit einer solchen Wucht über mich hinweg, dass ich mich nicht länger beherrschen konnte. Ich zog das Telefon aus der Tasche und klickte auf Niklas' Nummer. Er war sofort dran. »Schön, dass du dich meldest«, sagte er ohne vorherige Begrüßung in diesem lockeren Ton, als hätten wir noch vor wenigen Minuten über die Touristen auf der Oberstraße gelästert. Es war gut, ihn zu hören. Fremd und vertraut zugleich.

»Rate mal, was ich gerade esse«, fragte ich und wunderte mich, dass ich überhaupt keine Verlegenheit empfand, ihn einfach so anzurufen. Im Gegenteil – etwas Leichtes, Lächelndes hatte sich in meine Stimme geschlichen.

»Deine Fingernägel«, gab Niklas, ohne zu zögern, zurück. Fast konnte ich das Schmunzeln hören, das zweifelsohne gerade auf seinem Gesicht erschien. »Ohne Stress und Strafgerichtshof bleibt dir vor Langeweile doch gar nichts anderes übrig«, fügte er neckend hinzu.

»Wie ich deinen trockenen Humor vermisst habe«, entgegnete ich, nicht ohne den Satz mit einem theatralischen Seufzer zu beenden. »Leider liegst du komplett falsch.«

»Hmm«, machte er und tat, als dächte er angestrengt nach. »Was gibt es in Deutschland Besonderes zu essen, dass du mich deshalb extra anrufst?«

»Stroopwaffeln«, platzte ich heraus und biss erneut in das süße Gebäck.

»Niederländische Kaffeekultur bei den Muffelköppen?«,

gab Niklas gespielt beeindruckt zurück. »Es geschehen noch Zeichen und Wunder.«

»Beleidige meine Landsleute nicht«, scherzte ich kauend, »aber es hat mich selbst überrascht.«

»Schmecken sie denn?«

»Klar«, versicherte ich, »aber natürlich nicht so frisch wie die im Achterhuis.«

»Du klingst irgendwie entspannt. Die Auszeit scheint dir gut zu bekommen.«

»Heute geht es«, sagte ich, griff nach der Tasse und probierte den Milchkaffee. »Nur mit meiner Mutter ist es mühsam.«

»Lässt sie dich etwa nicht in Ruhe?«

»Meistens schon. Aber gestern hat sie mir ziemlich krasse Sachen von früher erzählt. Da ist einiges hochgekommen.«

»O je. Und ich hatte gehofft, du erholst dich endlich. Worum ging es denn? Euch beide?«

»Auch.« Sein Interesse spornte mich an, ihm mehr zu erzählen. Schließlich war er einer der wenigen, die von dem schwierigen Verhältnis zwischen Mutter und mir wussten. »Stell dir vor, sie hat meinen Vater schon betrogen, als die beiden noch gar nicht verheiratet gewesen waren. Mit einem Journalisten. War wohl ihre große Liebe. Aber dann hat sie sich für Dad entschieden. Und weißt du, warum?« Ich holte tief Luft, dann schnaubte ich die Antwort ins Telefon. »Weil sie bereits von ihm schwanger war.«

Wie befreiend, das gestern Gehörte loszuwerden – als hätte ich mich aus einem engen, kratzenden Pullover gezwängt und ihn aufs Bett geschleudert.

»Wow«, entfuhr es Niklas.

»Dreizehn Jahre später ist sie dem Typen zufällig noch mal über den Weg gelaufen«, berichtete ich weiter. »In Jerusalem. Wieder hat es zwischen den beiden gefunkt. Richtig heftig sogar. Und Dad weiß bis heute nichts von der Geschichte.«

Die Emotionen schäumten in mir hoch. Schnell griff ich nach meiner Tasse und trank noch einen Schluck.

»Donnerwetter!«, staunte Niklas. »Das hat sie dir gesagt? Ganz schön mutig.«

»Mutig?«, wiederholte ich empört und stellte die Tasse so abrupt auf den Unterteller zurück, dass etwas Kaffee über meine Finger schwappte. »Ich finde es total feige, wie sie meinen Vater jahrelang belogen hat.«

»Umso mutiger, dass sie dir das alles jetzt gestanden hat«, beharrte Niklas. »Gerade dir, wo du doch deinem Vater so nahestehst. Das muss sie eine Riesenüberwindung gekostet haben.«

Es gefiel mir nicht, dass er sich auf Mutters Seite stellte. »Du kennst sie nicht«, gab ich zurück. »Wahrscheinlich wollte sie nur ihr schlechtes Gewissen beruhigen.«

Zwei Frauen mittleren Alters mit Rucksäcken und Wanderstöcken betraten das Café. Sie lehnten die Stöcke an die Wand und setzten sich an einen Tisch direkt vor der Kuchentheke.

»Ich weiß nicht«, meinte Niklas nachdenklich. »Hört sich eher nach einem späten Versuch an, die Spannungen zu erklären, unter denen du als Kind gelitten hast. Das ist doch etwas Positives.«

Ich zog eine Serviette aus dem Halter, um mir die Finger abzutrocknen. »Mir über dreißig Jahre später zu eröffnen, dass sie Dad nicht aus Liebe, sondern wegen einer ungeplanten Schwangerschaft geheiratet hat, findest du positiv?«, versetzte ich mit gedämpfter Stimme, damit mich die beiden Wanderinnen nicht hörten.

»Natürlich nicht, Elsie«, sagte er sanft. »Aber ich finde es gut, dass sie so ehrlich mit dir darüber gesprochen hat.«

Während ich über Niklas' Worte nachdachte, sah ich, wie die Serviererin ihre neuen Gäste begrüßte und einen Notizblock aus ihrer Schürze zog. Als eine der Frauen auf den Käsekuchen deutete, der unter einer Glashaube auf der Theke stand, musste ich grinsen.

»Was ist denn aus dem Journalisten geworden?«, fragte Niklas. »Wo ist er jetzt?«

»Sie haben sich im Streit getrennt«, antwortete ich. »Mehr weiß ich nicht.«

»Irgendetwas muss passiert sein«, überlegte er. »Sonst hätte deine Mutter doch nach der Scheidung, als sie endlich frei war, wieder Kontakt mit ihm aufgenommen.«

»Ja, vielleicht«, meinte ich. »Darüber hat sie nichts gesagt.«

»War wohl auch so schon alles ein bisschen viel gestern«, räumte er ein. »Das muss sich erstmal setzen.«

»Allerdings«, seufzte ich, brach ein Stück Waffel ab und steckte es mir in den Mund.

»War das der Grund, warum du mich angerufen hast?«, fragte er.

»Nein, ich wollte einfach nur ...« Jetzt fühlte ich mich doch ein bisschen verlegen. *Deine Stimme hören?* »Ich wollte dir nur sagen, dass es mir besser geht.«

»Das freut mich«, meinte er. »Wirklich. Wann kommst du wieder zurück nach Den Haag?«

Mit einem Schlag stürzten all die offenen Fragen und Ängste erneut auf mich ein, und ich spürte den lähmenden Stillstand, der in meinen Gliedern saß. Ich schluckte die Waffel hinunter, ohne etwas davon zu schmecken, und schob ein paar Krümel auf dem Teller herum. »Keine Ahnung«, murmelte ich schließlich. Im Geiste sah ich wieder das Rheinwasser vor mir, immer in Bewegung.

Niklas schien gespürt zu haben, dass mich die Frage verunsichert hatte. »Lass dir Zeit, Elsie«, sagte er liebevoll. »Außer einer Horde angetrunkener Urlauber auf dem Scheveninger Riesenrad hast du hier nichts versäumt.«

Ich drückte mit dem Finger auf den Krümeln herum und schwieg.

»Na ja, und mich natürlich«, ergänzte er etwas leiser.

Eine stille Sehnsucht stahl sich in mein Herz. Da war sie wieder, diese Nähe zwischen uns, die so viel tiefer ging als Freundschaft. Wann hatte ich aufgehört, an uns zu glauben?

Niklas lachte kurz auf, als wollte er das, was er gerade gesagt hatte, nachträglich zum Scherz deklarieren. »Ich muss Schluss machen«, erklärte er und klang auf einmal sehr sachlich. »Mein nächster Mandant sitzt schon im Besprechungszimmer. Und du, du denkst jetzt nur an dich und machst, was dir gut tut. Versprichst du mir das?«

Meine Kehle zog sich zu. »Versprochen«, flüsterte ich.

»Melde dich, wenn du etwas brauchst – und iss nicht zu viele Stroopwaffeln.«

Ich lächelte bedrückt, dann beendeten wir das Gespräch.

Kaum hatte ich das Telefon auf den Tisch gelegt, näherte sich die nette Bedienung. »Kann ich dir noch etwas bringen?«, fragte sie.

»Eine Tüte Stroopwaffeln zum Mitnehmen, bitte.«

Zwei Tage später saß ich am frühen Nachmittag im Wohnzimmer und schaute aus der geöffneten Balkontür über die hellgrünen Hügel auf der anderen Rheinseite bis zur Burg Katz.

Warmweiche Spätsommerluft wehte zu mir herein, vermischt mit Silvias Klavierspiel, einer Reihe dissonanter Harmonien und gehämmerter Akkorde, die ich, so aus dem Zusammenhang gerissen, keinem Komponisten zuordnen konnte. Ständig wiederholte sie dieselbe Stelle, erst langsam, dann schneller. Oft brach sie mittendrin ab und fing wieder von vorne an.

Ich war allein im Haus und genoss den Moment wie einen erlesenen Wein. Die Handwerker hatten ihre Arbeit für heute beendet und Mutter war vor rund einer Stunde in Tonis Golf davongefahren. Wohin, das hatte sie nicht gesagt. Seit unserem Streit lebten wir sehr voneinander zurückgezogen, jede hing auf ihre Weise ihren Verletzungen nach. Außer dem Tablett, das sie weiterhin dreimal täglich vor meine Tür stellte, und kurzen Gesprächsfetzen mit den Handwerkern im Treppenhaus, bekam ich nur wenig von ihr mit. Sie schien meiner Forderung, mich in Ruhe zu lassen, endlich zu befolgen. So rigoros, dass es schon fast unheimlich war.

Mir war die Distanz recht, egal, wie gezwungen sie mir und sicherlich auch ihr bisweilen vorkam. Ich musste nicht reden, meine Müdigkeit nicht erklären und auch meine Hände nicht verstecken, wenn sie zu zittern begannen.

Heute war Samstag. Wochenende. *Nur das machen, was mir gut tat,* hatte Niklas gesagt. Mein neuer Leitspruch – schließlich hatte ich es ihm versprochen. Bei Silvia einen Kaffee trinken würde mir gut tun. Sehr sogar. Seit sie mir an der Hecke den Vorschlag gemacht hatte, konnte ich es kaum erwarten, sie wiederzusehen.

Sobald sie mit dem Üben aufgehört hatte, schnappte ich mir eine Packung Kekse aus dem Esszimmerschrank und machte mich auf den Weg zum Nachbarhaus.

Es sah ähnlich aus wie Tonis, mit einem hohen Spitzdach und Sprossenfenstern, vor denen grüne Läden hingen, nur war es insgesamt etwas kleiner. Es musste auch in den 1920er Jahren gebaut worden sein. Doch während bei Toni der Putz an vielen Stellen grau und verwittert von den Mauern bröckelte, wirkte dieses hier ordentlich und gepflegt.

Ich drückte auf den Klingelknopf. Verdruss züngelte in mir hoch. Warum beschränkte sich Mutter nicht endlich auf das Wesentliche: eine frisch gestrichene Fassade, dichte Fenster, eine neue Heizung? Stattdessen sortierte sie meine Lieblingsmöbel aus und verschwendete ihr Geld für eine moderne Küche.

Da ging die Haustür auf und Silvias hübsches, strahlendes Gesicht erschien. Ich vergaß die leidige Renovierung.

»Wie schön, dich zu sehen!«, rief sie. Zwei herzliche Wangenküsse folgten, bevor sie mich in den Flur zog. Ich überreichte ihr die Kekspackung.

»Oh, danke dir! – Ich hatte schon befürchtet, der Liszt hätte dich vergrault.«

»Das war Liszt eben?«, fragte ich ungläubig. »Klang ziemlich wild.«

Sie nickte. »Die h-Moll-Sonate. Das Wildeste und Schwerste, was er komponiert hat. Eine Art Vermächtnis – seitdem beißen sich sämtliche Pianisten die Zähne daran aus.«

Sie führte mich ins Wohnzimmer, einen nicht allzu großen, hellen Raum, der zur Rheinseite zeigte. In der Mitte stand ihr Flügel. Er war größer als Tonis und so wuchtig und einnehmend, dass das Sofa mit den beiden dazugehörigen Sesseln wie in die Ecke gedrängt wirkte.

Silvia schien meine Gedanken erraten zu haben. »Das Haus ist einfach zu klein für dieses Biest«, meinte sie lachend. »Aber Manuel und mir reicht es vollkommen, wir sind ja nur zu zweit.«

Ihre Katze, dank der wir uns kennengelernt hatten, schlüpfte unter einem Beistelltisch hervor und rieb ihren Rücken an Silvias Beinen.

»Verzeihung, Mila«, sagte Silvia, »ich meinte natürlich zu dritt.« Sie beugte sich über das Tier und kraulte seinen Hals. Mila schnurrte versöhnlich, dann sprang sie auf einen der Sessel und rollte sich ein.

»Mach's dir bequem«, sagte Silvia, »ich koche uns schnell einen Kaffee.«

Zehn Minuten später saßen wir vor zwei dampfenden Tassen. Sie riss die Kekspackung auf und hielt sie mir entgegen. »Möchtest du?«

Ich nahm mir einen. Mein Blick wanderte wieder zum Flügel. »Vermisst du dein früheres Leben als Pianistin nicht?«

Sie schüttelte den Kopf. »Keine Sekunde. Man lebt aus dem Koffer und kommt nie zur Ruhe. Privatleben kannst du vergessen. Auch wenn ich nie berühmt geworden bin und nur mit unbekannten Ensembles gespielt habe, war da diese ständige Angst zu versagen. Dem Publikum nicht zu gefallen.«

»Wann hast du aufgehört?«

»Vor vier Jahren«, sagte Silvia und ließ ein Stück Würfelzucker in ihren Kaffee fallen. »Ich war völlig am Ende. Burnout. Dreieinhalb Monate ging es mir richtig übel.«

Ich horchte auf. Konnte es kaum glauben, dass eine Frau, die so einen ausgeglichenen und zufriedenen Eindruck machte, eine ähnliche Krise durchlitten hatte wie ich. »Und – was hat dir wieder auf die Beine geholfen?«, wollte ich wissen und sah sie neugierig an.

»Bach«, kam es wie aus der Pistole geschossen. »Wusstest du, dass Ärzte seine Musik bei Stress und Depressionen empfehlen? Sie soll sogar das Immunsystem stärken.«

»Du machst Witze.«

»Nein, gar nicht.« Sie rührte ihren Kaffee um und trank einen Schluck. »Aber die Gespräche mit meinem Therapeuten waren natürlich genauso wichtig, um Bedürfnisse zu erkennen und mein Leben umzustellen.«

Ich zog die Stirn in Falten. Einem Seelenklempner monatelang von meinen Problemen zu erzählen, war das Letzte, wonach mir der Sinn stand. Schon bei Mutter damals hatte das mit der Therapie nicht funktioniert. Dann lieber Bach.

»Wenn ich jetzt an die Zeit zurückdenke, bin ich fast dankbar, dass alles so gekommen ist«, fuhr Silvia fort. »Ohne diese Krise hätte ich vielleicht nie gemerkt, dass ich viel lieber unterrichte, als selbst zu spielen. Und das wiederum hat meine Ehe gerettet.« Sie lächelte, und der Blick aus ihren seegrünen

Augen war so warm und zuversichtlich, dass ich nicht anders konnte, als mich ebenfalls zu öffnen.

Ich erzählte von meinem Job am Strafgerichtshof, den brutalen Fällen, mit denen ich mich beschäftigte, meinem Zusammenbruch und dass ich nicht die geringste Ahnung hatte, wie es weitergehen sollte.

Silvia tat genau das, was ich mir von ihr erhofft hatte: Sie hörte zu, hakte nach, zeigte Mitgefühl und spendete Trost. Es tat so gut, mich endlich einer Person anzuvertrauen, die meine Situation nicht nur verstand, sondern sie selbst erlebt hatte. Die genau wusste, wie es sich anfühlte, wenn der Körper auf einmal die Notbremse zog. Wie es war, wenn man sich permanent in negativen Gedanken verhedderte, wenn Schlaf zu einem unerreichbaren Ziel wurde und vom Leben nichts mehr übrig blieb.

»Also, im Gegensatz zu dir kann ich an meiner Krise nichts Positives entdecken«, sagte ich abschließend. »Ich will einfach nur, dass alles wieder so wird wie vorher.«

Silvia stützte die Ellenbogen auf ihre Knie und sah mich ernst an. »Ich glaube nicht, dass du das willst«, erwiderte sie. »Du weißt einfach noch nicht genau, was du willst. Nimm dir Zeit, finde es heraus.«

»Vielleicht«, murmelte ich und sank in das Sofapolster zurück. Das lange, persönliche Gespräch und die Gefühle, die dabei ans Licht gekommen waren, hatten mich völlig ausgepowert. Wie Greifvögel kreisten Silvias Worte durch meinen Kopf, mischten sich mit Bildern und Szenen aus Den Haag. Wühlten Dinge auf, über die ich offen reden konnte, und solche, die ich lieber für mich behielt. Sie hatte recht. Etwas musste sich ändern. Die Vögel zogen engere Kreise, vage Ideen formten sich, doch bevor ich sie fassen konnte, zerfiel alles wieder in seine wirren Bestandteile.

Silvia stand auf und ging zum Flügel. Sie zog ein dunkelblaues Heft aus einem der Stapel, die auf dem geschlossenen Deckel lagen. »Hattest du nicht erwähnt, dass du früher auch gespielt hast?«, fragte sie.

Ich unterdrückte ein Gähnen. »Ist aber ewig her.«

»Also genau der richtige Zeitpunkt, um wieder einzusteigen«, folgerte sie und schwenkte das Heft in der Luft. »Bachs *Inventionen.* Magst du mal reinschauen?«

Mein Körper machte sich schwer und verlangte nach Ruhe. Doch ich wollte Silvia jetzt nicht vor den Kopf stoßen. Und warum nicht noch einmal mit dem Spielen anfangen? Ich hätte etwas zu tun, eine kleine Aufgabe, ein Ziel inmitten des Chaos.

Ich schälte mich aus dem Sofa und setzte mich auf den Hocker. Seit meiner Schulzeit hatte ich keine Tasten mehr berührt.

Sie stellte das Heft auf den Notenständer und schlug es auf. »Nummer acht in F-Dur, an die erinnerst du dich bestimmt noch. Ein gutes Stück zum Wiedereinsteigen.« Sie summte den Anfang vor.

»Kenne ich.«

»Versuch es. Ganz langsam.«

Ich legte die Hände auf die Tasten und begann zu spielen. Sobald die ersten Töne erklangen, war ich einen Augenblick lang wieder das zwölfjährige Mädchen von früher.

»Schön«, sagte Silvia. »Jetzt übernimmt die linke Hand die Melodie.« Sie summte begleitend mit. »Die Sechzehntel etwas hervorheben.«

Meine Finger bewegten sich scheu und unbeholfen. Ich fixierte die Noten, kratzte alles an Energie zusammen, was mein Körper hergab. Kopf und Finger gehorchten. Nach und nach wurde ich sicherer, als würden sich meine Hände endlich wieder daran erinnern, was ihnen vor langer Zeit geläufig gewesen war.

Ein vergessen geglaubter Eifer erfasste mich, eine Präsenz ohne Zwischenräume. Ich spürte nur noch die Musik in mir. Und den Wunsch, weiterzuspielen.

»Das war wirklich gut«, lobte Silvia, als ich fertig war, »vor allem nach so vielen Jahren Pause. Da wirst du schnell wieder reinkommen.«

Ich strahlte. »So konzentriert bin ich schon lange nicht mehr gewesen.«

»Vielleicht verstehst du jetzt, warum es mir damals geholfen hat«, sagte sie, klappte das Heft zu und drückte es mir in die Hand. »Wenn du Lust hast, können wir am Mittwoch weitermachen. Einer meiner Schüler hat abgesagt. Ich würde mich freuen!«

»Gerne«, versicherte ich. »Gleich morgen fange ich an zu üben.«

Ich verabschiedete mich mit einem seltenen Hochgefühl. Etwas zwischen Himmel und Erde war in Bewegung geraten.

Doch das Hochgefühl hielt nicht lange an. Kaum hatte ich die Tür zu Tonis Haus hinter mir geschlossen, da verließen mich meine Kräfte schlagartig. Die Knie fingen an zu zittern, der übliche Schwindel rieselte durch meinen Kopf.

Keuchend schlurfte ich in mein Zimmer und warf mich aufs Bett. Während ich die wogenden Schatten der Bäume beobachtete, die die untergehende Sonne an die Wand warf, kam ich allmählich zur Ruhe.

Ich dachte an Silvia. Etwas ändern, hatte sie gesagt. Mir Zeit nehmen, meine Bedürfnisse zu erkennen. Klang alles klar und plausibel. Aber wo anfangen – und wie?

Oben ging die Tür auf, ich hörte, wie Mutter die Treppe heruntergestiegen kam. Gleich würde sie das Tablett bringen. Sobald sie gegangen war, würde ich es reinholen und alleine zu Abend essen – wie jeden Tag.

Und wenn nicht? Wenn ich jetzt gleich damit anfing, etwas zu ändern? Das Schweigen zwischen uns endlich unterbrach?

Draußen stellte Mutter gerade das Essen vor die Tür. Ein Gegenstand fiel klirrend zu Boden. Es klang wie eine Gabel oder ein Löffel.

Ich stand kurzentschlossen auf und öffnete die Tür.

Verdutzt starrte sie mich an. »Ich habe dir einen Salat gemacht«, sagte sie schließlich. »Leider ist mir die Gabel heruntergefallen.« Sie bückte sich, um sie aufzuheben. »Ich hole dir eine neue.«

»Brauchst du nicht«, gab ich zurück und nahm das Tablett vom Boden. »Ich esse mit dieser hier.«

»Wenn du meinst.« Sie legte die Gabel auf den Teller zurück und warf einen Blick auf Salat, Oliven und Käse. »Fehlt noch etwas?«

Ich schüttelte den Kopf. »Alles bestens.«

Sie strich sich verlegen über ihr Haar. »Dann ... guten Appetit.«

»Kann ich dich etwas fragen?«

Sie sah mich überrascht an. »Ja, natürlich.«

»Nicht hier auf dem Gang.« Ich ging ins Zimmer zurück und stellte das Tablett auf den Tisch. Mutter folgte mir. Zögernd setzten wir uns.

Ich sah ihr fest in die Augen. »Wie ist es damals mit Julian weitergegangen?«

Sie senkte den Kopf. »Das möchtest du nicht wissen.«

»Warum nicht?«

Etwas Dunkles trat auf ihr Gesicht. »Weil ...« Sie hielt inne und strich sich über die Stirn.

Ein ungutes Gefühl machte sich in mir breit. Was konnte so Schlimmes passiert sein, dass sie noch Jahre später nicht darüber sprechen wollte?

»Ich muss es wissen«, drängte ich. »Für mich.« Ich schluckte meinen Stolz hinunter. »Für uns.«

Mutter stand auf, machte ein paar Schritte, holte Luft. Vor dem Bett blieb sie stehen. Schließlich drehte sie sich zu mir um und stemmte die Hände in die Hüften. »Also gut. Ich erzähle es dir.«

KAPITEL 10

Johanna, New York und Monrovia, Liberia 2003

Am achten April, vier Tage, nachdem Julian in den Irak aufgebrochen war, fiel Bagdad. Die Bilder, auf denen ein amerikanischer Panzer die Statue Saddam Husseins von ihrem Sockel riss, gingen innerhalb von Sekunden um die Welt.

Ich hockte mit verquollenen Augen in meinem Hotelzimmer in Amman vor dem Fernseher und sah mir Julians Reportagen an. Mit Mikrofon und hochgekrempelten Ärmeln stand er zwischen plündernden, kämpfenden oder jubelnden Menschen und berichtete rund um die Uhr über das Ende des Regimes. Dabei sah er nie gestresst oder müde aus. Im Gegenteil. Je größer das Chaos, das um ihn herrschte, desto souveräner wirkte er.

Ich war zu schwach und zerbrochen, schaffte es nicht, den Fernseher einfach abzustellen. Julians Gesicht auf dem Bildschirm und seine Stimme waren wie Rausch und Entzug zugleich. Eine Sehnsucht wurde kurz gestillt, tausend neue geweckt.

Seit seiner Abreise schlief ich nicht mehr und brachte keinen Bissen hinunter. Sobald ich den Duft des indischen Currys roch, der abends durch die Lobby zog, wurde mir übel. Das Geschrei des Muezzins trieb mich fast in den Wahnsinn.

Nachdem die Journalisten in den Irak weitergezogen waren, gab es keine Pressekonferenzen mehr und auch keine Cocktail-Vouchers. Das Hotel mit seinen langen, dunklen Gängen und den kalten Räumen glich einem Grab.

So erschien mir Davids Anruf wie eine Erlösung. »Ich möchte, dass du zurück nach New York kommst und mir bei den Planungen für die nächsten Monate hilfst«, sagte er. »Außerdem müssen wir unseren Hilfsaufruf revidieren. Mittlerweile hat auch der Ständige Ausschuss endlich begriffen, dass die Forderung von zwei Milliarden unangemessen war.«

Ich hörte nur mit halbem Ohr zu. Was spielte das noch für eine Rolle. Hauptsache, ich konnte Jordanien verlassen. Bereits am folgenden Tag flog ich nach Hause.

»Mama, bist du krank?«, entfuhr es Elsa, als ich sie in die Arme schloss. »Du bist so dünn und blass geworden.«

Ihre Sorge rührte mich. »Nein, meine Große«, sagte ich leise und drückte sie noch fester. Sie ließ es sich zu meiner Überraschung gefallen. »Nur ein wenig überarbeitet.«

Der warme Körper, der sich an meinen schmiegte, der Duft ihres Haars. Mein geliebtes Kind. Auch wenn sie gerade zu einer jungen Frau heranwuchs und fast so groß war wie ich, sah ich immer noch das Kind in ihr. Das Kind, das seine Mutter brauchte. Erst jetzt merkte ich, wie sehr ich sie vermisst hatte. Ich hätte sie niemals verlassen können.

Nachdem wir uns voneinander gelöst hatten, zog ich meinen Trenchcoat aus, warf ihn über einen Stuhl und schritt langsam durch die Wohnung. Ich sah mich um. Kaum drei Wochen war ich fort gewesen, doch es fühlte sich an, als seien Jahre vergangen.

Alles war wie immer. Ralphs Tennisschläger, die an der Wand lehnten, eine zerlesene *New York Times* auf dem Sofatisch, ein voller Wäschekorb mitten im Flur. Bruchstücke eines Lebens, zu dem ich jegliche Verbindung verloren hatte.

»Möchtest du auch einen Tee?«, fragte Ralph und trottete

aus der Küche, eine Tasse in der Hand. Die gelbe, aus der er immer trank, weil so viel hineinpasste.

»Danke, nein«, murmelte ich, trat ans Fenster und betrachtete den Verkehr, der tief unter mir rauschte. Ununterbrochenes Hupen, dazwischen heulende Polizeisirenen. Die gleichgültige, eitle Hektik New Yorks – auch sie hatte sich nicht verändert.

»Am Wochenende sind Vereinsmeisterschaften«, sagte Ralph und schlürfte geräuschvoll seinen Tee. »Kommst du mit? Nach dem Finale gibt's ein Barbecue.«

Ich schüttelte den Kopf, ohne mich vom Fenster abzuwenden. »Ich muss bis Montag ein Strategiepapier über den Wiederaufbau im Irak überarbeiten.«

»War ja nicht anders zu erwarten gewesen«, versetzte er säuerlich und verließ den Raum.

Im Flugzeug hatte ich kurz mit dem Gedanken eines Neuanfangs gespielt, so wie Julian ihn Claire vorgetäuscht hatte. Ich würde mich mit Ralph arrangieren müssen, schließlich waren wir verheiratet.

Doch als er dann vor mir gestanden hatte, in weißen Tennissocken, das Haar gescheitelt, in seinen Augen dieser abschätzige Blick, mit dem er mein übermüdetes Gesicht nach jedem Einsatz wortlos kommentierte, hatte ich die Idee gleich wieder verworfen.

Und dennoch: Ich war zurückgekommen. Ich hatte mich für Elsa entschieden, und nur das zählte. Ihr zuliebe würde ich das Vakuum, das meine Ehe bestimmte, so lange ertragen, bis sie groß genug war, das familiäre Nest zu verlassen.

Es begann eine Zeit ohne Höhen, aber voller Tiefen. Während in New York der Frühling erwachte, im Central Park die Magnolienbäume blühten und Straßen und Plätze sich mit Leben füllten, herrschte in mir eisiger Winter.

Ein grauer Schleier hatte sich über meine Seele gelegt. Ich existierte, funktionierte, ohne an dem, was um mich herum geschah, wirklich beteiligt zu sein. Es schien, als hätte sich die Welt verschoben, alles kam mir blasser, undeutlicher und zugleich bedrohlicher vor. Der Lärm auf den Straßen war genauso beängstigend wie die Stille in unserer Wohnung.

Ich schwor mir, keine BBC mehr zu schauen und Julian auch nicht mehr zu googeln. Doch das half nichts, er war überall – in mir, um mich herum –, ein Teil meines Seins.

Nur mit Hilfe von Schlaftabletten gelang es mir jede Nacht für ein paar Stunden, der düsteren Realität zu entkommen. Sie entspannten mich, vertrieben Julians Gesicht und seinen letzten, inständigen Blick hoch zu mir, bevor er in den Wagen gestiegen war, der ihn in den Irak gebracht hatte. Bald traute ich mich nicht mehr ins Bett, ohne vorher eins oder zwei der kleinen Dragees geschluckt zu haben.

Ralph und ich lebten weiter nebeneinanderher, doch im Gegensatz zu früher schaffte ich es nicht mehr, meine Unzufriedenheit zu kaschieren. Ich verweigerte mich ihm im Bett, täuschte Müdigkeit vor und lehnte auch die Paartherapie ab, die er endlich angehen wollte. Was auch immer er vorschlug, ich war dagegen. Wenn er mir abends von seinem Tag berichtete, hörte ich ohne jegliche Anteilnahme zu und stellte keine Fragen. Nur selten richtete ich das Wort an ihn, und dann ging es entweder um Elsa, unsere Wohnung oder Einkäufe, die zu erledigen waren.

Er reagierte mit Wut und Hilflosigkeit, doch selbst das kümmerte mich nicht. Schweigend ließ ich seine Anschuldigungen über mich ergehen, was ihn nur noch mehr reizte.

Elsa blieb mein einziger Lichtblick, auch wenn ihr Interesse an mir schnell abflaute und sie sich wieder in die sture Teenagerin verwandelte, die sich nur ungern etwas von mir sagen ließ. Aber sie war meine Tochter. Und sie war da. Ihr Lachen erfüllte unsere Wohnung und wärmte den Teil meines Herzens, der nur ihr gehörte. Sie um mich zu haben, zu sehen, wie sie zu jenem selbstsicheren, ehrgeizigen Menschen heranwuchs, der ich selbst früher gern gewesen wäre, bestätigte mir jeden Tag von Neuem, dass meine Entscheidung richtig gewesen war.

»So geht das nicht weiter«, schimpfte Ralph eines Abends, nachdem Elsa ins Bett gegangen war. »Seitdem du aus Jordanien zurück bist, erkenne ich dich nicht mehr wieder. Du bist abweisend, kalt und mit deinen Gedanken immer woanders.«

»Im Irak herrscht totale Anarchie«, gab ich zurück, ohne von meinem Laptop aufzusehen. »Wir haben irrsinnig viel zu tun.«

Ich hörte, wie er hinter mir die Zeitung zerknüllte und auf den Tisch warf. »Das ist keine Ehe mehr, was wir hier führen, das ist eine Farce.«

»Psst«, machte ich, während ich emsig weitertippte. »Du weckst Elsa noch auf.« Ich schaute auf die Uhrzeitangabe meines Laptops. Es war spät. Wenn ich nicht bald meine Tablette nahm, würde ich ihre benebelnde Wirkung morgen noch im Büro spüren.

Ralph stand auf und stellte sich demonstrativ neben meinen Schreibtisch. »Hörst du mir eigentlich zu?«

Ich antwortete nicht, vertiefte mich stattdessen wieder in meinen Bericht. Da schnellte sein Arm hervor, fegte meine Hände von der Tastatur und knallte den Laptop zu.

»Au!«, schrie ich. »Bist du verrückt geworden?«

»Wieso schläfst du nicht mehr mit mir?«, herrschte er mich an. »Es gibt einen anderen Mann, ich spüre es!«

Ich rieb meine schmerzenden Finger aneinander und starrte auf das geschlossene Notebook. »Unsinn. Ich bin einfach nur total im Stress. Du siehst doch selbst jeden Tag im Fernsehen, was im Irak los ist.«

»Was im Irak los ist, ist mir scheißegal!«, brüllte er. Sein Gesicht war dunkelrot, sein Atem kurz und stoßend. »Ich will wissen, was in meiner *Ehe* los ist.« Er lehnte sich an die Wand und verschränkte die Arme vor der Brust. »Wie einen Aussätzigen behandelst du mich. Scheust dich vor jeder Berührung, redest kaum noch mit mir.«

Ich ließ die Vorwürfe an mir abprallen wie Gummibälle. Nachdem er seinem Frust Luft gemacht hatte, wurde er ruhiger und setzte sich wieder. »Ich möchte, dass wir endlich unsere Therapie beginnen«, sagte er mit geschäftlicher Miene, als verhandelte er einen Auftrag für seine Firma. »Das ist das Mindeste, was du beitragen kannst, um das zu retten, was noch zu retten ist.«

So deutlich war er noch nie geworden. In diesem Augenblick wurde mir klar, dass ich etwas tun musste, um den häuslichen Frieden wieder einigermaßen herzustellen. »Na gut«, lenkte ich ein. »Wenn du unbedingt willst, dann lass es uns versuchen.«

Dr. Sylvia Cohen, die wir eine Woche später auf Empfehlung einer Freundin aufsuchten, entpuppte sich wider Erwarten als ein Glücksfall für mich. Als ich ihr erzählte, was ich beruflich machte und in welchen Ländern ich zu tun hatte, zeigte sie sich über alle Maßen beeindruckt. Immer wieder kam sie auf meine Erlebnisse in Krisengebieten zu sprechen, fragte nach Einzelheiten und schenkte mir genau die Anerkennung für meine Arbeit, die ich mir von Ralph gewünscht hätte. »Ihre Frau leidet unter einer posttraumatischen Belastungsstörung«, erklärte sie Ralph am Ende unserer zweiten Sitzung.

Er machte ein verdutztes Gesicht. »Was genau meinen Sie damit?«, fragte er und rutschte unruhig auf dem schwarzen Ledersofa herum, auf dem wir nebeneinandersaßen.

»Das ist eine psychische Reaktion auf ein traumatisierendes Ereignis wie Gewalt oder Krieg«, erläuterte Dr. Cohen. Sie sah mich aus ihren großen runden Brillengläsern verständnisvoll an, als wüsste sie genau, wie es mir ging. »Zu den Symptomen zählen Angespanntheit, Angst und Gereiztheit – genau das, was auch Sie selbst bei Ihrer Frau beobachtet haben. Viele Patienten leiden zudem unter quälenden Erinnerungen oder erleben das, was sie durchgemacht haben, gedanklich nach.«

Ralph rührte versonnen in seinem Espresso herum. »Und wie soll es jetzt weitergehen?«

Dr. Cohen klappte ihr Notizbuch zu, in das sie die ganze Zeit eifrig hineingeschrieben hatte, und strich sich die braunen Locken aus der Stirn. »Seien Sie ein geduldiger und verständnisvoller Ehemann, dann werden sich auch Ihre Probleme lösen. Johanna ist in ihrem Job mit Situationen konfrontiert, die können wir uns überhaupt nicht vorstellen. Geben Sie ihr Zeit, alles zu verarbeiten, und stellen Sie Ihre eigenen Bedürfnisse etwas zurück.«

Dann wandte sie sich an mich. »Sie brauchen Hilfe. Ich rate Ihnen, eine Therapie zu machen. Wenn Sie sich mit mir wohlfühlen, können wir gleich nächste Woche anfangen. Ich werde Ihnen auch ein paar Medikamente verschreiben, um die Angstzustände zu lösen.«

Als wir eine Stunde später wieder auf dem Nachhauseweg waren, nahm Ralph meine Hand. »Es tut mir leid«, sagte er. »Ich hatte keine Ahnung, wie schlimm es wirklich um dich steht.«

Seine Berührung fühlte sich fremd an, ich wollte ihm meine Hand gleich wieder entziehen. Doch dann ließ ich sie in seiner. Wie lange war es her, dass wir so durch die Straßen geschlendert waren?

»Schon in Ordnung«, murmelte ich.

Schweigend liefen wir Seite an Seite und hingen unseren Gedanken nach.

Die falsche Diagnose wirkte Wunder. Von nun an ließ mich

Ralph in Ruhe. Er hörte auf, mich zu kritisieren, verlangte keinen Sex mehr und zog sich in seine eigene Welt zurück – ging ins Kino, verabredete sich mit Freunden und spielte dreimal pro Woche abends Tennis. Binnen kurzer Zeit verwandelte sich unsere unglückliche Ehe in eine akzeptable Wohngemeinschaft, die auf einer Lüge basierte. Eine Weile würde ich damit durchkommen und dafür sogar eine Scheintherapie mit Dr. Cohen in Kauf nehmen. Was danach auf mich wartete, daran dachte ich lieber nicht.

Ein heißer, feuchtwarmer Sommer begann. Bereits Anfang Juni kletterten die Temperaturen auf über dreißig Grad. Eine entsetzliche Schwüle lastete über der Stadt, die Klimaanlagen ratterten ununterbrochen.

In wenigen Tagen würden die Sommerferien beginnen. Dass wir unseren Urlaub dieses Jahr nicht gemeinsam verbringen würden, stand außer Zweifel.

»Mögt ihr euch etwa nicht mehr?«, fragte Elsa ängstlich, als wir ihr die Nachricht überbrachten.

»Natürlich mögen wir uns«, beschwichtigte ich sie sofort. Die Panik in ihren Augen überraschte mich und verdeutlichte mir einmal mehr, welchen Qualen ich sie ausgeliefert hätte, wäre ich mit Julian gegangen. Also musste ich ihr doch etwas bedeuten, auch wenn sie mit ihrem abweisenden Verhalten oft einen ganz anderen Eindruck erweckte.

Ich strich ihr über den Kopf. »Im Moment kann ich leider keinen Urlaub nehmen. Dafür darfst du dieses Jahr zweimal verreisen, einmal mit mir, einmal mit Dad.«

»Wirklich?« Ihr Blick hellte sich wieder auf.

Wir vereinbarten, dass Ralph Elsa im Juli mit zu seinen Eltern nach Kalifornien nehmen würde und ich sie ein paar Wochen später nach Mexiko.

Ich konnte es kaum erwarten, zum ersten Mal mit meiner

Tochter ganz allein zu sein, und träumte von einer herrlichen Zeit am Strand. Wir würden Kokoswasser aus frisch aufgeschlagenen Nüssen trinken, Maya-Grabstätten besichtigen und all das nachholen, was in der Hektik des Alltags untergegangen war. Jeder Urlaubstag mit Elsa, so hoffte ich, würde mich ihr näherbringen und weiter von Julian entfernen.

Im Büro herrschte trotz der allgemeinen Ferienstimmung wie immer Hochbetrieb. Während der Irak in einer Spirale der Gewalt und Gesetzlosigkeit versank, braute sich im westafrikanischen Liberia eine humanitäre Krise katastrophalen Ausmaßes zusammen. Seit vierzehn Jahren fand das Land keinen Frieden, doch nach der Machtergreifung von Charles Taylor drei Jahre zuvor hatte die Gewalt ein neues Maß an Grausamkeit erreicht. Mehrere Rebellengruppen, die Taylors Absetzung forderten, kontrollierten immer größere Teile des Landes. Besonders die gewalttätige LURD-Bewegung geriet seit einigen Wochen wegen ihrer barbarischen Kriegsführung ständig in die Schlagzeilen. Wir lasen über Verstümmelungen von Zivilisten, systematische Vergewaltigungen, Kannibalismus, Entführung von Kindern und Einsatz von Kindersoldaten. Berichten zufolge hatte die LURD bereits den gesamten Norden des Landes eingenommen und marschierte nun auf die Hauptstadt Monrovia zu. Hunderttausende waren auf der Flucht, die Auffanglager platzten aus allen Nähten.

Wegen der ausschreitenden Kämpfe waren drei Viertel des Landes unzugänglich geworden, was die Arbeit internationaler Hilfsorganisationen fast unmöglich machte.

So war es nicht wirklich überraschend, als David mich beim Mittagessen in der Cafeteria darum bat, nach Monrovia zu fliegen. Es war Anfang Juli, Ralph und Elsa hatten New York vor ein paar Tagen verlassen.

»In der Hauptstadt sieht es im Moment mehr oder weniger ruhig aus. Aber es ist nur eine Frage der Zeit, wann die Kämpfe dort wieder ausbrechen. Die Rebellen sind auf dem Vormarsch. Der Nordteil des Landes ist völlig verwüstet. Leichen verrotten auf den Straßen, es gibt kaum Nahrungsmittel zu kaufen. Das Trinkwasser ist verseucht. Und die ganze Welt sieht tatenlos zu«, schimpfte er. »Wenn die Geberländer nicht bald aufwachen und entsprechende Gelder bereitstellen, geht das Land komplett zugrunde.« Er goss etwas Essig und Öl über seinen Salat und vermengte die Blätter.

»Ich möchte, dass du den Hilfseinsatz für Liberia mitkoordinierst«, sagte er. »Und zwar von dort, zusammen mit Omar Khalil, unserem Repräsentanten in Monrovia. Er ist ein guter Manager, braucht aber unbedingt Verstärkung.«

Die elektrisierende Energie schoss wieder durch meinen Körper. Raus aus den grauen Gängen des Hauptquartiers an einen Ort, wo ich etwas bewirken konnte – gab es etwas Schöneres? Fast schon automatisch ging ich im Geist meine Packliste durch – Satellitentelefon, Malaria-Prophylaxe, Moskitonetz, Taschenlampe, Proteinriegel ... Dann dachte ich an Elsa und unseren geplanten Urlaub. Augenblicklich verlor die Liberia-Reise jeglichen Reiz.

»Das muss jemand anders machen«, sagte ich entschieden. »Die Irak-Operationen beschäftigen mich voll und ganz.«

»Es ist Sommer«, entgegnete David unbeirrt. »Wen kann ich denn jetzt auf die Schnelle aus dem Urlaub zurückbeordern? Und selbst wenn – niemand hat so viel Erfahrung wie du. Im Irak-Team sitzen ein paar äußerst kompetente Kollegen, da mache ich mir keine Sorgen. Aber Liberia?« Er trank einen Schluck Wasser. »In Monrovia sind nur noch zehn internationale UNO-Mitarbeiter. Alle anderen wurden nach Côte d'Ivoire evakuiert und arbeiten jetzt aus Abidjan. Zumindest so lange, bis die Waffenruhe wiederhergestellt ist.«

»Frag doch in Genf an«, schlug ich vor und rollte ein paar Reisnudeln auf meine Gabel. »Ich möchte im August mit meiner Tochter nach Mexiko fliegen. Du hast mir die freien Tage selbst genehmigt.«

»Bis dahin bist du längst wieder zurück«, versicherte David. »Aber jetzt, während der akuten Phase, brauche ich dich vor Ort.« Er zog die Augenbrauen zusammen und machte ein ernstes Gesicht. »Die WHO hat vorgestern einen Cholera-Ausbruch gemeldet. Wenn sich die Trinkwasserversorgung und die sanitäre Lage nicht bald verbessern, werden Tausende von Menschen an der Epidemie sterben.«

Ich blickte aus dem Fenster. Im Dunst der Mittagshitze floss der East River ruhig vor sich hin, als gäbe es keine Kriege.

Meine Gedanken wanderten zu Elsa zurück. Sie war in Kalifornien und genoss ihre Zeit mit Ralph bei den Großeltern. Für sie machte es keinen Unterschied, ob ich in meinem Büro in New York hockte oder in einem weit entfernten Land, wo ich Menschen helfen konnte, die in Not waren. Für mich schon. Es war mein Lebensinhalt.

»Also gut, ich fliege«, lenkte ich ein. »Aber nicht länger als zwei Wochen.«

»Versprochen«, beteuerte David. Seine Miene entspannte sich wieder. »Ich werde deine Abreise umgehend in die Wege leiten.« Er stach seine Gabel in den Salat und begann zu essen.

Zwei Tage später ging es los. Seit dem Wiederaufflammen der Kämpfe war Monrovia vom regulären Linienflugverkehr abgeschnitten. Also flog ich zuerst mit Air France über Paris bis nach Abidjan. Dort bestieg ich eine Privatmaschine des Welternährungsprogramms, die mich nach Monrovia brachte.

Sobald ich das Flugzeug verließ, empfing mich die schwüle Hitze der Tropen. Die Landebahn war nass. Die Luft roch nach warmer Erde und verbranntem Holz. Die Region befand sich mitten in der Regenzeit. Aus Sierra Leone wusste ich, dass der stärkste Niederschlag nachts fiel. Am Tag regnete es meistens nur ein paar Stunden.

Ich nahm meinen Koffer entgegen und rollte ihn über den feuchten Asphalt bis zum Hauptgebäude, einem kleinen heruntergekommenen Flachbau. Schweiß rann mir über Gesicht und Rücken, die Jeans haftete an meinen Beinen.

Drinnen erwartete mich unser Fahrer mit einem Schild in der Hand, auf dem mein Name stand. Nachdem ich mich zu erkennen gegeben hatte, musterte er mich stirnrunzelnd. »Ma'am, das ist kein Ort für Frauen«, sagte er. »Hier herrscht Krieg.«

Ich nickte ihm freundlich zu. »Mir wird schon nichts passieren.«

»Gott sei mit Ihnen«, murmelte er und tippte sich an seine Mütze. Er führte mich auf den Vorplatz zu einem weißen Geländewagen, auf dessen Türen in großen Lettern »UN« stand, und verstaute mein Gepäck. Ich kletterte auf den Beifahrersitz, dann fuhren wir los.

Schwerfällig holperte der Wagen über die schlecht gepflasterten Straßen, durch Schlaglöcher und breite Pfützen. Ich hielt den Haltegriff über der Tür fest umklammert, um nicht auf die Fahrerseite zu rutschen.

Die Innenstadt bot einen trostlosen Anblick. Auf beiden Seiten der Straße türmte sich meterhoch der Abfall. Papiere, Essensreste, Plastiktüten, alte Reifen, Flaschen, alles wurde direkt auf die Straße geworfen. Eine Müllabfuhr gebe es schon lange nicht mehr, erklärte der Fahrer, der sich mir als Joseph vorgestellt hatte.

Auf manchen Abschnitten der Straße waren die Müllberge so breit, dass die Autos im großen Bogen um sie herumfahren mussten. Ein süßlich beißender Gestank nach verwesendem Fleisch und verrottenden Lebensmitteln drang durch die Lüftung. Ich verzog die Nase, versuchte, meinen aufsteigenden Brechreiz zu unterdrücken.

Händler hatten sich kleine Nischen freigeschaufelt, in denen sie ihre dürftige Ware feilboten. Unter aufgespannten Regenschirmen standen Kisten mit Maniokknollen, Kaugummis, Mangos und Seife.

Die Häuser waren übersät mit Einschusslöchern, auf den Mauern prangten politische Parolen, die Dächer hatten Risse oder waren ganz eingestürzt.

Und dennoch spielte sich hier, mitten in der brodelnden Hoffnungslosigkeit dieses Bürgerkriegs, eine Art Straßenleben ab, so wie in jeder anderen westafrikanischen Stadt auch. Überall waren Menschen, sie standen in kleinen Gruppen zusammen, unterhielten sich und verhandelten miteinander. Frauen mit Wasserkrügen auf den Köpfen stakten durch die Pfützen, dazwischen rannten Kinder herum und suchten mit Stöcken im Dreck nach etwas Essbarem.

Wir erreichten das Haus unseres hiesigen OCHA-Repräsentanten, Omar Khalil. Von David wusste ich, dass Omar aus dem Libanon stammte, aber schon seit vielen Jahren in Monrovia lebte. Er würde mir sein Gästezimmer zur Verfügung stellen, da das Mamba Point, das einzige Hotel, das noch geöffnet hatte, von internationalen Journalisten in Beschlag genommen und vollkommen ausgebucht war.

Omar öffnete die Tür mit einem breiten Lächeln. Er war um die fünfzig, etwas kleiner als ich und hatte sein dichtes schwarzes Haar sorgfältig aus der Stirn gekämmt. Er strahlte die optimistische Gelassenheit eines Menschen aus, der schon alles gesehen hatte und nicht so schnell die Nerven verlor. Ich wusste sofort, dass wir gut miteinander auskommen würden.

Nach einem kräftigen Händedruck führte er mich durch seine karg eingerichteten Räume. Die Wände mussten einmal weiß gewesen sein, jetzt hatten sie eine gelbliche Färbung angenommen und waren von dunklen Flecken übersät. Im Wohnzimmer stand ein wackeliger Holztisch mit vier Stühlen, daneben ein Sofa aus schwarzem Kunstleder. Die Kissen waren aufgeschlitzt, die Füllung quoll heraus. In einer Ecke lehnten Teile eines zusammengebrochenen Regals. Nirgendwo lag ein Teppich, es gab keine Pflanzen und keine Bilder.

»Sie haben alles geplündert«, erklärte Omar achselzuckend. »Neulich, mitten am Tag. Ich war im Büro. Obwohl es bei mir nun wirklich nichts zu holen gibt.« Er deutete durch das Fenster in den Garten. Im Schatten eines riesigen Gummibaums saß ein Mann auf einem Schemel und putzte sein Gewehr. »Damit ich wieder schlafen kann, habe ich jetzt rund um die Uhr einen Wachmann eingestellt. Er heißt Musa – ein netter Typ, ich vertraue ihm.«

Wir setzten uns. Omar bot mir eine ungekühlte Cola an. Ich war furchtbar durstig nach der Autofahrt, riss die Dose auf und stürzte das warme, klebrige Gebräu hinunter.

»Strom gibt es nicht mehr«, erklärte Omar, »und mein Generator ist seit einer Woche kaputt. Neben der Toilette steht ein Eimer Wasser mit einem Schöpflöffel. Damit kannst du spülen. Und wenn du mal duschen willst, draußen an der Wand hängt ein Wasserschlauch.«

Ich hatte nichts anderes erwartet. »Kein Problem«, sagte ich schmunzelnd. »Duschen kann ich auch in New York.«

»Deine Einstellung gefällt mir«, lachte Omar.

Nachdem ich mir mit einem Taschentuch den Schweiß aus dem Gesicht gewischt hatte, holte ich Ordner und Notizblock aus meiner Tasche. Wir begannen, über die Arbeit zu sprechen.

»Der Cholera-Ausbruch macht uns große Sorgen«, sagte Omar und schlug die Beine übereinander. Sein Stuhl knarzte bei jeder Bewegung. »Wir haben schon über dreihundert Fälle in Monrovia. Die Stadt ist völlig überlaufen mit Flüchtlingen, die den Rebellen entkommen sind und hier Schutz suchen. Im SKD-Stadion halten sich zurzeit über zehntausend Menschen unter schlimmsten hygienischen Bedingungen auf. Es gibt kaum Latrinen, kein sauberes Wasser und ständig kommen neue Vertriebene dazu.«

»Unter solchen Bedingungen breitet sich die Krankheit natürlich mit rasanter Geschwindigkeit aus«, pflichtete ich ihm bei.

Omar warf frustriert die Hände in die Luft. »Allein die vielen Hilfsorganisationen im Gesundheitsbereich zu koordinieren, ist eine Mammutaufgabe für uns. Du weißt ja, wie es immer läuft. Jeder will sich profilieren, um mehr Spenden zu bekommen. Alle machen, was sie wollen. Totales Durcheinander. Den Menschen ist damit nicht geholfen.«

»Das wird sich wohl nie ändern«, seufzte ich.

Wir beschlossen, die Situation in den Flüchtlingslagern täglich zu kontrollieren und noch enger mit dem liberianischen Gesundheitsministerium zusammenzuarbeiten. Die Stadt musste so schnell wie möglich für die Epidemie vorbereitet werden. Dazu gehörte nicht nur die Errichtung von speziellen Cholera-Behandlungszentren und sauberen Toiletten in den Camps, sondern auch die Chlorung Hunderter Brunnen in und um Monrovia. Darüber hinaus plante die WHO zusammen mit mehreren NGOs eine wichtige Masern-Impfkampagne in einer von der LURD kontrollierten Region, die unter keinen Umständen verschoben werden durfte. Der Masernausbruch, der uns von dort gemeldet worden war, konnte sonst schnell in eine weitere Epidemie ausarten, der unzählige Kinder zum Opfer fielen. Omar und ich würden mit den LURD-Rebellen verhandeln müssen, um den Impfteams Zugang in die besetzten Gebiete zu verschaffen.

Trotz des Jetlags und der brütenden Hitze fühlte ich mich quicklebendig, als sei ich gerade aus einem langen Schlaf erwacht. Ich liebte diese Art von Herausforderungen, war wieder ganz in meinem Element.

Insgeheim dankte ich David, dass er mich von der öden Bürokratie in New York befreit hatte, wo mich die Erinnerungen an Julian auf Schritt und Tritt verfolgten. Hier warteten wichtige Aufgaben auf mich, ich musste handeln, konnte nicht grübeln.

»Ich habe für morgen ein Dinner mit dem Repräsentanten der WHO im Mamba Point Hotel organisiert«, sagte Omar. »Dann können wir alles besprechen.« Er legte den Kopf schief und grinste. »Der Generator dort funktioniert, und das Restaurant ist ausgezeichnet.«

Mitten in der Nacht fielen in der Nähe Schüsse und rissen mich aus einem leichten Dämmerschlaf. *Die LURD-Rebellen stürmen die Stadt*, war mein erster Gedanke. Einen schier endlos langen Moment saß ich kerzengerade im Bett und horchte angespannt in die Dunkelheit. Vor vielen Jahren hatten mich derartige Schüsse noch in blinde Panik versetzt. Mittlerweile gehörten sie zum Berufsalltag – schließlich war ich in Kriegsgebieten unterwegs.

Doch als plötzlich jemand von draußen an mein Fenster klopfte, blieb mir vor Schreck fast das Herz stehen. *Die Rebellen*, durchfuhr es mich erneut. Oder handelte es sich um eine Bande Plünderer, auf der Suche nach ein paar Dollar und Lebensmitteln? Ich dachte an den Einbruch, den Omar erwähnt hatte, und starrte mit aufgerissenen Augen zum Fenster. Wartete darauf, dass die dünne Scheibe eingeschlagen wurde und bewaffnete Männer das Zimmer stürmten.

Ein weiteres Klopfen ertönte. »Ma'am?«, rief eine Männerstimme. Mein Puls raste.

»Ich bin's, Musa. Alles in Ordnung, Ma'am.«

Omars Wächter! Welch eine Erleichterung!

»Die Schüsse kommen aus dem Osten«, rief Musa mir zu. »Von der anderen Seite des Flusses. Machen Sie sich keine Sorgen.«

»Danke, Musa«, krächzte ich und sank in die klammen Laken zurück. Ich drehte mich zur Wand und hoffte darauf, wieder einzuschlafen. Vergeblich. Die Matratze war weich und durchgelegen, eine Mücke summte, die Hitze tat ihr Übriges.

Als sich am nächsten Morgen ein erster hellrosa Streifen Sonnenlicht am Himmel zeigte, wälzte ich mich aus dem Bett und öffnete das Fenster. Endlich lag sie hinter mir, diese lange, unheimliche Nacht.

Während ich die morgendliche Schwüle einatmete, betrachtete ich Musa, der auf seinem Stuhl vor sich hin döste, dabei aber sein Gewehr fest umklammert hielt.

Ich dachte an Elsa und Ralph. Sobald ich heute im Büro war, wo es einen zuverlässigen Telefonanschluss gab, musste ich mich bei ihnen melden. Obwohl sie wussten, dass ich als UNO-Angestellte prinzipiell in Sicherheit war, machten sie sich nach den vielen schockierenden Liberia-Berichten im Fernsehen garantiert große Sorgen um mich. Da Mobiltelefone hier nicht funktionierten, hatte ich bereits versucht, sie mit dem Satellitentelefon anzurufen. Doch auch damit war keine Verbindung zustande gekommen. Das klotzige Gerät erfüllte seine Aufgabe fast nur in freier Landschaft oder auf dem Dach eines hohen Gebäudes.

Meine Haare kräuselten sich in der feuchten Luft. Ich strich ein paar Locken aus der Stirn, öffnete meinen Koffer und nahm etwas Frisches zum Anziehen heraus. Dann ging ich ins Bad, um mein übernächtigtes Gesicht zu waschen. Als ich den Hahn aufdrehte, rann jedoch nur ein dünner Faden Wasser heraus. Ich würde mich wohl draußen mit dem Gartenschlauch bespritzen müssen.

Eine halbe Stunde später gesellte ich mich zu Omar in die Küche. Er saß am Tisch und schälte eine Mango, vor sich eine geöffnete Dose Cola. »Hast du die Schüsse heute Nacht gehört?«, fragte er.

»Natürlich«, nickte ich. »Ich konnte danach nicht mehr schlafen. Gut, dass wir Musa haben.«

»Passiert öfters in letzter Zeit«, murmelte er, »hat aber nichts weiter zu bedeuten. Einfach nicht hinhören.« Er schnitt die Mango in Stücke auf einen Teller und schob ihn mir zu. »Sorry, habe leider nichts anderes, was ich dir zum Frühstück anbieten kann. Im Büro gibt es Cracker und Müsliriegel.«

»Ich liebe Mangos«, versicherte ich und stürzte mich hungrig auf das Obst.

In Omars Dienstwagen machten wir uns auf den Weg ins SKD-Stadion. Wir wollten die Lage der vielen Vertriebenen begutachten, die dort Zuflucht vor dem Gemetzel in den nördlichen Regionen des Landes gesucht hatten. IDPs wurden diese Menschen im UN-Fachjargon genannt, *internally displaced people.*

Die Sportanlage trug den Namen des früheren Staatspräsidenten Samuel Kanyon Doe, der in den achtziger Jahren mit finanzieller Unterstützung der USA in Liberia eine Militärdiktatur errichtet hatte und später von Charles Taylors Anhängern brutal ermordet worden war.

Das Stadion befand sich weit außerhalb von Monrovia, hinter dem Flughafen. Unsere Fahrt auf der schmalen, unebenen Straße ging durch schlammige Felder und überflutetes Grasland. Sicher hatte der Regen die halbe Ernte zerstört, was die Lieferung von Nahrungsmitteln durch das Welternährungsprogramm noch dringender machte.

Wir begegneten Männern, die abgemagertes Vieh vorantrieben, und Frauen mit breiten Körben auf den Köpfen.

Als wir nach über einer Stunde das SKD endlich erreicht

hatten und aus dem Auto stiegen, brach eine betäubende Schwüle über uns herein. Die Luft roch sumpfig und sauer, nach Regen, Schweiß und Trostlosigkeit. Jede Bewegung war anstrengend, selbst das Atmen fiel mir schwer. Innerhalb weniger Sekunden war ich völlig nassgeschwitzt.

Im Stadion empfing uns ein Chaos des Elends. Überall kauerten, kochten und schliefen Menschen – auf Treppenabsätzen, Bänken und in den winzigen schattigen Zwischenräumen unter den Sitzreihen. Vertrieben, verängstigt, verzweifelt und vom Krieg für immer gezeichnet.

Einige wenige waren in den Besitz kostbarer Plastikplanen des Roten Kreuzes gekommen, unter denen sie sich vor den nächtlichen Regengüssen schützen konnten. Doch die meisten hatten nichts und mussten unter freiem Himmel schlafen, auf Sandsäcken oder bloßem Stein. Langsam schritten wir durch flache Pfützen über das Spielfeld, vorbei an ausgehungerten Müttern mit schreienden Babys im Arm und Männern, die versuchten, aus zusammengebundenen Stöcken ein Gerüst zu bauen und es mit Folie zu bedecken.

In einer Ecke wuschen Frauen Tücher und Kleidungsstücke in kleinen Schüsseln und breiteten sie danach auf dem Boden zum Trocknen aus – bevor der nächste Regen alles wieder durchnässte. Um sie herum spielten barfüßige Kinder mit Steinen. Schräg gegenüber bot eine Gruppe junger Mädchen unter aufgespannten Regenschirmen frische Paprikaschoten, Maniokknollen und grüne Bohnen zum Verkauf an. Wo sie die wohl herhatten?

In der Mitte des Spielfelds gab es kleine Feuerstellen, auf denen emsige Frauen Suppen und Maniokbrei kochten. Der Rauch war beißend und brannte mir in Augen und Lungen. Hustend stolperte ich an ihnen vorbei bis zum Zelt der Hilfsorganisation Merlin, deren Leiter, Mr. Peter, wir dort treffen wollten.

Kaum hatten wir das Innere des brütend heißen Zelts betreten, kam uns Mr. Peter bereits entgegen. Er war groß und schlank, trug ein gelbes Shirt mit dem Logo seiner Organisation und ein Baseballcap. Er wirkte erschöpft, aber gleichzeitig unruhig, als versuchte er, seine Müdigkeit angesichts dieser Krisensituation zu unterdrücken, indem er sich ständig in Bewegung hielt. »Schön, dass ihr da seid«, sagte er und lächelte kurz. Omar und er begrüßten sich wie zwei Kumpels mit einem freundschaftlichen Schulterklopfen. Dann stellte Omar mich ihm vor.

Mr. Peter schob ein paar Klappstühle heran und bedeutete uns, Platz zu nehmen.

»Sag mal, ist die Trinkwasserlieferung von der Europäischen Kommission schon eingetroffen?«, fragte Omar.

Mr. Peter nickte. »Ja, aber es reicht hinten und vorne nicht. Statt der fünfzehn Liter Wasser Mindestmenge, die ein Mensch pro Tag zum Trinken, Kochen und Waschen braucht, bekommen die Leute hier höchstens vier Liter. Also greifen sie auf das verseuchte Wasser zurück und stecken sich mit Cholera an.«

»Wie viele Fälle habt ihr hier im Lager?«, wollte ich wissen, während ich an meinem feuchten Hemd herumzupfte, das an Bauch und Rücken klebte.

Mr. Peter legte den Kopf schief. »Mindestens fünf bis zehn Neuinfektionen pro Tag, Tendenz steigend. Wenn nicht schnell etwas passiert, verwandelt die Cholera das Lager hier in ein Massengrab.«

Er griff in eine Kühlbox, nahm zwei Flaschen Wasser heraus und reichte sie uns. »Hier, ihr seht aus, als könntet ihr das gebrauchen.«

Mit einem dankbaren Lächeln schraubte ich die Flasche auf und trank, in vollem Bewusstsein, welch ein Luxus dieses kühle, saubere Wasser hier war.

Omar räusperte sich. »Das belgische Team von Ärzte ohne Grenzen eröffnet in den nächsten Tagen ein neues Behandlungszentrum in Monrovia«, erklärte er. »Im Zentrum, gleich neben dem Krankenhaus, mit Platz für zweihundertfünfzig Patienten. Sie warten nur noch auf die Ärzte, die aus Brüssel eingeflogen werden, und mehrere Tausend Päckchen Elektrolytlösung von der WHO.«

Mr. Peter schob sich die Kappe aus der Stirn. »Ein Tropfen auf dem heißen Stein. Um wirklich etwas zu bewirken, benötigen wir das Zehnfache an Betten und Trinklösungen«, gab er zurück. »Vor allem brauchen wir saubere Latrinen. Was wir hier sehen, ist erst der Anfang. Weitere zigtausend Flüchtlinge sind auf dem Weg nach Monrovia.«

»Glauben Sie mir, wir tun alles, was in unserer Macht steht«, versicherte ich. »Es ist wichtig, das Problem von beiden Seiten anzugehen und so schnell wie möglich alle verfügbaren Trinkwasserquellen zu reinigen.« Ich schraubte die Flasche zu und verstaute sie in meiner Handtasche. »Wir planen zusammen mit dem Ministerium eine Massenchlorung aller Brunnen in den umliegenden Bezirken.«

Mr. Peter zuckte unbeeindruckt mit den Achseln. »Wie soll das gehen? Es gibt doch kaum noch Chlor.«

»Das wird sich bald ändern«, verkündete Omar. »Das OCHA-Büro in Abidjan hat mich gestern informiert, dass sechshundertfünfzig Kilo Chlor unterwegs nach Monrovia sind.«

»Wird auch langsam Zeit«, meinte Mr. Peter und ließ den Blick durch das geöffnete Zelt ins Stadion schweifen. »Jeder Tag, den wir verlieren, kann Hunderten von Liberianern das Leben kosten.«

Ich nickte bedrückt. Ein Gefühl der Machtlosigkeit überkam mich, als ich daran dachte, wie schwierig es sein würde, das Krisenhilfsprogramm hier zu koordinieren. Wie sollten wir die vielen Aufgaben bewältigen, ohne ausreichende Wasser- und Stromversorgung, ohne militärische Unterstützung der Nachbarstaaten und ohne genügend qualifizierte internationale Helfer? Die meisten meiner Kollegen saßen nach wie vor in Abidjan fest und warteten auf eine Verbesserung der Sicherheitslage. Dass ich hier sein konnte, hatte einer Sondererlaubnis des UNO-Untergeneralsekretärs für humanitäre Angelegenheiten bedurft. Omar arbeitete an der Genehmigung für zwei, drei weitere Kollegen aus New York. Ob er sie bekommen würde, war noch unklar. Denn selbst in Krisensituationen konnte das bürokratische Regelwerk nicht komplett umgestoßen werden.

Ich rieb mir den Schweiß aus den Augen und stand auf. »Mr. Peter, würden Sie uns die Latrinen zeigen, die Merlin diese Woche gebaut hat?«, bat ich.

»Natürlich«, gab er zurück und erhob sich ebenfalls. »Folgen Sie mir.« Wir gingen zusammen aus dem Zelt, über das Spielfeld und durch ein Tor bis hinter das Stadion. Von hier sahen wir die Latrinen, die den Platz säumten. Provisorische, aneinandergereihte Kabinen aus Metallstäben und Plastikplanen, auf leicht erhöhten Betonplatten errichtet. »Männer« stand auf den Kabinen der linken Seite, »Frauen« auf der rechten. Getrennte Toiletten, wenigstens *das* gab es hier.

»Vierzig Latrinen für zehntausend Menschen«, seufzte Mr. Peter. »Ideale Bedingungen für eine Cholera-Epidemie.«

»Wie viel Geld brauchen Sie?«, fragte ich, während ich schon überlegte, wie wir schnellstmöglich an zusätzliche finanzielle Mittel herankommen könnten. Doch Mr. Peter schüttelte den Kopf. »Es liegt vor allem am Boden. Die Gegend hier ist zu felsig. Wir schaffen es kaum, die Löcher zu graben.« Er zeigte nach Westen. »Und da drüben, in Richtung Monrovia, da ist die Erde durch den Regen völlig aufgeweicht. Dort können wir erst recht nichts bauen.«

»Das macht die Chlorung der Brunnen umso dringender«, erwiderte ich.

Omar zog nachdenklich die Augenbrauen zusammen. »Und wenn ihr die Latrinen einfach höher mauert?«, fragte er.

Mr. Peter kratzte sich am Kinn. »Das wäre eine Möglichkeit. Aber dann brauchen wir sehr viel mehr Steine und Zement.«

»Wir werden die Situation heute im Ministerium ansprechen«, sagte ich. »Ich bin mir sicher, wir finden eine Lösung.«

Die Sonne war bereits untergegangen, als Omar und ich am frühen Abend die hell erleuchtete Terrasse des Mamba Point Hotels betraten. Das Hotel lag unweit vom Strand inmitten eines üppigen Gartens. Umsäumt von Bananenstauden, Palmen und blühendem Hibiskus saßen die Gäste an kleinen runden Tischen und ließen sich Wein und frische Meeresfrüchte servieren.

In einer zerstörten Stadt voller Flüchtlinge, in der es keinen Strom gab und auch sonst nichts mehr funktionierte, wirkte dieser Ort wie eine schillernde Oase. Surreal. Als sei der Krieg hier einfach vorbeigezogen.

Das Restaurant war bis auf den letzten Platz gefüllt. Ich erkannte sie sofort, die Mischung aus internationalen Helfern, Journalisten und Diplomaten, die hier ihren Fünfzehn-Stunden-Tag bei einem ruhigen Abendessen ausklingen ließen. An diesem Ort konnte man ungestört plaudern und das Elend für ein paar Stunden vergessen. Wie gut wir es doch hatten, dachte ich, wie immer, wenn mir die drastischen Gegensätze zwischen Opfern und Helfern, Arm und Reich, vor Augen geführt wurden. Mit gutem Gewissen würde ich hier jedenfalls nicht essen können.

Trotz der einsetzenden Dunkelheit war das Klima noch genauso tropisch und drückend wie am Tag. Alles klebte, die Haut roch nach Insektenspray. Ich band meine welligen Haare zusammen und folgte Omar an einen der Tische. Dr. Johnson von der WHO, ein stämmiger älterer Herr in einer weißen Tunika, den ich bereits am Nachmittag bei unserer Besprechung kennengelernt hatte, erwartete uns bei einem Glas Bier.

Nachdem wir uns auf der umfangreichen Karte etwas zu essen ausgesucht hatten, kam Dr. Johnson zur Sache. »Ich habe soeben neue Informationen aus dem Ministerium erhalten. Wir müssen die Masern-Impfkampagne bis auf Weiteres verschieben«, erklärte er. »Es ist zu gefährlich. Die Rebellen haben sich in verschiedene Untergruppierungen aufgespalten. Jetzt gibt es keinen zentralen Kontakt mehr, der uns sicheren Zugang in die besetzten Gebiete zusagen kann.« Er sah sich kurz um und senkte die Stimme. »Die LURD soll bereits bis in die Vororte nördlich von Monrovia eingedrungen sein. Es kann nicht mehr lange dauern, und der Präsidentenpalast steht in Flammen.«

Ich musste an die Schüsse von letzter Nacht denken. Also waren meine Befürchtungen, dass sie von den Rebellen stammten, doch richtig gewesen! Wie sollten wir die vielen Cholera-Patienten und Flüchtlinge schützen, wenn es in ein paar Tagen zu offenen Straßenkämpfen kam?

Ganz zu schweigen von den Vertriebenen im SKD-Stadion. Die Sportanlage lag genau an der Schnittstelle zweier Hauptverkehrsadern, die den Osten und den Norden des Landes mit Monrovia verbanden. Mütter, Kinder, ältere Menschen – sie alle würden der LURD wehrlos ausgeliefert sein.

Um unser eigenes Team und um mich selbst machte ich mir weniger Sorgen. Im schlimmsten Fall würde man uns evakuieren oder Unterschlupf in einer der mit Stacheldraht geschützten Botschaften gewähren.

Indessen ließ sich Omar nicht aus der Ruhe bringen. »Ein paar einzelne Kämpfer werden in Monrovia nicht viel ausrichten«, sagte er. »Bevor es hier wirklich knallt, dauert es noch mindestens eine Woche, und bis dahin sind garantiert die ECOWAS-Truppen aus den umliegenden Staaten eingetroffen.« Er klatschte sich ins Gesicht und kratzte einen Moskito von seiner Wange. »Auch George Bush hat neulich auf seiner Afrikareise militärischen Beistand zugesagt«, fügte er hinzu.

»Ja schon, allerdings unter der Bedingung, dass Präsident Taylor ins Exil geht«, wandte Dr. Johnson ein. Er trank einen Schluck Bier. »Aber Taylor wird bis zum bitteren Ende weiterkämpfen.«

Ein Kellner brachte Brot, Wasser, zwei Flaschen *Club*-Bier und schenkte uns ein. Omar deutete auf die Flasche. »Eine der ältesten Brauereien in Monrovia.« Er hielt sein Glas hoch, und wir prosteten uns ernst und verhalten zu.

Eine leichte Brise wehte vom Meer herüber. Ich sah dem jungen Kellner nach, wie er mit seinem Tablett durch den Garten zurück zum Hotelgebäude eilte, um die nächste Bestellung aus der Küche zu holen.

Als er durch die Tür lief, stieß er mit einem Gast zusammen. Das Tablett fiel scheppernd zu Boden. Während sich der Kellner vergewisserte, dass seinem Gegenüber nichts passiert war, trat ein weiterer Mann ins Freie und sah sich suchend um. Ich riss die Augen auf und erstarrte vor Schreck. Julian!

Das Blut dröhnte in meinen Ohren, Schweiß brach mir aus allen Poren. Wie war das möglich? Ich hatte ihn in einer zerbombten Stadt im Irak vermutet – aber nicht hier!

Ohne meine Augen von ihm abzuwenden, stellte ich das Glas auf den Tisch zurück.

Unsere Blicke trafen sich. Ein Zucken ging durch seinen Körper. Er machte einen Schritt auf mich zu, dann hielt er inne, und es war mir, als stünde mein Herz still.

Noch konnte er sich umdrehen, einfach wieder verschwinden, und ich würde mir einreden, ich hätte mir alles bloß eingebildet. Doch das tat er nicht. Er stand einfach da und sah mich an. Ungläubig, erstaunt, verwirrt.

Die Geräusche um mich herum schienen zu verstummen, die Stimmen, das Klappern des Bestecks. Nichts außer dem Rauschen des Meeres drang zu mir. Schließlich löste ich mich aus meiner Starre und stand auf.

»Ist dir nicht gut?«, hörte ich Omar neben mir fragen. »Du bist ganz blass geworden.«

»Bin gleich wieder zurück«, murmelte ich. »Ich möchte nur kurz jemanden begrüßen.« Wie in Trance ging ich zwischen den Tischen hindurch auf Julian zu.

»Johanna«, sagte er und nahm meine Hand. Ein heißer Schauer lief mir über den Rücken, als sich seine Finger um meine schlossen. »Komm.« Julian führte mich ins Innere des Hotels, durch die Lobby und eine Treppe hoch in den ersten Stock. Mit bebendem Herzen lief ich neben ihm den dunklen Gang entlang, bis er vor einer Tür stehen blieb.

»Das ist das Zimmer von meinem Kollegen Kenneth«, erklärte er, während er aufschloss. »Er hat mir vorhin den Schlüssel gegeben, weil ich noch dringend etwas fertig schreiben musste. Ich selbst wohne in einem kleinen Gästehaus in der Nähe unseres Büros.«

Er stieß die Tür auf, und wir betraten einen winzigen, muffigen Raum. Das Bett nahm fast den gesamten Platz darin ein. Auf der Matratze lag ein ausgerollter Schlafsack, dicht darüber hing ein zusammengeknotetes Moskitonetz. In einer Ecke surrte ein Ventilator, doch die Luftbewegung war kaum zu spüren.

Sobald Julian die Tür geschlossen hatte, nahm er mich in die Arme. Ich umschlang seinen verschwitzten Rücken und presste mich an seine Brust. Sein Herz pochte schnell und heftig.

»Mein Gott, Johanna«, flüsterte er. »Tag und Nacht habe ich an dich gedacht. Ich liebe dich.«

Alle Bedenken, Sorgen und Ängste fielen von mir ab. Es war, als sei ich nach einer langen, beschwerlichen Reise endlich heimgekehrt. »Ich liebe dich auch«, wisperte ich überwältigt und drückte mich dichter an ihn.

Er nahm mein Gesicht in beide Hände und sah mir tief in die Augen. »Lauf nicht länger vor mir davon. Bleib bei mir. Für immer.«

Ich nickte aufgewühlt, dann küssten wir uns. Berauscht und verzweifelt. Während sein Mund mit meinem verschmolz und mein Herzschlag mit seinem, schienen auch unsere Träume, Hoffnungen und Gefühle zusammenzufließen, zu einem großen unendlichen Ganzen.

»Ich werde dich nie mehr loslassen«, raunte er, »nie mehr, hörst du?«

Ich lächelte ihn an. Durch das geschlossene Fenster drangen Stimmen und Gelächter. Wäre es möglich gewesen, mein Leben an der schönsten Stelle einfach anzuhalten, dann hätte ich es genau jetzt getan.

Wir setzten uns aufs Bett, er umfasste meine Taille und zog mich an sich. Neben ihm fühlte ich mich sicher. Unverletzbar.

»Warum bist du nicht mehr im Irak?«, fragte ich nach einer Weile und legte meinen Kopf an seine Schulter.

»Mein Kollege Tim, mit dem ich dort eng zusammengearbeitet habe, ist letzten Monat bei einem Terroranschlag ums Leben gekommen«, erzählte er. »Ein Schock für das ganze Team. Daraufhin bin ich sofort zurück nach London geflogen, um Abstand zu gewinnen und alles zu verarbeiten.«

»Der Anschlag in Bagdad.« Ich nickte und griff nach seiner Hand. »Als ich davon erfahren habe, hatte ich einen Augenblick entsetzliche Angst, es könnte sich um dich handeln«, sagte ich.

»Ich hatte Glück«, fuhr er fort. »Aber Tims Tod hat mich tief getroffen. Ich saß zu Hause rum, habe getrunken, an dich gedacht und mein ganzes Leben angezweifelt – den Job, meine Ehe …«

Er stieß einen tiefen Seufzer aus, sein Atem benetzte meine Stirn. »Und dann haben sie mich hierhergeschickt.«

Er lächelte und küsste meine Schläfe. »Welch eine Fügung.«

Schweigend saßen wir beieinander, beseelt von unserer Nähe.

Doch noch etwas anderes reifte in mir: der Entschluss, die Unausweichlichkeit unserer Liebe endlich anzunehmen – bedingungslos, mit allen Konsequenzen. Ich wollte mich nicht länger beugen und mich in meiner eigenen Familie wie eine Fremde fühlen. Ich wollte endlich frei sein. Frei für Julian. Elsa würde das verstehen. Nicht jetzt. Aber irgendwann später. Hoffentlich.

»Ich werde mit dir gehen«, sagte ich. »Wohin du willst.«

Der Druck seiner Umarmung wurde stärker. »Das ist nicht mehr nötig«, wisperte er.

Mit einem Ruck richtete ich mich auf. »Was meinst du damit?« Sofort musste ich an unseren letzten Tag in Jordanien denken, als er von Claire und den Adoptionsplänen gesprochen hatte.

»Habt ihr … Habt ihr das Kind bekommen?«, fragte ich mit zitternder Stimme.

Er nahm meine Hand und schüttelte den Kopf. »Nein. Das wurde mir alles zu viel. Ich habe Claire um mehr Bedenkzeit gebeten. Aber jetzt weiß ich, wie falsch die Adoption gewesen wäre.«

Ich atmete auf, die Spannung wich aus meinem Körper. Julian zog mich wieder an sich. »In den letzten Wochen ist mir vieles klar geworden. Vor allem, wie egoistisch mein Verhalten war. Wie konnte ich nur von dir verlangen, dich von deiner Tochter zu trennen?«

Er sah mich an, seine Augen glänzten. »Ich komme zu dir. Nach New York.«

Worte wie gleißendes Feuerwerk. Ich starrte ihn fassungslos an. »Ist das dein Ernst?«

Er nickte und legte seine Hand auf meine. »Ich ertrage die ganze Heuchelei nicht länger.«

Tränen strömten über mein Gesicht. Ich schlang die Arme um seinen Hals und presste mein Gesicht an seins. Auch seine Wangen waren feucht. »O Julian. Du und ich ... in New York.«

»Wir ziehen, wohin du willst«, wisperte er und rieb sich verlegen über die Augen. »Uptown, Midtown, Queens. Hauptsache, wir sind zusammen und du bist in Elsas Nähe.«

»Und dein Job?«

Er zuckte mit den Achseln. »Ich habe immer gedacht, dass ich rund um die Uhr für den Sender verfügbar sein muss. Dass ich nur in London leben kann. Seit Tims Tod ist alles anders. Ob ich von London oder New York in die nächste Krise fliege, ist mir mittlerweile egal. Aber hier drin«, er nahm meine Hand und legte sie auf sein Herz, »hier ist mir nichts egal. Ich will endlich glücklich sein. Mit dir.«

»Ich auch«, stammelte ich. »Ich brauche dich.«

Er rückte von mir ab und sah mir in die Augen. In seinem Blick lag feurige Entschlossenheit. »Sobald ich in London aus dem Flugzeug steige, werde ich Claire die Wahrheit sagen. Ich reiche die Scheidung ein, und dann suchen wir uns eine gemeinsame Wohnung.«

Mir verschlug es die Sprache. So zielsicher und pragmatisch hatte ich ihn bis jetzt nur erlebt, wenn er über seine Arbeit sprach. Während ich versuchte, das Gewicht seiner Worte in ihrer ganzen Tragweite zu begreifen, erfasste mich ein wunderbarer Taumel. Endlich begann die Welt sich wieder zu drehen, hatte mein aus den Fugen geratenes Leben wieder einen Mittelpunkt.

Doch dann schob sich Elsas Bild davor, mit dem ihr ureigenen Trotz. Im Geist hörte ich erneut ihr ängstliches »Mögt ihr euch nicht mehr, Papa und du?«, so wie vor ein paar Wochen, als ich ihr erklärt hatte, dass es dieses Jahr keinen gemeinsamen Familienurlaub gab. Meine eben noch so ekstatische Zuversicht geriet ins Schwanken.

Ich senkte den Blick. »Bei mir wird es etwas komplizierter als bei dir«, sagte ich leise. Der Ventilator rauschte vor sich hin, Schweiß rann aus meinen Achselhöhlen.

Julian nahm meine Hand. »Aber du bist bereit, diesen Schritt zu gehen?« Seine Stimme klang zart und hoffnungsvoll, und doch hörte ich die leichte Unsicherheit heraus, die in seinen Worten mitschwang. Er wusste, wie sehr ich mit mir rang.

Nein, dieses Mal konnte ich keine Rücksicht auf Elsa nehmen. Monatelang hatte ich versucht, Julian zu vergessen, um unsere Familie zu erhalten. Und war kläglich gescheitert.

Jeder weitere Tag in meiner maroden Ehe würde Elsa nur schaden, wenn sie mitansehen musste, wie sich ihre Eltern immer weiter voneinander entfernten, bis von der einstigen Liebe und Zuneigung nur noch Hass übrig war.

Ich drückte den Rücken durch. »Ja, Julian, ich bin bereit. Und ich werde es tun. Sobald ich zurück bin, erzähle ich Ralph alles und sage ihm, dass ich die Scheidung will.« Wie leicht mir diese Worte über die Lippen gingen.

Julian strich mir über den Mund. »Wenn du wüsstest, wie sehr ich dich liebe.«

Wir küssten uns, lange und zärtlich, als wollten wir damit den Pakt unserer gemeinsamen Zukunft besiegeln.

»Ich muss zurück zu meinen Kollegen«, sagte ich, »sie fragen sich bestimmt, wo ich geblieben bin.«

Er hielt meine Hand umklammert. »Sehen wir uns morgen Abend?«

Ich lächelte. »Natürlich. Ich kann aber noch nicht genau sagen, wann. Wo kann ich dich telefonisch erreichen?«

Er dachte einen Augenblick nach. »Am besten im Büro«, meinte er. »Ich werde morgen schon sehr früh dort sein, um eine Reportage fertig zu schneiden.« Er kramte eine zerknitterte Visitenkarte aus seiner Hosentasche und drückte sie mir in die Hand. »Hier ist die Nummer.«

»Ich melde mich morgen, sobald ich mit Omar gesprochen habe«, sagte ich und steckte die Karte ein. Widerwillig erhob ich mich und ging zur Tür. Julian stand ebenfalls auf. Als ich die Klinke berührte, zog er mich wieder an sich. »Heute beginnt unser neues Leben«, flüsterte er. Seine Augen blitzten. »Unser richtiges Leben.«

Eine Woge vollkommenen Glücks schwappte durch mich hindurch. Wir hatten uns wieder. Und dieses Mal würde dem Bekenntnis unserer Liebe keine schmerzvolle Trennung folgen, sondern die Vorfreude auf ihre Erfüllung. Endlich würde alles gut werden. Wir küssten uns noch einmal, dann machte ich mich sanft von ihm los und schlüpfte aus der Tür. »Bis morgen.«

»Wo hast du gesteckt?«, fragte Omar, als ich wieder an unseren Tisch trat. Er legte sein Besteck auf dem Tellerrand ab und blickte mich vorwurfsvoll an. »Wir haben uns Sorgen gemacht.«

Dr. Johnson nickte bestätigend, bevor er sich wieder mit seinem Steak befasste.

»Tut mir leid«, gab ich wie in Trance zurück und setzte mich. »Ich habe einen alten Bekannten wiedergetroffen. Wir hatten uns eine Menge zu erzählen.«

»Du warst über zwanzig Minuten weg – die Gegend hier ist zwar recht sicher, aber ich wollte gerade nach dir suchen lassen«, tadelte Omar, während er ein paar Krümel von seiner Serviette schüttelte. »Nächstes Mal gib mir bitte vorher Bescheid.«

»Natürlich, Omar«, versicherte ich. »Versprochen.« Ich griff nach meinem Bierglas und trank einen Schluck. Es schmeckte köstlich. Nach Liebe und Abenteuer. Nach einem neuen Ich.

Omar nahm seine Gabel wieder auf. »Na, jetzt iss erst mal«, meinte er versöhnlich. »Dein Fisch ist bestimmt schon kalt.«

Während Omar und Dr. Johnson sich weiter über die Situation in den Flüchtlingscamps unterhielten und die Beschaffenheit der Latrinen diskutierten, die im SKD-Stadion errichtet werden sollten, saß ich mit entrücktem Lächeln daneben und stocherte in meinem Reis herum. Julian war alles, wofür in meinem Kopf Platz war. Julian und ich in New York.

Als ich wenige Stunden später in Omars Gästezimmer im Bett lag, schwitzend, übernächtigt und unfähig zu schlafen, verdüsterte sich meine Stimmung. War Julian wirklich bereit, sein Londoner Leben hinter sich zu lassen und zu mir in die USA in eine ungewisse Zukunft zu ziehen? Oder hatte er das nur gesagt, weil er nach dem Tod seines Kollegen noch zu sehr unter Schock stand?

Ich fixierte einen Punkt in der Dunkelheit und lauschte dem Regen, der seit einer Viertelstunde in gewaltigen Massen vom Himmel stürzte. Je lauter und wuchtiger die Tropfen auf das Dach und gegen die Fenster schlugen, desto wirrer wurden meine Gedanken.

Was, wenn unser gemeinsames, »richtiges« Leben, wie Julian es genannt hatte, nüchtern und bei Tag betrachtet ein Wagnis für ihn darstellte, auf das er sich lieber doch nicht einlassen wollte?

Schlagartig wich die Euphorie, die mich den ganzen Abend wie auf Wolken getragen hatte, einer drückenden Beklemmung.

Immer absurdere Szenarien spulten sich vor mir ab: Selbst wenn er sein Versprechen ernst gemeint hatte – würde er es durchziehen können? Und wenn die BBC daran festhielt, Julian gehöre ins Hauptstadtstudio, und ihm den Standortwechsel nicht genehmigte? Wenn Claire es schaffte, ihn unter Tränen davon zu überzeugen, sie doch nicht zu verlassen? Oder ihm mit einem langwierigen Gerichtsprozess drohte? Oder – ich wagte kaum weiterzudenken – wenn sie die Adoption bereits in die Wege geleitet hatte und ihn bei seiner Rückkehr mit einem Baby erwartete?

Das Gedankenkarussell war nicht mehr zu stoppen. In immer kürzeren Abständen tauchten Ralph, Elsa, Julian und die unbekannte Claire vor mir auf, riefen meinen Namen, streckten die Hände nach mir aus, bevor sie wieder verschwanden. Bis sich ihre Köpfe, Arme und Stimmen miteinander vermischten und zu einer großen Lawine formten, die mit bedrohlicher Geschwindigkeit auf mich zurollte. Eine übermächtige Angst machte sich in mir breit. Schweiß tropfte mir aus dem Haar und rann meinen Hals hinunter. Das Zimmer wurde heißer, der Regen stärker. Die Lawine rückte näher. Etwas griff nach meiner Kehle und drückte zu.

Mit einem lauten Schrei fuhr ich hoch. Draußen prasselte der Regen unbeirrt weiter. Mein Herz raste, als wäre ich in sengender Hitze dreimal um das SKD-Stadion gerannt.

Ich wühlte mich aus den feuchten Laken und knipste die batteriebetriebene Laterne an, die auf dem Nachttisch stand. Die Lawine verschwand, und langsam löste sich auch das Engegefühl in meiner Kehle. Doch die Zweifel blieben.

Schwer atmend schaute ich aus dem Fenster in den schwarzen Garten. Es war so dunkel, dass ich nichts erkennen konnte, auch nicht Musa, der sicherlich auf seinem Stuhl am Eingangstor saß oder gerade eine Runde durch den Garten drehte.

Ich musste Julian so schnell wie möglich wiedersehen. Noch

einmal alles mit ihm besprechen, um sicherzugehen, dass ich ihn richtig verstanden hatte. Noch einmal aus seinem Mund hören, dass er Claire verlassen und nach New York ziehen würde. In seinem Blick die Entschlossenheit von heute Abend wiedererkennen. Erst die unbedingte, totale Gewissheit würde mir den Mut geben, Ralph und Elsa vor vollendete Tatsachen zu stellen.

Wie unehrlich und feige ich doch war. Ich sollte Ralph auch dann verlassen, wenn Julian nicht kam. Schnell verdrängte ich den Gedanken. Jetzt war nicht der richtige Moment für moralische Erwägungen.

Ich schaute auf meinen kleinen Wecker, den ich von zu Hause mitgebracht hatte. Zwei Uhr morgens. Wenn es möglich gewesen wäre, hätte ich Julian jetzt aus dem Bett geklingelt. Aber das ging ja nicht. Sein Handy funktionierte in Liberia genauso wenig wie meins. Omars Telefonanschluss hier im Haus war garantiert längst tot. Davon abgesehen wusste ich noch nicht einmal, in welchem Gästehaus Julian untergebracht war.

Es blieb mir nichts anderes übrig, als den Morgen abzuwarten. Julian wollte schon früh ins Studio fahren. Sobald die Sonne aufging, würde ich Omar wecken und ihn bitten, seinen Fahrer Joseph zu rufen, um mich ins Büro zu bringen. Von dort aus würde ich Julian anrufen.

Der Gedanke, in rund vier Stunden seine Stimme zu hören und ihn hoffentlich kurz darauf zu treffen, beruhigte meine angeschlagenen Nerven nur wenig. Ich trank etwas Wasser und ging ein paar Schritte im Zimmer auf und ab. Schließlich nahm ich das Buch aus dem Koffer, das ich mir für den langen Flug mitgenommen hatte, und begann zu lesen. Nach einer Weile verschwammen die Worte vor meinen Augen, und ich fiel in einen leichten Schlaf.

Als ich wieder erwachte, war es draußen schon hell. Irgendwo krähte ein Hahn. Es hatte aufgehört zu regnen, der Himmel war grau und bedeckt. Ich setzte mich auf und sah zur Uhr. Fast halb sieben! Höchste Zeit, ins Büro zu fahren.

Mit einem Satz sprang ich aus dem Bett und kleidete mich an. Der Wasserhahn im Bad spuckte ein paar rostige Tropfen aus, dann versiegte er ganz. Leise fluchend begab ich mich in den Garten, nickte Musa grüßend zu und wusch mir Gesicht und Hände mit dem Schlauch.

»Na, du bist ja heute früh auf«, begrüßte mich Omar gähnend, als ich wieder ins Haus zurückkam. »Hat gestern Nacht wieder jemand rumgeballert, und ich habe nichts mitgekriegt?«, fragte er augenzwinkernd.

Ich bewunderte Omar. Ganz gleich, in wie vielen Krisengebieten ich bereits gearbeitet hatte, eine derartige Gelassenheit würde ich niemals besitzen. Vielleicht lag es daran, dass er immer hier war und nicht ständig zwischen zwei gegensätzlichen Welten hin- und herwechselte, so wie ich.

»Außer dem vielen Regen war alles ruhig«, gab ich zurück, schüttelte mir die Haare aus dem Gesicht und band sie zusammen. »Würde es dir etwas ausmachen, schon jetzt ins Büro zu fahren?«, fragte ich. »Ich muss unbedingt meine E-Mails beantworten und ein Memo für den Untergeneralsekretär fertig schreiben.«

»Ausgeschlossen«, erwiderte Omar und ging in die Küche. »Ich habe gleich ein Meeting mit den UNICEF-Kollegen und bin spät dran.«

Mein Herz verkrampfte sich, schon setzte sich die Gedankenlawine der vergangenen Nacht wieder in Bewegung. Ich musste Julian sprechen, hämmerte es in mir. So schnell wie möglich. »Bitte, Omar«, flehte ich und lief hinter ihm her. »Es ist wirklich dringend. Wie soll ich sonst ins Büro kommen?«

Omar schob ein paar Papiere zusammen, die auf dem Küchentisch lagen und steckte sie in seine Aktentasche. »Begleite mich lieber zur UNICEF, dann lernst du auch gleich das Team dort kennen. Und gegen Mittag fahren wir gemeinsam ins Büro.«

Mir wurde schlecht vor Panik. »Bitte, Omar«, presste ich hervor. »Außerdem muss ich ein wichtiges Telefonat führen. Jetzt gleich.«

»Um diese Uhrzeit?« Omar furchte die Stirn. »New York schläft.«

»Nicht mit New York, mit Genf«, log ich und kratzte mich nervös am Kopf. »Es geht um das Memo.«

Er sah auf seine Armbanduhr und zog die Augenbrauen hoch. »Na gut, wenn es unbedingt sein muss«, lenkte er ein. »Ich setze dich ab und fahre gleich weiter. Dann aber los, ich möchte die Kollegen nicht warten lassen.«

»Danke, Omar«, japste ich und rannte in mein Zimmer, um meine Tasche zu holen.

Zwanzig Minuten später betrat ich unser enges Dreizimmerbüro im Stadtzentrum. Ich stürzte mich auf das Telefon und wählte die Nummer des örtlichen BBC-Studios, die Julian mir gegeben hatte. Er ging sofort dran.

»Ich habe dich vermisst«, sagte er. »Konntest du bei dem lauten Regen schlafen?«

Die Angstlawine schwoll an und rollte auf mich zu. Meine Hände wurden kalt, die Wangen heiß. »Ich ... ich will dich sehen«, stieß ich hervor, ohne auf seine Frage einzugehen. »Jetzt gleich.«

»Was ist los?«, fragte Julian. »Du klingst so merkwürdig.«

»Ich habe die ganze Nacht kein Auge zugetan«, gestand ich mit rauer Stimme, während ich den Hörer fester ans Ohr presste. »Ständig musste ich daran denken, was du gesagt hast.« Ein eisiger Schauder erfasste mich. »Und wenn etwas passiert und du es dir anders überlegst?«

»Mein Liebling, was soll denn passieren? Nichts und niemand wird mich davon abhalten, mit dir zusammenzuleben.«

Ich spürte Druck in der Brust. Aus seinem Mund klang alles so klar und einfach. Wie sollte ich ihm erklären, was in mir vorging?

»Wovor fürchtest du dich?«, fragte Julian. »Dass ich im letzten Moment abspringe?«

Ohne es zu wissen, hatte er meine geheimste Sorge ausgesprochen. »Sag so etwas nicht«, flehte ich. »Das macht mich nur noch unsicherer.«

»So habe ich das nicht gemeint«, murmelte er.

»Ich muss dich sehen. Jetzt«, beschwor ich ihn. »Nur eine halbe Stunde.«

»Jetzt gleich?«, rief Julian verwirrt. »Ich stecke mitten in der Arbeit.«

»Bitte. Ich halte es nicht aus bis heute Abend. Ich muss noch einmal von dir hören, dass du das gestern wirklich ernst gemeint hast.«

»Natürlich habe ich das«, beteuerte er.

»Nicht am Telefon«, fiel ich ihm ins Wort. »Ich möchte dir in die Augen sehen, wenn du es mir sagst. Deine Hand in meiner spüren.«

»Na gut, wir treffen uns«, lenkte er ein. »Allerdings kursieren seit letzter Nacht Gerüchte, dass die LURD bis in die Stadt vorgedrungen ist. Wir sollten lieber noch ein paar Stunden warten, bis ich mehr Informationen von unseren Kontaktmännern habe und die Sicherheitslage beurteilen kann.«

Der Druck in meiner Brust wurde stärker. Stunden? Ich wollte nicht eine Sekunde länger warten. »Du weißt doch, solche Gerüchte kursieren in jedem Konflikt«, versuchte ich ihn zu überzeugen. »Gehört zur Kriegstaktik.« Dann dachte ich an Omars Worte. Dass ein paar Kämpfer nicht viel ausrichten konnten und dass es mindestens noch eine Woche dauern konnte, bis die Lage in Monrovia wirklich bedrohlich würde. »Mein Kollege Omar sieht die Lage ziemlich gelassen. Und er lebt hier schon viele Jahre.«

»Du hast recht«, meinte Julian. »Wahrscheinlich hat es nichts zu bedeuten. Seit Tims Tod bin ich übertrieben vorsichtig geworden.«

»Lass uns im Mamba Point Hotel treffen«, schlug ich vor. »Dort ist es ruhig, und es liegt nicht weit weg.«

»Hast du ein Auto?«, fragte er.

»Ja. Omar ist den ganzen Morgen bei der UNICEF, in der Zwischenzeit kann ich seinen Dienstwagen benutzen. Ich rufe gleich seinen Fahrer an.«

»Gut. In einer halben Stunde im Mamba Point.«

»Danke«, flüsterte ich, »bis gleich.« Gerade wollte ich das Gespräch beenden, da merkte ich, dass Julian innehielt. Wollte er noch etwas sagen?

»Johanna?«

»Ja?«, gab ich zurück.

»Ich liebe dich. Vergiss das nie.«

Ich lächelte, dann legte ich auf. Damals ahnte ich nicht, dass ich es für den Rest meines Lebens bereuen würde, darauf nicht geantwortet zu haben.

Es war kurz vor acht, als ich auf der Rückbank von Omars weißem Jeep in den United Nations Drive einbog, wo das Mamba Hotel lag. Nach dem nächtlichen Regenguss stand ein großes Stück der schlecht geteerten Straße unter Wasser. Überall schwammen Plastikflaschen, Papier, aufgequollene Verpackungen und anderer Unrat herum, der sich an den Rändern angesammelt hatte und durch den Regen aufgemischt worden war.

Ein paar Meter vor uns steckte ein Wagen quer auf der Straße in der schlammigen Brühe fest. Daneben standen mehrere

Männer, bis über die Knöchel im Wasser, und diskutierten. Sicher überlegten sie, wie sie das Auto wieder herausziehen konnten.

Joseph drehte sich zu mir um: »Ma'am, ich komme hier nicht weiter. Am besten gehen Sie das letzte Stück bis zum Hotel zu Fuß.« Er deutete nach rechts. »Der Gehweg scheint frei zu sein.«

Ich schaute aus dem Fenster zu dem schmalen Fußweg, der ein gutes Stück höher lag als die Straße. Tatsächlich, er war von den Fluten verschont geblieben.

»Kein Problem«, sagte ich und öffnete die Tür. »Warten Sie dort an der Ecke, Joseph. In spätestens zwanzig Minuten bin ich wieder zurück.«

»Geht klar, Ma'am«, rief er mir beim Aussteigen hinterher. Vorsichtig watete ich durch die Müllpfütze. Das Wasser war hier nicht sehr hoch, dennoch drang es bald durch die Schuhe und machte meine Schritte feucht und schwer.

Es war, als kochte die Luft. Aus den Bäumen stieg der satte Dampf der Tropen, zwei Vögel flogen kreischend an mir vorbei. Gerade hatte ich den schmalen Gehweg erreicht, da hörte ich ganz in der Nähe schnell nacheinander zwei Schüsse. Ein Schock durchfuhr mich. Blitzschnell sprang ich neben einen Busch, presste die Hände auf die Ohren und duckte mich. Hatte Julian etwa doch recht gehabt? Waren die LURD-Krieger bereits in der Stadt? Wie hatte ich nur so leichtsinnig sein können, ihn hierherzubestellen?

Dann tauchte Omar im Geiste vor mir auf. *Irgendwer schießt immer*, hatte er erklärt. *Hat aber nichts zu bedeuten. Einfach nicht hinhören.* Er musste es wissen. Er kannte dieses Land besser als Julian und ich. Aber die Schüsse eben hatten sich so nah angehört. Zu nah, um sie zu ignorieren. Vielleicht sollte ich lieber umkehren. Aber ich konnte Julian nicht warten lassen. Er würde sich Sorgen machen.

Eine Weile verharrte ich regungslos und horchte nach weiteren Geräuschen, die Gefahr verkündeten. Derweil diskutierten die Männer auf der Straße seelenruhig weiter. Schüsse gehörten zu ihrem harten Alltag wie der Sonnenaufgang.

Ein paar Frauen mit Körben voller Bananen gingen an mir vorbei. Als sie mich verängstigt und mit eingezogenen Schultern dahocken sahen, hielten sie an und boten mir lächelnd ein paar Früchte an. Ich schüttelte dankend den Kopf und sah ihnen nach, wie sie singend weiterzogen.

Alles schien wieder ruhig zu sein, aber mein mulmiges Gefühl blieb. Es wäre besser, wenn Joseph mich doch bis zum Hoteleingang brächte. Er könnte das Hotel umfahren und es von der anderen Seite versuchen. Vielleicht war die Straße dort nicht überschwemmt.

Ich richtete mich auf und sah mich nach dem Wagen um, konnte ihn jedoch nirgends entdecken. Wieso hatte Joseph nicht hier an der Ecke geparkt, so wie ich ihn gebeten hatte?

Das Wasser in meinen Schuhen fühlte sich kalt an. Fremd. Mein Atem ging schnell und flach, und doch bekam ich in der feuchtnassen Hitze kaum Luft.

Wie würde ich Joseph später wiederfinden? Wie ins Büro zurückkommen? Ich hätte Omar Bescheid geben müssen. Kurz verschwamm die Straße vor meinen Augen. Dann besann ich mich, mein Blick wurde wieder klar. Ich hatte schon ganz andere, *echte* Gefahrensituationen überstanden. Bestimmt erledigte Joseph nur ein paar Einkäufe und kam gleich wieder zurück. Und im Mamba Point würden Julian und ich sicher sein.

Ich blickte die Straße entlang, um die Entfernung bis zum Hoteleingang abzuschätzen. Höchstens hundertfünfzig Meter. Das würde ich problemlos schaffen, so wie die Obstverkäuferinnen es auch geschafft hatten. Ich ging los. Nach ein paar Schritten sah ich Julian ganz am Ende der Straße. Jetzt hatte ich keine Angst mehr.

Er steuerte ebenfalls zu Fuß auf das Hotel zu, also war auch die andere Zufahrtsroute gesperrt, und sein Fahrer wartete irgendwo.

Mein Herz wurde leicht, mein Kopf frei. Ich winkte ihm zu, während ich weiterlief. Nun hatte er mich gesehen. Augenblicklich erhellte sich seine Miene, unsere Blicke hefteten sich aneinander. Ich fiel in einen leichten Trab. Die Handtasche rutschte mir halb von der Schulter. Im Laufschritt schob ich sie wieder hoch. Meine Schritte waren federnd, ich spürte das Wasser, das unter meinen Sohlen quietschte, nicht mehr. Spürte nur noch Julians Blick, der auf mir ruhte, seine Nähe und die Kraft unserer Liebe.

In diesem Moment reiner, glühender Vorfreude wusste ich, dass meine Sorgen unbegründet gewesen waren. Natürlich würde er sein Versprechen halten und nach New York kommen. Ich sah es in seinen Augen, las es in seinem Lächeln. Nichts würde uns je wieder trennen. Nichts.

Nur noch wenige Meter lagen zwischen uns. Julian breitete die Arme aus. Gleich würde ich ihm um den Hals fliegen, mich an ihn schmiegen. Nicht mehr denken. Mich endlich fallen lassen – in seine Liebe, in unsere gemeinsame Zukunft.

Da ertönte ein lauter Knall. Ich blieb wie angewurzelt stehen. Noch ein Knall.

Julian fuhr mit einem lauten Aufschrei zusammen. Sein Gesicht verzerrte sich, keuchend presste er die Hände auf seine Brust.

Mein Herz überschlug sich vor Panik. »Julian, Liebling!«, rief ich außer Atem und stürzte auf ihn zu. Seine Knie gaben nach, dann brach er zusammen.

Ich fiel neben ihm auf den Boden. »Julian!«, schrie ich wie von Sinnen, »Julian!« Er stöhnte leise. Aus seiner Brust quoll Blut und floss über meine Hände. Ich musste heftig würgen. Galle schoss mir in den Rachen. Ich hustete und spuckte.

Als der Brechreiz nachließ, umfasste ich Julians Kopf mit bebenden Händen. »Liebling!«, rief ich weinend, »hörst du mich?«

Seine Augen waren geschlossen, er röchelte schwach. Seine Lippen bewegten sich.

»Alles wird gut«, flüsterte ich. »Ich bin bei dir.«

Sein Mund verzog sich leicht, wie zu einem Lächeln. Einen kurzen Moment glaubte ich, jetzt würde er sprechen. Doch nachdem er es endlich geschafft hatte, die Lippen zu öffnen, erstarrten sie.

Eine fiebrige, stechende Hitze stieg in mir auf, mein Herz hämmerte wie wild.

»Alles wird gut«, wiederholte ich immer wieder, mehr zu mir selbst als zu ihm. Doch Julians Körper zeigte keine Regung mehr. Ich wandte den Kopf in Richtung Hoteleingang.

»Holt einen Arzt!«, rief ich und wischte mir die Gallenflüssigkeit vom Kinn. Niemand antwortete, kein Wachmann kam angelaufen.

»Einen Arzt. Schnell!«, schrie ich in meiner Hilflosigkeit noch lauter. »Wieso ist denn hier keiner?«

Und dann erblickte ich die beiden Jungen – vielleicht vier, fünf Jahre älter als Elsa. Sie standen höchstens zehn Meter von Julian und mir entfernt auf der gegenüberliegenden Straßenseite. Der etwas kräftigere von ihnen hielt ein Gewehr in den Händen, halb so groß wie er selbst. Mit ausdrucksloser Miene ließ er die Waffe sinken. Etwas Rotes leuchtete an seinem Hals. So rot wie Julians Blut, das an meinen Händen klebte.

Wie gebannt starrte ich auf seinen Hals, dann wieder auf sein Gewehr, während mein Kopf versuchte, die Informationen zu verarbeiten, die im Zeitlupentempo in mich einsickerten. Er hatte. Auf Julian. Geschossen.

Tropische Feuchtigkeit senkte sich über mich. Mir wurde schwindelig. Die Straße verschwamm vor meinen Augen, ich sah nur noch tiefes, leuchtendes Rot, überall Rot – Julians Blut, vermischt mit dem Rot auf dem Hals des Jungen.

Ich versuchte zu schreien. Doch die Laute blieben mir in der Kehle stecken. Nur der krächzende Warnruf eines Vogels war zu hören.

Endlich klärte sich mein Blick. Der Junge mit dem Gewehr kniff die Augen zusammen, legte seine Waffe erneut an die Schulter und zielte auf mich. Wie hypnotisiert blickte ich in die Mündung seines Laufs. Ein Moment vollkommener Stille. Nur der Junge und ich existierten noch. Der Mörder und das Opfer. Eine Mutter und ein Sohn.

Ich schaute auf das unverdeckte Auge des Jungen, suchte darin nach einem Gefühl – nach Stolz, Hass oder Rache. Doch sein Auge war leer.

Jetzt zog er den Ladehebel, um eine neue Patrone in den Lauf zu schieben. Das Gewehr klickte laut. Ich hielt den Atem an. Wartete auf den Schmerz, der mich in die Dunkelheit stoßen würde.

Da hörte ich hinter mir ein kurzes Rascheln. Mit einer blitzschnellen Bewegung setzte der Junge das Gewehr wieder ab, die beiden duckten sich. Einen Augenblick später waren sie im Gebüsch verschwunden.

Bevor ich begriff, was gerade geschah, packte mich jemand von hinten am Arm, riss mich hoch und schleifte mich weg. Augenblicklich regten sich auch meine Widerstandskräfte wieder. Ich ballte die Hände zu Fäusten, schrie und schlug um mich. Der Mann fasste noch härter zu, bevor er mich wie einen Sack Wäsche über die Schulter schwang und forttrug. Ich boxte, trat und brüllte aus Leibeskräften. Doch er war stärker.

»Ma'am, beruhigen Sie sich«, hörte ich ihn sagen. »Ich tue Ihnen nichts.« Seine Stimme kam mir bekannt vor.

Mit einem Mal wurde es kühl und schattig um mich herum, als hätten wir ein Gebäude betreten. Der Mann legte mich vorsichtig ab. Ich spürte etwas Weiches unter mir. Meine Hände berührten Stoff. Polster. Er hatte mich auf ein Sofa gelegt. Ich blickte mich suchend um und erkannte die Lobby des Mamba Point Hotels. Vor mir stand Joseph.

»Was ist passiert?«, stammelte ich schweißüberströmt.

»Sie sind jetzt in Sicherheit, Ma'am«, sagte er ruhig und hockte sich neben mich. »Kannten Sie den Mann, der eben erschossen wurde?«

Erschossen. Alles war wieder da. Das Blut. Julians regloser Körper auf der Straße.

»Angeschossen«, korrigierte ich Joseph. »Er braucht dringend einen Arzt.«

Joseph schüttelte traurig den Kopf. »Sorry, Ma'am. Aber ...«

»Einen Arzt«, fuhr ich ihn an.

Eine Frau eilte herbei und reichte mir ein Glas Wasser. Mit einer unwirschen Handbewegung stieß ich es von mir. Das Glas fiel auf den Boden und zerbrach. Ich sprang auf. »Ich muss wieder zu ihm. Sofort.«

Joseph packte mich an den Handgelenken und drückte mich in die Kissen zurück. »Sind Sie des Wahnsinns? Sie gehen da nicht mehr hin.« Ich wehrte mich, versuchte, ihn abzuschütteln. Vergebens. »Jetzt beruhigen Sie sich doch«, sagte er, ohne den Griff zu lockern. »Ich möchte Sie nur schützen.«

Beim Anblick meiner blutbeschmierten Hände, die zwischen Josephs steckten, zog sich alles in mir zusammen.

Endlich begriff ich das Unbegreifliche. Meine Glieder begannen zu vibrieren, mein Kopf dröhnte. Ich fühlte nur noch Leere. Betäubende, unerträgliche Leere.

Dann trat der Schmerz ein, zeitversetzt, als sei er durch eine mentale Zündschnur mit dem Gehirn verbunden, die erst hatte abbrennen müssen, bevor er explodierte. Als Joseph meine Hände losließ, verlor ich endgültig die Fassung. Schreiend hielt ich den Arm vor meinen Kopf und brach in Tränen aus.

Joseph tippte mir verhalten auf die Schulter. »Das Hotel hat einen Arzt gerufen. Er wird gleich hier sein und sich um Sie kümmern.«

Ich weinte hemmungslos weiter.

Irgendwann kam tatsächlich ein Arzt. Er beugte sich über mich, redete leise auf mich ein und spritzte mir etwas in den Arm. Nach wenigen Sekunden breitete sich eine angenehme Wärme in mir aus, die bis in die Fußspitzen strömte. Meine Tränen verebbten, Trauer und Einsamkeit wichen einer dumpfen Entspanntheit. Ich schloss die Augen und glitt davon.

Als ich wieder erwachte, lag ich in Omars Gästebett. Die Leichtigkeit war fort. Meine Stirn glühte, die Lippen fühlten sich trocken und aufgeplatzt an.

Regentropfen prasselten gegen die Scheiben. In der Ecke stand mein Koffer, daneben meine Reisetasche. Wer hatte meine Sachen gepackt? Und warum? Meine Arbeit in Liberia war noch lange nicht beendet.

Neben mir quietschte ein Stuhl. Ich wandte den Kopf in Richtung des Geräuschs und erblickte Omar. Sobald er merkte, dass ich wach war, erhob er sich und setzte sich zu mir auf die Bettkante. »Du hast über acht Stunden geschlafen. Wie fühlst du dich?«

Ich starrte ihn verständnislos an. Wieso wollte er das wissen?

Omar beugte sich vor und nahm ein Glas Wasser vom Nachttisch. »Hier, trink.« Er hielt mir das Glas an die Lippen. Ich schluckte und spürte, wie die Flüssigkeit durch meine Kehle rann.

»Eine Brigade der LURD hat letzte Nacht einen Teil der Stadt gestürmt«, erklärte Omar und setzte das Glas ab. »Also hatte Dr. Johnson recht, als er uns gestern Abend gewarnt hat. Ich hielt die ganze Sache für ein dummes Gerücht. Aber unsere Informanten haben es heute Morgen ziemlich rasch bestätigt. Ich hatte ja keine Ahnung, dass du … sonst hätte ich dich natürlich davon abgehalten.« Er zuckte mit den Schultern. »Gott sei Dank ist dir nichts passiert. Mehr Wasser?«

Ich nickte und trank.

»Was wolltest du im Mamba Point?«, fragte Omar. »Du hast mir doch gesagt, du müsstest ins Büro, um zu arbeiten. Hattest du ein Interview mit diesem Journalisten, der erschossen wurde? Oder seid ihr euch durch Zufall vor dem Eingang begegnet?«

Ich hörte genau, was Omar sagte, konnte auch den einzelnen Worten eine Bedeutung zuordnen. Doch sie lösten keinerlei Emotionen oder Reaktionen in mir aus. Auch keine Erinnerungen. Wo sollte ich gewesen sein? Omars Fragen und Sätze huschten an mir vorbei wie Fische durch einen Teich.

Er legte die Stirn in Falten und sah mir mit ernster Miene in die Augen. »Das hätte auch ganz anders für dich ausgehen können, Johanna. Gott sei Dank war Joseph in der Nähe.«

Ich wich seinem Blick aus und starrte aus dem Fenster.

»Dem UN-Security-Department in New York habe ich erzählt, dass du zu einem offiziellen Termin unterwegs warst«, redete Omar weiter. »Sollten sie jedoch erfahren, dass das nicht der Fall gewesen ist, könnte es Ärger geben. Schließlich hast du die Sicherheitsvorschriften ignoriert, vergiss das nicht.«

Der Regen trommelte auf das Dach. Verworrene Gedanken zogen durch meinen Kopf. Ich dachte an die Familien im SKD-Stadion, Eltern, die jetzt die ganze Nacht mit ihren Kindern im Regen liegen mussten. Daran, dass ich vergessen hatte, meinen Laptop aufzuladen. Dass ich mir die Zähne putzen sollte.

»Dieser Journalist ...«, begann Omar, »er hat für die BBC gearbeitet. Ein ziemlich bekanntes Gesicht. Alle Kanäle berichten darüber. Die BBC widmet ihm heute Abend eine Sondersendung.«

Ich hörte, wie ein Palmwedel, vom Wind bewegt, draußen gegen die Fensterscheibe strich. Meine Nase juckte.

Omar stellte das leere Wasserglas auf den Nachttisch zurück. »Morgen früh um neun fliegst du mit einer UNO-Maschine nach Abidjan«, verkündete er. »Alles ist organisiert. Eine Kollegin wird dich begleiten. Von dort nimmst du den Linienflug über Paris zurück nach New York.«

»Aber ich bin doch gerade erst angekommen«, wandte ich ein, während ich mich an der Nase kratzte.

Omar wischte sich über die Stirn. »Du wurdest heute um ein Haar erschossen, Johanna, du stehst unter Schock.«

»Ich brauche keine Sonderbehandlung«, widersprach ich, »bitte lass mich weiterarbeiten.«

»Auf gar keinen Fall. Ich habe mit David gesprochen. Er hat bereits deinen Mann informiert. Die beiden holen dich morgen vom Flughafen ab.«

Mann. New York. David. Ich verstand überhaupt nichts mehr.

»Ich gebe dir jetzt eine Tablette, die der Arzt mir für dich dagelassen hat«, sagte Omar. »Sie wird dir durch die Nacht helfen.« Er zog ein Päckchen aus der Hosentasche, drückte knisternd ein Dragee aus der Silberfolie und hielt es mir vor den Mund. Ich öffnete ihn mechanisch und schluckte.

KAPITEL 11

Johanna, Sankt Goar 2023

Als ich am nächsten Morgen gegen elf Elsas Frühstückstablett abholen wollte, stand es noch immer unberührt im Flur. Selbst den Kaffee hatte sie nicht getrunken.

Leise öffnete ich die Tür. Sie lag im Bett, mit dem Rücken zu mir. Nur ihr Haarschopf ragte zwischen den Kissen heraus. Ihr Atem ging laut und röchelnd. Schlief sie?

Ich trat zu ihr und legte vorsichtig die Hand auf ihre Schulter. Das Nachthemd war schweißnass. Ich erschrak.

»Liebes«, flüsterte ich besorgt, »was ist mit dir?«

Sie regte sich und stieß einen rasselnden Husten aus. Dann drehte sie sich um und sah mich an. Ihr Gesicht war schneeweiß, die Augen verquollen.

»Hast du etwas genommen?«, fragte ich und kniete mich neben das Bett.

»Nein«, flüsterte sie. »Mir ist heiß und schwindelig. Und alles tut so weh. Ich kann mich kaum bewegen.«

Ich befühlte ihre Stirn. Sie glühte. »Du hast hohes Fieber. Ich rufe einen Arzt.«

Richard. Er musste sofort kommen und Elsa untersuchen. Egal, was zwischen ihm und mir passiert war. Dies war ein Notfall. Schon lief ich aus dem Zimmer, schlüpfte in meine Sandalen und rannte in den Garten. Das Gras auf der Obstwiese stand hoch. Halme und vom Sturm zerknickte Blumen streiften meine Beine.

Als ich das Gatter erreichte, blieb ich unvermittelt stehen. Wie dreist von mir, ihn erst zu kränken und jetzt um Hilfe zu bitten. Sollte ich nicht doch lieber einen Notarzt rufen?

Ich warf einen verstohlenen Blick auf Richards Haus. Sofort spürte ich den friedlichen Zauber, der von ihm ausging. Die weiß getünchten Mauern leuchteten in der späten Morgensonne, Jasmin- und Rosensträucher verströmten einen süßen Duft.

Dann sah ich wieder Elsa vor mir – ihre geschwollenen Augen, das bleiche Gesicht. Sie brauchte Hilfe, und Richard war Arzt. Außerdem griff er nicht sofort zu starken Medikamenten und wusste als Einziger über Elsas Situation Bescheid. Seine geduldige und verständnisvolle Art würde ihr gefallen, davon war ich überzeugt. Entschlossen schob ich den Riegel zur Seite und stieß das Gatter auf.

Ich lief den schmalen Weg hinauf und betrat die Terrasse. Die breite Glastür war weit geöffnet, es roch nach überbackenem Käse. Sicher probierte er gerade ein neues Rezept aus.

»Richard, bist du da?«, rief ich schüchtern, klopfte an die Scheibe und ging ins Haus.

Der Esstisch war für eine Person gedeckt, mit Platzdecke und Stoffserviette. In der Mitte standen mehrere Marmeladengläser und ein Teller mit frisch geschnittenem Obst. Im Gegensatz zu mir schien er seine Einsamkeit wie eine gute Bekannte zu behandeln, die man ab und zu zum Brunch einlud.

Da kam Richard aus der Küche gelaufen. »Johanna«, sagte er verblüfft und blieb im Türrahmen stehen. »Mit dir habe ich nun wirklich nicht gerechnet.«

Er trug ein weißes T-Shirt, darüber eine graue Schürze. Die Brille hatte er sich auf die Stirn geschoben.

Meine Wangen liefen vor Freude und Scham heiß an. Ich warf einen nervösen Blick durch den Wohnraum. »Entschuldige, dass ich hier an einem Sonntagmorgen einfach so reinplatze«, sagte ich und steckte die Hände in die Taschen. »Ich habe mich schrecklich benommen neulich. Es tut mir sehr leid.«

»Ich bin derjenige, der sich entschuldigen muss.« Er fingerte an seiner Schürzentasche herum. »Meine Gefühle sind mit mir durchgegangen. Kommt nicht wieder vor.«

Ich suchte in seinen Augen nach der Innigkeit, dieser Mischung aus Sehnsucht und Verbundenheit, die ich sonst immer zwischen uns gespürt hatte. Doch sein Blick war kühl, reserviert.

Richard sah mich prüfend an. »Ist etwas passiert?«

»Elsa geht es schlecht«, platzte ich heraus. »Sie hat Fieber, kann sich kaum bewegen. Ich weiß nicht, was ich tun soll. Würdest du … könntest du sie vielleicht untersuchen?«

Er setzte sich die Brille auf die Nase. »Selbstverständlich. Seit wann hat sie diese Symptome?«

»Seit heute Nacht. Gestern Abend haben wir uns noch lange unterhalten. Sie wirkte müde, aber nicht krank. Jetzt liegt sie schweißgebadet im Bett.«

»Einen Moment«, sagte er, während er sich die Schürze abband. »Ich wasche mir schnell die Hände und hole meine Sachen.« Er verschwand. Ich hörte, wie er den Wasserhahn auf- und wieder zudrehte.

Hoffentlich musste er Elsa nicht ins Krankenhaus überweisen. Sie würde sich mit Händen und Füßen dagegen wehren.

Richard erschien wieder, mit seinem Arztkoffer in der Hand. »Ich bin so weit.«

Eilig schritten wir den Kiesweg entlang, durch das Gatter und über die Obstwiese. »Es ist besser, wenn ich allein mit ihr bin«, meinte Richard, als ich die Haustür öffnete. »Dann fühlt sie sich weniger gehemmt.«

»Natürlich«, pflichtete ich ihm bei.

Nachdem ich Richard und Elsa einander vorgestellt hatte,

ging ich nach oben. Ich setzte mich an den Esstisch, auf dem noch mein benutztes Geschirr vom Frühstück stand, und schenkte mir ein Glas Wasser ein.

Mittlerweile war die Sonne vollends hinter den Bäumen hervorgetreten, helles Mittagslicht durchflutete den Raum. Ich nahm einen übrig gebliebenen Zwieback von meinem Teller und biss ein Stück ab.

Vielleicht war meine Liberia-Geschichte der Auslöser für ihren Rückschlag gewesen. Hätte ich ihr bloß nichts erzählt. Aber nachdem sie mich gestern so eindringlich darum gebeten hatte, wäre es falsch gewesen, es nicht zu tun. Oder? Plötzlich war ich mir nicht mehr sicher. Sie hatte danach kaum etwas dazu gesagt, was ich als Zeichen gedeutet hatte, mich zurückzuziehen, damit sie das Gehörte verarbeiten konnte. Wäre es besser gewesen, bei ihr zu bleiben?

Die Sanierungsarbeiten mussten jedenfalls auf der Stelle unterbrochen werden. Der ständige Lärm, der Staub und die Unruhe, die die Handwerker jeden Morgen ins Haus brachten, standen Elsas Genesung nur im Weg. Sobald Milosz und Andrei morgen zur Arbeit erschienen, würde ich ihnen die Lage erklären und sie darum bitten, ihre Sachen aus dem Weg zu räumen.

Diese verfluchte Renovierung. Ich ließ den Kopf in die Hände fallen und vergrub meine Finger in den Haaren. Was hatte ich mir damit nur eingebrockt? Alles ging viel zu langsam voran, und dauernd entdeckten die Handwerker neue Probleme, die ohne Verzug angegangen werden mussten.

Im Erdgeschoss war alles still. War das ein gutes Zeichen? Redeten die beiden miteinander? Immerhin hatte Elsa Richard nicht gleich wieder fortgeschickt.

Wie gerne wäre ich jetzt nach unten geschlichen, um an der Zimmertür zu lauschen. Doch ich zwang mich, es nicht zu tun. Wenn Richard es schaffte, Elsas Vertrauen zu gewinnen, wären wir einen großen Schritt weiter. Das, was für meine Ohren bestimmt war, würde er mir nachher schon erzählen.

Unten ging die Tür auf. Ich hielt den Atem an. Doch dann hörte ich, dass Richard – oder womöglich Elsa? – nur nach nebenan ins Badezimmer gegangen war. Der Wasserhahn wurde auf- und zugedreht, die Tür geschlossen, und alles war wieder ruhig. Nach einer Weile öffnete sich die Tür erneut. Endlich! Ich sprang auf und eilte in den Flur. Richard kam mir langsam die Treppe hoch entgegen.

»Und?«, fragte ich, meine Hände knetend. »Wie geht es ihr?«

»Nur mit der Ruhe, Johanna«, sagte er, »zuerst brauche ich etwas zu trinken.«

»Nun sag schon«, bettelte ich, während ich ihm voran ins Esszimmer zurückhastete. »Ich werde noch ganz verrückt vor Sorge.« Ich füllte den Krug mit frischem Wasser und schenkte ihm ein Glas ein. Er trank es in einem Zug aus, dann setzte er sich. Ich ließ mich auf dem Stuhl ihm gegenüber nieder.

»Elsa ist ein hochsensibler Mensch«, begann Richard, lehnte sich zurück und schlug die Beine übereinander. »Die Aktivitäten in den letzten Tagen müssen sie komplett überfordert haben.«

»Welche Aktivitäten?«, fragte ich verdutzt. »Elsa ist ja fast immer nur hier im Haus oder im Garten.«

Er legte die Fingerspitzen aneinander. »Da sind dir wohl ein paar Dinge entgangen. Sie war auf einem Schiff unterwegs. Bis nach Bacharach ist sie gefahren. Außerdem hatte sie ein sehr langes und persönliches Gespräch mit Silvia, was einiges in ihr losgetreten hat.«

»Silvia? Die beiden kennen sich überhaupt nicht.«

»Doch, doch, seit ein paar Tagen. Elsa war gestern bei ihr, sie haben zusammen Kaffee getrunken und geredet.«

Ich runzelte die Stirn. Dann fiel mir ein, dass ich den halben

Samstag in Badezimmerausstellungen verbracht hatte, um nach Fliesen und einer neuen Wanne zu suchen. Wie hatte ich nur davon ausgehen können, Elsa sei die ganze Zeit über in ihrem Zimmer geblieben?

»Na ja, und dann noch das Gespräch mit dir, gestern Abend«, fuhr Richard fort. »Das war zu viel. Und hat sie wieder zurückgeworfen.«

Ich spürte einen schmerzhaften Druck in der Magengegend. »Zurückgeworfen?«, wiederholte ich und warf ihm einen unsicheren Blick zu. »Wie meinst du das?«

»Alte Konflikte aufzureißen, Dinge anzusprechen, über die man jahrelang geschwiegen hat, das ist, als würde man eine Narbe aufschneiden. Elsa besitzt momentan nicht die nötige Resilienz, um das alles zu verarbeiten.« Er rückte seine Brille zurecht. »Im Grunde liegt es aber nicht an eurem Gespräch. Sie scheint sich jahrelang völlig übernommen zu haben. So etwas geht an niemandem spurlos vorbei.«

»Dabei haben wir gestern überhaupt nicht über alte Konflikte gesprochen«, entgegnete ich geistesabwesend. »Sie hat mich nach etwas gefragt, was in *meinem* Leben passiert ist.«

Richard schenkte sich Wasser nach. »Wer weiß, vielleicht gibt es da irgendeinen Zusammenhang?«

Ich zuckte mit den Schultern. »Und jetzt?«

»Jetzt muss zuerst das Fieber runtergehen. Ich habe ihr Waden- und Bauchwickel gemacht. Wirkt besser als jede Medizin. Dabei hat sie mir das alles erzählt.«

Ich musste unwillkürlich lächeln. Richard, der Einfühlsame. Der Mann mit der besonderen Gabe des Zuhörens. Kaum zu glauben, wie er es in kaum einer Stunde geschafft hatte, meine schweigsame Tochter aus der Reserve zu locken.

»Elsas Gespräche mit Silvia und dir müssen ihr ziemlich unter die Haut gegangen sein.« Er rückte seine Brille zurecht. »Ihr Körper hat darauf mit massiver Abwehr reagiert. Als wollte er ein fremdes Virus bekämpfen. Nur so kann ich mir das plötzliche Fieber und die Gelenkschmerzen erklären.«

Ich griff erneut nach dem Zwieback, brach ein Stück ab und zerkrümelte es.

»Ich möchte ihren momentanen Zustand nicht verharmlosen«, fuhr Richard fort, »aber ich glaube, dass die Symptome, die sie heute Nacht entwickelt hat, bald wieder verschwinden.«

Ich öffnete die Hand und ließ die Krümel auf den Tisch rieseln. »Da bin ich aber beruhigt.«

Er hob warnend den Zeigefinger. »Vorausgesetzt, sie geht rücksichtsvoller mit sich um und will nicht wieder alles auf einmal.«

»Das wird schwierig«, schoss es aus mir heraus, während ich die Krümel zusammenstrich. »Elsa ist eine hoffnungslose Perfektionistin.«

»Jetzt sei nicht so pessimistisch«, meldete sich Toni in mir zu Wort. »Nichts an unserer Kleinen ist hoffnungslos. Sie wird sich aus diesem Tief schon wieder heraushieven.«

Schon wollte ich meine Worte entschärfen, doch Richard kam mir zuvor.

»Das sehen wir dann«, meinte er. »Ich werde morgen auf alle Fälle kurz vorbeikommen.« Er stand auf und streckte sich. »Was hältst du davon, wenn wir jetzt zu mir gehen und gemeinsam zu Mittag essen? Ich habe einen Riesenhunger. Außerdem wartet in meinem Ofen seit über zwei Stunden eine frisch gebackene Quiche.«

Einen Augenblick lang war ich versucht, die Einladung anzunehmen. »Danke, das ist lieb von dir«, sagte ich, »aber ich will Elsa jetzt nicht allein lassen. Wenn sie etwas braucht, möchte ich da sein.«

Richard nickte. »Du hast vollkommen recht. Wie wär's mit morgen Abend? Bis dahin geht es ihr bestimmt schon besser.«

Ich rieb mir über den Nacken. »Richard, ich weiß, du meinst es gut, und ich würde wirklich gerne zu dir kommen. Aber nach unserer Begegnung im Gewitter vor ein paar Tagen ...« Ich hielt beschämt inne. Auf einmal war mir mein Ausbruch furchtbar peinlich.

»Es ist in Ordnung, Johanna, wir sind alle nur Menschen.« Er lächelte mich vorsichtig an. »Mir ist die Situation auch sehr unangenehm gewesen, aber ich möchte nicht, dass das jetzt für immer zwischen uns steht.«

Mir fiel ein Stein vom Herzen. »Danke, Richard. Dann komme ich morgen Abend. Und bringe eine Flasche Wein mit. Toni hat mir ein paar gute Tropfen hinterlassen.«

»Auf keinen Fall«, protestierte Richard freundlich. »Heb dir die kostbaren Erinnerungsflaschen für ein anderes Mal auf. Morgen bist du eingeladen.«

Ich legte den Kopf schief. »Na gut.«

Er zwinkerte mir zu, dann verabschiedete er sich und verließ das Haus. Sobald er die Tür hinter sich zugezogen hatte, fehlte er mir bereits. Was war das nur, diese Sehnsucht in mir, ein Brennen, das ich weder zulassen noch abstellen konnte? Das mich von einem Extrem ins nächste trieb, wie vom Wind aufgewirbelte Blätter?

Ich füllte ein großes Glas mit Wasser, gab ein paar Minzblätter hinzu und brachte es Elsa. Sie lag reglos und mit geschlossenen Augen auf der Seite, das Gesicht von Haarsträhnen halb verdeckt. Sie rührte sich auch dann nicht, als ich beim Abstellen des Glases ein leises Klappern erzeugte.

Ob sie nur so tat, als schliefe sie, damit sie nicht mit mir sprechen musste? Ich betrachtete sie eine Weile. Ihre Züge waren gelöst und friedlich. Sie musste tatsächlich eingeschlafen sein. Ich widerstand dem Impuls, ihr übers Haar zu streichen, und schlich mich lautlos aus dem Zimmer.

Als ich wieder oben war, ging ich ins Wohnzimmer und zog

wahllos eine von Tonis alten Schallplatten aus dem Regal. Philip Glass. Hatte ich ewig nicht gehört. Neugierig legte ich sie auf. Schon bald umhüllten mich seine wellenartigen, sich stets wiederholenden Harmonien und versetzten mich in eine Art meditative Trance. Ich streifte die Sandalen von den Füßen und machte es mir im Lesesessel bequem.

Ein leichter Windhauch drang durch die geöffnete Balkontür. Mein Blick wanderte zur Burg Katz, meiner treuen Gefährtin. Stolz ragte der Hauptturm in den Himmel, als wachte er still über mich. Wie so oft beruhigte und tröstete mich die Festung und erfüllte mich mit Ehrfurcht vor dieser ewigen Landschaft.

»Vertrau dem Doktor«, flüsterte Toni mir über den Fluss zu. »Er weiß, was er tut. Und wehe, du sagst das Abendessen mit ihm morgen wieder ab.«

Ein Schmunzeln stahl sich auf meine Lippen. »Wenn ich dich nicht hätte«, murmelte ich zu mir selbst, legte die Arme auf die gepolsterten Lehnen und ließ mich von der Aussicht und der Musik davontragen.

Früh am nächsten Morgen betrat ich Elsas Zimmer mit einer großen Thermoskanne unseres heißgeliebten Kaffees, auf den sie – das wusste ich – auch jetzt nicht würde verzichten wollen.

Mit der Kanne im Arm setzte ich mich auf die Bettkante und legte prüfend meine Hand auf ihre Stirn, so wie früher. Als Kind hatte sie dabei immer meinen Blick gesucht, der ihr stumm versicherte, dass alles wieder gut würde. Jetzt schaute sie nur starr an die Decke, ließ die Berührung aber ohne Widerworte über sich ergehen.

»Das Fieber ist deutlich gesunken«, stellte ich aufatmend fest, schraubte die Kanne auf und schenkte etwas Kaffee in ihren Becher, der auf dem Nachttisch stand.

Als der aromatische Duft durch den Raum zog, richtete sie sich unbeholfen auf.

»Warte«, sagte ich, stellte die Kanne ab und drückte ihr das Kissen in den Rücken. Dann reichte ich ihr den Becher. Sie nahm ihn mit schlaffen Händen entgegen und trank. Es war ihr anzusehen, wie sehr sie diesen ersten Kaffee des Tages genoss. Ihn brauchte. Schluck für Schluck wurde ihr Blick klarer, die Bewegung, mit der sie die Tasse zum Mund führte, ausgeglichener.

Ich griff nach einem Teeglas vom Vortag und füllte mir ebenfalls etwas Kaffee ein. Eine Weile saßen wir wortlos nebeneinander, ohne uns anzusehen, und tranken. Durch das halb geöffnete Fenster war der muntere Gesang der Vögel zu hören. Kurz überlegte ich, ob ich das Schweigen brechen sollte. Ich könnte mich nach ihrem Befinden erkundigen oder sie fragen, ob ich ihr etwas aus der Apotheke besorgen sollte. Mich dafür entschuldigen, ihr mit der Geschichte über Julian zu viel zugemutet zu haben. Doch dann entschied ich mich, nichts zu sagen, einfach nur ein wenig zu bleiben. Es würde andere Gelegenheiten für ein Gespräch geben.

Vielleicht war dieses stille Beisammensein genau das, was sie gerade brauchte. Eine Zweisamkeit, die nichts forderte und dennoch versöhnte.

Nachdem Elsa ihren Becher geleert hatte, stellte sie ihn ab und ließ den Kopf in die Kissen zurücksinken. Mit einem Seufzer schloss sie die Augen und drehte sich zur Wand. Ich hatte verstanden, sammelte das Geschirr von gestern ein und verließ den Raum.

Zwanzig Minuten später standen Milosz und Andrei vor der Tür. Ich bat sie zu mir nach oben und erklärte ihnen die Situation.

»Mit so viel Verzögerung haben wir nicht gerechnet«, sagte

Milosz, griff nach der Zigarette, die hinter seinem Ohr klemmte, und drehte sie zwischen den Fingern.

Andrei, der das Reden lieber Milosz überließ, begann, ein paar Farbeimer zusammenzuschieben.

»Zuerst verkürzen Sie uns die Arbeitszeit, wofür wir natürlich volles Verständnis haben«, fuhr Milosz fort. »Dann passiert das Desaster mit den Küchenschränken. Aber wenn wir die Arbeit jetzt ganz unterbrechen müssen, kann ich Ihnen nicht garantieren, dass wir vor Jahresende hier fertig sein werden.«

»Ich bitte Sie, es ist Sommer«, wandte ich ein.

»Mitte August«, präzisierte Milosz. »Nur noch vier Monate bis Weihnachten. Wissen Sie, wie schnell das geht?« Er steckte die Zigarette hinter sein Ohr zurück. »Außerdem hat unser Chef gerade den nächsten Auftrag angenommen«, bemerkte er, »eine Hotelrenovierung in Boppard. Jetzt sind wir zeitlich nicht mehr flexibel.«

Er ging ein paar Schritte auf und ab und spähte durch die offenen Türen ins Wohn- und Esszimmer. »Allein für die Räume hier oben, den Flur und die Küche brauchen wir noch mindestens zweieinhalb Monate«, sagte er. »Dazu kommt die Gästetoilette.«

»Nein, nein«, fiel ich ihm ins Wort, »die kann bleiben, wie sie ist.«

»Gut. Was ist mit dem Badezimmer im Erdgeschoss? Entfällt das jetzt auch?«

»Ich weiß nicht. Das Bad ist sehr alt, aber …« Kurz sah ich zu Andrei, der dabei war, die Eimer mit einer Plastikplane abzudecken.

»Denken Sie in Ruhe darüber nach«, sagte Milosz. »Aber an der Stelle, wo der Schimmel war, müssen wir neue Kacheln einsetzen.« Er kratzte sich am Kopf. »Und die grünen kann man bestimmt nicht mehr nachkaufen.«

»Ich lasse mir etwas einfallen«, sagte ich schnell.

Er sah mich zweifelnd an. »Sollten wir nicht wenigstens noch das zweite Schlafzimmer streichen, bevor wir mit der Pause anfangen?«, fragte er dann. »Damit Sie endlich nicht mehr im Esszimmer übernachten müssen?«

Ich schüttelte den Kopf. »Das geht jetzt wirklich nicht. Elsa braucht absolute Ruhe.«

»Wie Sie wünschen«, erwiderte er verdrossen.

»Was ist mit dem Keller?«, erkundigte ich mich.

Milosz verschränkte die Arme hinter dem Rücken. »Die Räume sind vollständig trockengelegt, die mittlere Wand ist raus, und die Kollegen haben im hinteren Raum den Linoleumbelag entfernt. Jetzt muss der Boden gereinigt und an manchen Stellen repariert werden. Kann ein bisschen dauern. Na ja, die Außenwände sind auch noch nicht getüncht, und wir warten seit Wochen auf das neue Weinregal ...«

»Hauptsache, es ist überall trocken«, unterbrach ich ihn. »Der Rest kann warten.«

Ich sah Andrei dabei zu, wie er ein Stück Folie um seine verkrusteten Pinsel schlug und sie in seinem Rucksack verstaute. Mein Kopf brummte. Das Netz aus Kostenvoranschlägen, Rechnungen und Reparaturen zog sich enger und enger. Und ich steckte mittendrin und wusste weder ein noch aus.

Milosz stieß einen kurzen, rauen Husten aus. »Wir hatten neulich über Ihre Heizung gesprochen«, nahm er das verhasste Thema wieder auf. »Schieben Sie das nicht auf die lange Bank. Ihr Haus muss ja vorher noch gedämmt werden, und der nächste Winter kommt bestimmt.«

Bei dem Gedanken an die vierzigtausend Euro, die das Ganze kosten könnte, bekam ich Kopfschmerzen.

Er zog eine Visitenkarte hervor. »Hier ist die Nummer von der Heizungsfirma, die ich Ihnen empfehle.«

»Danke«, krächzte ich, nahm die Karte und ließ sie in meiner Hosentasche verschwinden.

»Und bevor ich es vergesse, Frau Glück, Ihre Tochter hatte mich darum gebeten, mir die Fensterrahmen anzusehen ...«

»Darüber reden wir ein anderes Mal, ja?«, schnitt ich ihm das Wort ab.

Er tippte sich an die Stirn und wandte sich zum Gehen. »Melden Sie sich, wenn Sie wieder startklar sind. Bis dahin wissen Sie dann auch, was mit der Heizung passieren soll.«

Andrei setzte seinen Rucksack auf.

Ich schickte mich an, ihnen voran nach unten zu gehen. Milosz winkte ab. »Lassen Sie nur, Frau Glück. Wir finden allein raus.«

Er hob die Hand zum Gruß, und ich sah ihnen nach, wie sie von dannen zogen.

Als ich hörte, wie unten die Haustür zuklappte, ließ ich mich resigniert auf einen Stuhl fallen. Mein Blick schweifte ziellos durchs Zimmer, über das klobige Bett direkt neben dem Esstisch, an dem man sich regelrecht vorbeizwängen musste, um zum Fenster zu gelangen, meine ineinander verknäulten Anziehsachen auf dem Stuhl bis zur Kochplatte, dem kläglichen Ersatz für die fehlende Küche. Wie ich es hasste, dieses Durcheinander.

»Ach Toni«, seufzte ich, »warum hast du mir nicht schon früher gesagt, was hier alles repariert werden muss? Ich hätte dir doch geholfen. Wir wären in Ruhe ein Problem nach dem anderen angegangen.«

Aber Toni antwortete nicht.

Eine bedrückende Stille fiel über das Haus. Über mich. Eine Stille, die mir den Atem abschnürte.

Ich ertrug die Unordnung, die mich umgab, nicht länger, sprang auf und lief hinunter in den Garten. Doch nach dem starken Gewitter herrschte auch hier nur noch Chaos.

Das Gras zwischen den Obstbäumen war mit abgebrochenen Ästen, Kirschen und unreifen Äpfeln übersät. Margeriten und Dahlien, Tonis Lieblingsblumen, die ich zu ihrem Andenken im Vorgarten gepflanzt hatte, hingen mit gesenkten Köpfen und zerfetzten Blütenblättern über den Beeten, und der einst so stolze Fliederbaum drückte seine vom Wind gekrümmten Äste schlaff gegen die Hauswand.

Auch von meinem Gemüse hatte der Regen nicht viel übrig gelassen. Die kleinen Salatköpfe waren zerrupft, die Tomatensträucher umgeknickt. Ihre Früchte lagen halbreif und zerdrückt am Boden. Dazwischen fand ich ausgeschwemmte Pfefferminz- und Basilikumpflanzen, die seit Tagen ihre Wurzeln gen Himmel streckten.

Schon längst hätte ich damit anfangen sollen, die Zweige aufzusammeln. Die Beete zu säubern, die verklumpte Erde wieder glatt zu harken. Aber ich hatte mich einfach noch nicht dazu aufraffen können. Selbst die Sitzkissen lagen noch genauso auf dem Gartentisch, wie ich sie am Morgen des Gewitters zurückgelassen hatte.

Ich nahm das Basilikum und inspizierte es. Die Blätter waren mit Erde verkrustet, es würde ewig dauern, sie abzuwaschen.

Wütend schmetterte ich das Kraut auf den Boden zurück. Mein neues Leben in Sankt Goar rutschte in sich zusammen wie eine durchnässte Sandburg. Ich fühlte mich gedemütigt. Besiegt.

Alles, was ich in den letzten Monaten in mühseliger Arbeit gepflanzt, bewässert und aufgezogen hatte, war vernichtet. Ich hatte keine Kraft mehr, noch einmal von vorne anzufangen. Wieder neu pflanzen. Warten, gießen, hoffen.

Sämtliche Kräfte des Universums hatten sich gegen mich verschworen. Erst war Elsa zusammengebrochen, dann meine Renovierungspläne und nun auch noch der Garten.

Ich lehnte mich gegen die Hauswand und stieß die Fußspitze in den Boden. Mir war zum Heulen zumute.

Verkaufen war alles, was ich denken konnte. Meine Freiheit zurückfordern. Die ganzen Probleme mit einer Unterschrift wieder loswerden. Für mich allein war dieser alte Kasten sowieso viel zu groß. Dafür könnte ich mir eine wunderbare, moderne Wohnung in Frankfurt kaufen – mit Blick über den Main und einer nagelneuen Fußbodenheizung.

Ich müsste nie wieder im Garten herumwühlen, nie mehr die riesige Obstwiese mähen, Früchte einkochen, die Hecken schneiden. In Frankfurt gab es Bio-Tomaten an jeder Ecke, ohne dass man sich den Rücken dafür krumm machen musste. Mein Leben wäre überschaubar, bequem und einfach. Ich könnte in Ruhe arbeiten und hätte Restaurants in der Nähe, die weitaus kreativere Speisen anboten als Toast Hawaii und Spätzle.

Aber das ging ja nicht, das Haus musste in der Familie bleiben. In einer Familie, die aus zwei Menschen bestand, die sich auf nichts einigen konnten. Ein Kloß formte sich in meinem Hals. Wieder und wieder stieß ich die Fußspitze in die Erde.

»Warum tust du mir das an, Toni?«, rief ich, nahm einen Stein und schleuderte ihn ins Gemüsebeet.

Toni schwieg.

Tränen strömen mir über die Wangen. »Dein Testament ist eine Bürde, kein Geschenk. Egal wie viele Apfelpfannkuchen ich als Kind in diesem Haus gegessen habe.«

Hinter mir knirschten Schritte im Kies. Erschrocken fuhr ich herum und sah Richard. Von Weitem hob er die Hand zum Gruß.

»Wollte nur schnell nach Elsa sehen«, rief er und ging direkt auf den Eingang zu. »Ich kann nicht lange bleiben. Das Wartezimmer ist brechend voll, halb Sankt Goar hat die Sommergrippe. Mein Kollege schafft es nicht allein.«

»In Ordnung«, rief ich zurück und wischte mir mit dem Arm die Tränen aus dem Gesicht.

»Wenn ich bei Elsa fertig bin, reden wir kurz, ja?« Schon war er im Haus verschwunden.

Mutlos schlenderte ich zwischen den zerstörten Beeten herum. Während ich fieberhaft darüber nachdachte, woher ich das Geld für die neue Heizung und die Fenster nehmen sollte, strich ich altes Laub von den Fensterbänken und fegte abgebrochene Zweige zusammen.

Eine Viertelstunde später kam Richard wieder nach draußen. Als er den Asthaufen sah, erschien das typische »Wir lassen uns nicht unterkriegen«-Lächeln auf seinem Gesicht. »Bei mir im Garten sieht es auch seit Tagen ziemlich schlimm aus«, meinte er. »Das wächst wieder nach.«

»Ach, ist jetzt auch egal«, murmelte ich mit hängenden Schultern und versuchte, meinen Verdruss hinunterzuschlucken. »Lass uns lieber über Elsa reden.«

Richard nahm seine Sonnenbrille aus der Brusttasche seines Hemds und setzte sie auf.

»Das Fieber ist auf 38,5 Grad gesunken«, sagte er. »Vielleicht ist es morgen schon ganz weg. Ich habe ihr Blut abgenommen, das geht heute noch ins Labor.«

»Gut«, sagte ich. »Und sonst?«

»Ruhe, Ruhe, Ruhe ist das, was sie momentan am meisten benötigt«, betonte er wieder. »Und sobald sie fit genug ist, möchte ich, dass sie zu mir in die Praxis kommt. Ich gehe davon aus, dass ihre Blutwerte ziemlich im Keller sind. Sie braucht hochdosierte Infusionen mit Vitaminen und Mineralien, um ihren Körper zu stärken.«

Er bückte sich und hob eine abgerissene Dahlie auf. »Eventuell werden wir aber zu stärkeren Mitteln greifen müssen. Ich habe sie schon gefragt, ob ich ihr nicht wenigstens ein paar Schlaftabletten verschreiben sollte, damit sie endlich mal ein paar Nächte durchschläft. Aber alles, was in Richtung Medikamente geht, lehnt sie komplett ab.«

Ich musste sofort an den kleinen Tablettenvorrat unter meiner Matratze denken und fühlte, wie ich errötete. Wie viel wusste Elsa von meinem kleinen Geheimnis? »Wenn sie keine Pillen schlucken will, dann hat sie sicher ihre Gründe dafür«, entgegnete ich.

»Zwingen kann ich sie natürlich nicht«, meinte er, »aber gar nichts tun geht genauso wenig.«

Ich lächelte bedrückt. »Da hast du recht.«

»Kopf hoch«, sagte er sanft und drückte mir die Dahlie in die Hand. »Elsa ist wie diese Blume. Sie muss gehegt und gepflegt werden. Den Rückschlag stecken wir wieder weg. Was den Garten betrifft, du wirst sehen: mit etwas Ausdauer und Geduld blüht und gedeiht er bald schöner als je zuvor. Und Elsa natürlich auch.«

Es war gut, seine Worte zu hören, auch wenn es mir schwerfiel, daran zu glauben.

Nachdem er sich verabschiedet hatte, brachte ich Elsa Obst und frisches Wasser, lüftete und erkundigte mich nach ihrem Befinden.

»Alles okay, Mutter«, murmelte sie und stieß den feuchten Waschlappen von sich, mit dem ich gerade ihre Stirn abzutupfen versuchte.

Ich hielt in der Bewegung inne. Unversehens waren wir in unsere alten Verhaltensmuster zurückgefallen. Ich in übertriebene Fürsorge und Elsa in konsequente Abwehr. Von da an nahm ich mich zurück.

Bei Anbruch der Dämmerung machte ich mich auf den Weg zu Richard. Ich hatte mich ein wenig geschminkt und trug ein eng anliegendes schwarzes Baumwollkleid, das ich den ganzen Sommer noch nicht aus dem Schrank geholt hatte. Meine Lippen leuchteten dunkelrot, die Haare steckten in einem lockeren Dutt. Vielleicht war die Aufmachung etwas übertrieben für ein entspanntes Abendessen im Garten, aber ich hatte solche Lust verspürt, endlich mal wieder etwas Schönes anzuziehen.

Draußen duftete es nach Gras und Erde. Der friedlich melodische Gesang einer Amsel erfüllte die Luft und vermischte sich mit vereinzelten Stimmen der Nachbarn, die ebenfalls in ihren Gärten saßen.

Wie erwartet, hatte Richard den Terrassentisch liebevoll gedeckt, mit brennenden Kerzen und schweren Stoffservietten. In einem silbernen Kühler lag eine Flasche Weißwein. Hätte ich nicht gestern gesehen, dass er seinen Tisch auch dann so sorgfältig herrichtete, wenn er allein war, wäre ich zweifellos auf die Idee gekommen, es handle sich heute Abend um ein Date. Plötzlich schämte ich mich, mich so in Schale geworfen zu haben. Am liebsten hätte ich mir den Lippenstift wieder abgewischt. Was hatte ich mir nur dabei gedacht?

Da kam Richard aus dem Wohnzimmer. »Perfektes Timing«, empfing er mich, »das Essen ist fast fertig.« Aus seinem Blick, der etwas länger auf mir ruhte als unbedingt nötig, schloss ich, dass ihm meine Erscheinung nicht entgangen war. Er lächelte. Ich merkte, wie die Röte in meine Wangen stieg, und setzte mich schnell.

Richard zog den Korken aus der Flasche und schenkte uns ein. Ich trank einen Schluck, während mein Blick über die Obstwiese zu meinem Haus wanderte, dessen Dach spitz und dunkel in den blauvioletten Himmel stach. Die erleuchteten Flur- und Esszimmerfenster sandten einen warmen Schein über die Wiese. Auch aus Elsas Zimmer, von Zweigen halb verdeckt, drang ein matter Schimmer.

Der Wein prickelte sanft in meiner Kehle, laue Sommerluft strich über mein Gesicht. In den umliegenden Hecken und Büschen zirpten die Grillen.

Eine wohlige Leichtigkeit breitete sich in mir aus.

»Bin gleich wieder zurück«, sagte Richard und ging ins Haus.

»Kann ich dir helfen?«, rief ich ihm hinterher.

»Auf keinen Fall«, erwiderte er. »Heute Abend bist du Gast.«

Kurz darauf erschien er mit einer großen Fischplatte. Dazu reichte er Salat und frisch gebackenes Rosmarinbrot. Ein köstlicher, würzig herber Duft stieg mir in die Nase.

Richard deutete auf das Essen. »Voilà, greif zu.«

Ich nahm ein Stück warmes Brot und bestrich es mit Butter, die sofort zerlief. Gierig biss ich hinein. »Hmmm«, machte ich, während das flüssige Fett auf der Zunge zerging und über meine Finger tropfte. »Ich glaube, ich habe noch nie etwas Köstlicheres gegessen.«

»Das sagst du jedes Mal, wenn du meinen Kuchen probierst«, meinte Richard. Wir mussten lachen.

»Ich hätte mehr Salz in den Teig geben sollen«, bemerkte er kauend.

»Also, ich finde das Brot perfekt«, widersprach ich.

»Bei mir muss der Kuchen süß und das Brot salzig sein.« Er griff nach dem Salzfässchen und bestreute sein Brot.

Dann zerteilte er den Fisch und gab jedem von uns etwas auf den Teller. Ich nahm mir Salat dazu und begann zu essen.

Wir unterhielten uns zwanglos und unbekümmert – über die Sturmschäden in unseren Gärten, meine aufgeschobene Hausrenovierung, die Schlagzeilen in der Zeitung. Ich war dankbar, dass Richard das, was zwischen uns vorgefallen war, nicht noch einmal aufgriff und mich auch nicht weiter über Elsa ausfragte. Alles schien so wie früher, und er war wieder der nachbarliche Freund, den ich so schätzte – einfühlsam, vertraut und gleichzeitig auf eine angenehme Art distanziert.

Langsam leerten sich Wein, Fischplatte und Salatschüssel.

Nachtfalter kreisten um die Kerzen auf unserem Tisch, der Jasmin sandte intensive Duftströme über die Terrasse. Aus den umliegenden Gärten tönte Gelächter. Angenehm gesättigt und zufrieden lehnte ich mich zurück und sog die süße Luft ein. Was für eine herrliche Sommernacht.

Richard stand auf, holte eine zweite Flasche und füllte den Kühler mit frischem Eis.

»Erzähl mir von deiner Frau«, sagte ich, als er uns nachgeschenkt hatte. »Wie war sie?«

Er rückte seinen Stuhl zurecht. »Ulrike ...«, begann er und seufzte, »wir haben uns im Medizinstudium kennengelernt, in der Vorklinik. Mit ihr habe ich für das Physikum gebüffelt.«

Er nahm einen Löffel und drehte ihn nachdenklich zwischen den Fingern. »Die ersten zehn Jahre unserer Ehe vergingen wie im Flug. Sie lachte gern, hatte viele Freunde, war immer aktiv. Nach dem Examen haben wir lange in der Kölner Uniklinik gearbeitet, bevor wir uns dann in Sankt Goar niedergelassen und eine gemeinsame Praxis eröffnet haben. Seit Studententagen hat uns der Mittelrhein fasziniert, die Burgen, die Weinberge. Und ganz besonders die Gegend hier um Sankt Goar. Ulrikes fröhlicher, extrovertierter Art verdanken wir es, dass wir hier damals beruflich so schnell Fuß fassen konnten.« Er deutete ein Lächeln an. »Ich weiß nicht, wie sie es gemacht hat, aber binnen kürzester Zeit kannte sie fast jeden hier im Ort. Die Praxis war brechend voll. Die Patienten kamen ihretwegen. Sie war überall beliebt.«

Seine Worte überraschten mich. Bisher hatte ich immer geglaubt, Richards Erfolg als Arzt beruhe einzig und allein auf der Kunst des Zuhörens, die er so meisterhaft beherrschte.

»Na, na, jetzt stell dein Licht nicht unter den Scheffel«, wandte ich ein. »Die Leute im Ort halten große Stücke auf dich. Sonst hätten sie die Praxis gewechselt.«

»Nein, wirklich, habe ich alles Ulrike zu verdanken«, sagte

Richard und trank einen Schluck Wein. »Als wir dieses Haus gekauft haben, glaubten wir, jetzt würden unsere besten Jahre beginnen. Wir wollten uns ein kleines Paradies schaffen. Eine Familie gründen. Hier, so hofften wir, würden wir den Rest unseres Lebens verbringen. Das Haus war ziemlich renovierungsbedürftig, so wie deins. Feuchte Kellerräume, undichte Fenster, verrostete Wasserleitungen. Wir haben alles saniert und auch den Garten völlig neu angelegt.«

Er machte eine Pause und sah zu meinem Haus hinüber. Ich folgte seinem Blick. Elsa hatte mittlerweile in ihrem Zimmer das Licht gelöscht. Hoffentlich schlief sie.

»Als die Renovierung endlich abgeschlossen war, glaubten wir angekommen zu sein. Alles war genauso, wie wir es uns vorgestellt hatten«, erinnerte er sich. »Wir lebten in einem wunderschönen Heim, die Praxis lief gut. Mit den Kindern hat es zwar leider nicht geklappt, aber wir hatten uns und waren glücklich.« Er holte tief Luft und senkte den Blick. »Und dann, vor rund zehn Jahren, kam der Krebs und hat alles zerstört.« Seine Schultern sackten ein.

Ich bereute es, nach seiner Frau gefragt zu haben. Unabsichtlich hatte ich das Gespräch auf die dunkelsten Jahre seines Lebens gelenkt. Der bittere Ausklang eines wunderschönen Abends.

Ich musste an seinen ersten Besuch bei mir denken. Als er in meiner Küche gesessen und sein Haus aus der Entfernung betrachtet hatte. Der Anblick des runden Dachfensters hatte ihn so verstört, dass er danach nicht einmal mehr seinen Kuchen probieren wollte.

Jetzt saß er in sich zusammengesunken auf seinem Stuhl, und eine Weile war nur noch das beharrliche Zirpen der Grillen zu hören. Ich blickte zu Boden, während ich krampfhaft nach passenden Worten suchte. Mir durfte jetzt nichts Unüberlegtes über die Lippen kommen.

»Ich kann mir kaum vorstellen, wie schwer diese Zeit für dich gewesen sein muss«, unterbrach ich zögernd die Stille.

Richard seufzte tief. »Zuerst waren die Ärzte noch einigermaßen optimistisch«, erzählte er. »Ulrike wurde operiert. Der Eingriff war kompliziert. Weil der Tumor im Pankreaskopf saß, mussten dabei auch ihre Gallenblase und der Zwölffingerdarm entfernt werden. Ich erspare dir die Details. Ein paar Monate später begann dann die Chemo, die Ulrike überhaupt nicht gut vertrug. Übelkeit, Erbrechen, Haarausfall – das ganze Programm. Schreckliche Monate. Sie zog sich komplett zurück, wollte niemanden mehr sehen und vor allem nicht gesehen werden. Sie schlief schlecht, behielt kaum noch Nahrung bei sich, wurde depressiv ... Ein halbes Jahr später kam der Krebs zurück und streute. Die Ärzte wollten erneut operieren, doch Ulrike hat sich dagegen gewehrt. Eine Heilung war so gut wie unmöglich.«

Im Schein der Kerzen sah ich, wie der Schmerz ihn einholte. Seine Wangen drückten sich nach innen, zwischen den Augenbrauen formte sich eine Steilfalte. »Wir brachen sämtliche Therapien ab, und ich habe sie nur noch palliativ versorgt. In dieser Zeit ist sie in die Dachkammer gezogen, um ganz für sich zu sein. Sie hat immer gesagt, dass der Blick da oben aus dem runden Fenster ihr das Gefühl gäbe, im Himmel zu sein. Ich konnte ja nicht ahnen, dass ...« Er presste die Lippen zusammen.

Ich rückte näher an ihn heran und legte vorsichtig meine Hand auf seinen Arm. »Es ist vollkommen okay, wenn du nicht weitersprechen magst.«

Er schüttelte den Kopf, nahm meine Hand und drückte sie. Seine Augenlider zuckten. »Ich möchte es dir erzählen«, sagte er mit erstickter Stimme. »Ich möchte wirklich. Außer mit Ulrikes Onkologen damals habe ich noch nie mit jemandem darüber geredet.«

»Was ist denn passiert?«, fragte ich, meine Hand immer noch von seiner fest umschlossen, als hielte er sich daran fest.

Er zog die Luft ein und stieß sie wieder aus. »Neun Monate lag sie da oben. Ich habe sie gepflegt und ihr täglich Schmerzmittel gespritzt. Eines Abends kam ich nach Hause und fand sie tot im Bett.« Der Druck seiner Hand wurde stärker. »Es hat eine Weile gedauert, bis ich verstand, dass sie ... sich das Leben genommen hatte.«

»O Gott, wie furchtbar«, flüsterte ich.

»Eine Überdosis Tabletten.« Er hielt inne, ließ meine Hand los und starrte in den Garten. Der Himmel war jetzt ganz schwarz, selbst der Mond schien sich hinter einer Wolke verborgen zu haben. Von den umliegenden Grundstücken drang kein Laut mehr zu uns herüber, die Nachbarn mussten alle in ihre Häuser gegangen sein.

Richard rückte auf seinem Stuhl herum, dann sprach er mit gedämpfter Stimme weiter.

»Damals blieb ich oft länger als geplant in der Praxis. Die Stimmung hier im Haus war immer so trübsinnig und beengend.« Wieder machte er eine Pause, atmete hörbar ein und aus. Ich spürte, dass er das, was ihm wirklich auf der Seele brannte, noch gar nicht gesagt hatte. »Um den Feierabend hinauszuzögern, nahm ich viele Patienten auch außerhalb der regulären Sprechstunde auf. Als ich an jenem Abend schließlich nach Hause kam, war es zu spät.«

Er beugte sich vor und vergrub seinen Kopf zwischen den Händen.

Zum ersten Mal, seit ich ihn kannte, war Richard nicht der kompetente Arzt und gut gelaunte Nachbar, der für alles eine Lösung hatte.

Ich strich ihm über den Rücken. »Es tut mir sehr leid, dass du deine Frau so früh verloren hast.«

Nach einer Weile richtete er sich auf und sah mich betrübt an. »Weißt du, was das Schlimmste daran ist? Die Schuld, die auf mir lastet.«

Ich ließ die Hand sinken. Dachte an Julian, an Liberia. An meine eigene quälende Schuld seit jenem fatalen Morgen in Monrovia, an dem ich auf unser Treffen gedrängt hatte. Die Parallele traf mich, wühlte mich auf.

Plötzlich verstand ich Richards Schmerz, den der Blick auf das runde Dachfenster ausgelöst hatte, in seiner ganzen Dimension. Sein frühes Aufstehen, den penibel gepflegten Garten, das ständige Backen. Alles verzweifelte Versuche, mit der Schuld umzugehen, die sein Leben bestimmte. Vielleicht hatte ich unbewusst etwas an ihm wahrgenommen, das mich an meine eigene Vergangenheit erinnerte, und ihn deshalb abgewiesen?

Aber auch er musste meinen Schmerz gespürt haben und ahnen, dass da etwas war, das uns auf tragische Weise miteinander verband. Etwas, das über Sympathie und Anziehungskraft weit hinausging.

»Wenn ich an jenem Abend früher nach Hause gegangen wäre, dann hätte sie es vielleicht nicht getan«, sagte er und riss mich aus meinem Gedankenstrudel. »Jahrelang hat mich dieses Was-wäre-wenn komplett zermürbt. Die ständigen Selbstvorwürfe. Oft war ich kurz davor, alles zu verkaufen – die Praxis, das Haus. Ich wollte nur noch weg.«

Ich konnte ihn so gut verstehen. Eine Woge tiefsten Mitgefühls erfasste mich.

»Warum bist du nicht weggezogen?«, fragte ich tonlos.

Richard zuckte mit den Schultern. »Eine Flucht hätte meine Probleme nicht gelöst. Die Erinnerungen sind ein Teil von mir, wo auch immer ich hingehe. Also bin ich geblieben. In der Praxis gibt es genug zu tun. Menschen zu helfen ist eine sehr erfüllende Aufgabe.«

Auch dieses Gefühl kannte ich bestens. Aber was passierte, wenn derjenige, der immer half, selbst Hilfe brauchte?

»Und dann kamst du«, sagte Richard. Er starrte auf die geraden, stillen Flammen der Kerzen. »Zum ersten Mal habe ich den alten Schmerz nicht mehr gespürt. War wieder erfüllt vom Leben. Backte einen Kuchen aus Freude, nicht aus Trauer.«

Ein warmer Schwindel ergriff mich. In der Dunkelheit streckte ich meine Hand nach ihm aus. Doch Richard sah sie nicht. »Ich mag dich, Johanna. Frag mich nicht, warum, aber da ist so ein Gleichklang zwischen uns, der ...« Er verstummte, dann schob er seinen Stuhl zurück und stand auf.

»Genug davon«, sagte er. »Es ist spät. Ich muss morgen früh raus. Um halb acht steht meine erste Patientin vor der Tür.«

Er hatte recht. Besser so. Ein leichter Windzug kam auf, die Kerzen flackerten. Ich erhob mich ebenfalls und fing an, die Teller aufeinanderzustapeln.

»Lass nur, Johanna«, sagte er, »das mache ich schon. Aufräumen beruhigt mich. Und sobald ich die Blutwerte habe, bringe ich sie Elsa vorbei.« Er lächelte mir zu. »Ich wünsche dir eine angenehme Nacht.« Dann nahm er den Weinkühler und die Teller und verschwand durch die Terrassentür im Wohnzimmer.

Fröstelnd rieb ich mir über die Arme, dann ging ich langsam den Kiesweg hinab und durch das Gatter zurück zur Obstwiese. Diesmal schloss ich das niedrige Holztor nicht hinter mir, so wie sonst, sondern ließ es weit geöffnet. Ob er das Zeichen richtig deuten würde?

Richards Prophezeiung zum Trotz hielt sich Elsas Fieber in den nächsten Tagen hartnäckig. Auch die Gelenk- und Muskelschmerzen, die sie mal im Rücken, mal in den Beinen plagten, wurden nicht besser. Sie döste vor sich hin, hörte Radio oder Podcasts. Manchmal schlief sie zwischendurch ein paar Stunden, was ich nur mitbekam, wenn ich zufällig nach ihr sah.

Wir redeten wenig. Ich überließ ihr die Initiative, das Wort zu ergreifen, was sie jedoch nur selten tat. Und dann ging es immer nur um etwas, das sie gerne hätte. Ein Glas kaltes Wasser, Schokolade oder ein frisches T-Shirt.

Obwohl es mir schwerfiel, bemühte ich mich, sie nicht zu sehr zu umsorgen, um sie nicht gegen mich aufzubringen. Ich berührte sie kaum und sagte nichts, wenn sie das Essen verweigerte.

Am Mittwoch besuchte Claudia mich. Ich zeigte ihr das Haus, das sie noch von früher kannte, und wir sprachen über Elsa. Claudias optimistische Art war überaus erfrischend. »Bei Dr. Sturm ist sie in besten Händen, er wird das Richtige tun«, sagte sie, legte ihren Arm um meine Schultern und drückte mich. »Und was das Haus betrifft, lass dich von den Handwerkern nicht verrückt machen. Die finden immer was, sonst wären sie arbeitslos.«

Nachmittags kam Silvia vorbei. »Elsa hat mir eine Nachricht geschickt. Was ist passiert?«, fragte sie mit vor Sorge geweiteten Augen.

»Das erzählt sie dir sicher gleich selbst«, gab ich lächelnd zurück und führte sie zu Elsas Zimmer. Wie schön, dass die beiden sich gefunden hatten. Ich wünschte ihnen von Herzen, dass die Freundschaft, die sich gerade zwischen ihnen formte, von Dauer sein würde.

Die Laborwerte, die Richard am nächsten Tag überbrachte, bestätigten leider nur das, was er bereits befürchtet hatte: totale Erschöpfung, die sich auf allen Ebenen bemerkbar machte, vom Immunsystem bis zu den Nebennieren.

»Infusionen und Ruhe allein werden da nicht genügen«, erklärte er, nachdem er zuerst allein mit Elsa gesprochen hatte.

Wir saßen bei einem Glas Eistee auf dem Balkon. Sein Gesicht war freundlich neutral, der Ton sachlich, als hätte es die Geständnisse, die er mir während unseres Abendessens gemacht hatte, nie gegeben.

»Deine Tochter steht seit Jahren unter extrem hohem Leistungsdruck und befasst sich täglich mit den schlimmsten Gräueltaten, zu denen Menschen fähig sind. Das muss ihr mehr zugesetzt haben, als sie zugibt.«

Sofort dachte ich an Akerele und Elsas akribische Vorbereitung auf dessen Verteidigung. Nicht ein einziges Wort hatte sie dem Zufall überlassen. Ich wiegte den Kopf hin und her. »Ich kann mir nicht vorstellen, dass der Stress am Strafgerichtshof der alleinige Auslöser für ihren Burnout gewesen ist«, gab ich zu bedenken. »Elsa ist mit Druck immer hervorragend umgegangen.« Dass ich selbst meiner Familie jahrelang eine berufliche Überlastung vorgetäuscht hatte, während der wahre Grund meiner Depression die Trennung von Julian gewesen war, sagte ich natürlich nicht.

»Sicher spielen mehrere Faktoren eine Rolle«, pflichtete Richard mir bei und trank von seinem Tee. »Ich habe ihr geraten, eine Therapie zu machen. Allein wird sie aus der Erschöpfungsspirale nur schwer herausfinden.«

»Und? Was hat sie dazu gesagt?«

»Dass sie mit Silvia darüber sprechen will.«

Ich nickte schweigend, auch wenn es mir einen kleinen Stich versetzte. Aber die Zeiten, als sie so etwas noch mit mir beredet hätte, waren lange vorüber.

Ich sah über den Rhein. In der Ferne glitt ein Schiff flussabwärts. So würde es ein ganzes Stück weiterfahren, immer gen Norden, bis der Rhein zur Waal wurde und in die Niederlande floss, Elsas neue Heimat. Ob sie dort jemals glücklich gewesen war?

Ich wandte mich wieder Richard zu. »Hoffentlich entscheidet sie sich für die Therapie«, sagte ich, während ich ihm dabei zusah, wie er etwas Zucker in seinen Tee rührte und sein Glas leerte.

Wenn er wüsste, wie nahe ich mich ihm fühlte. Wie gefangen ich in meinen Ängsten war. Wie sehr auch ich mir mehr wünschte als die Freundschaft, auf die ich unsere Beziehung reduzieren wollte.

Ich griff nach der Karaffe. »Noch ein Glas?«

»Nein danke«, sagte er und stand auf. »Ich muss los.«

Nachdem ich am frühen Abend noch einmal kurz nach Elsa geschaut und mich danach mit einem Buch ins Wohnzimmer zurückgezogen hatte, läutete Tonis Haustelefon. Wie immer, wenn der uralte Apparat scheppernd zu klingeln begann, schrak ich kurz zusammen, bevor ich abnahm.

»Ms. Glück?«, meldete sich eine männliche Stimme auf Englisch, die ich noch nie gehört hatte. Ich erschrak. Wer konnte das sein? Niemand in den USA außer Ralph hatte diese Nummer.

»Ja?«

»Hier spricht Niklas. Elsas Exfreund. Entschuldigen Sie die Störung.«

Fast wäre mir der Hörer aus der Hand gerutscht. Elsa hatte den Namen ein paar Mal in ihren sporadischen E-Mails erwähnt, die sie mir in den letzten Jahren zum Geburtstag und zu Weihnachten geschickt hatte. Ich wusste, dass auch Niklas Jurist war und die beiden eine Zeitlang – waren es ein oder zwei Jahre gewesen? – zusammengelebt hatten. Von ihrer Trennung vor wenigen Monaten hatte ich jedoch durch Ralph erfahren und es nicht gewagt, Elsa danach zu fragen.

»Woher haben Sie diese Nummer?«, fragte ich verblüfft.

»Ich habe Elsas Vater angerufen«, erklärte er. »Ich mache mir große Sorgen. Vor ein paar Tagen schrieb sie mir auf

WhatsApp, dass sie Fieber und Schmerzen hat. Ich habe sie sofort angerufen. Aber sie geht nicht ans Telefon, und meine Nachrichten scheint sie auch nicht mehr zu lesen. Es ist doch hoffentlich nichts passiert?«

Seine Anteilnahme rührte mich. Ebenso die Tatsache, dass die beiden trotz ihrer Trennung in Kontakt geblieben waren. Er musste ihr wichtig sein.

»Elsa hatte einen Rückfall und bekam hohes Fieber«, berichtete ich. »Aber ...«

»Einen Rückfall?«, fiel Niklas mir ins Wort.

»Es geht ihr schon wieder besser«, fügte ich sofort hinzu. »Das Fieber ist nur noch erhöhte Temperatur.«

»Gott sei Dank«, sagte er und stieß erleichtert die Luft in die Sprechmuschel. »Ich hatte schon geglaubt ...« Er hielt inne, dann räusperte er sich. »Die letzten Monate waren nicht einfach für sie ... Ich weiß nicht, ob sie Ihnen erzählt hat, was passiert ist.«

»Der Zusammenbruch im Gericht? Ja, natürlich hat sie das.«

Er schwieg, und für den Bruchteil einer Sekunde dachte ich, dass er etwas ganz anderes gemeint haben musste. Doch ich traute mich nicht, nachzuhaken. »Wann hat das mit ihren Schwächeanfällen angefangen?«, fragte ich stattdessen.

»Ich weiß nicht mehr genau«, antwortete er. »Es ist schleichend passiert. Unter leichten Schlafstörungen litt sie schon, als ich sie kennengelernt habe. Irgendwann wurden sie schlimmer, und dann kam immer mehr hinzu.«

Eine Pause entstand. Vielleicht, weil uns beiden gerade bewusst wurde, dass Elsa mit diesem Telefonat garantiert nicht einverstanden gewesen wäre.

»Frau Glück ...«, sagte Niklas schließlich.

»Nennen Sie mich Johanna.«

»Ich möchte Elsa gern in Sankt Goar besuchen.«

»In Sankt Goar?« Ich konnte meine Überraschung nicht verbergen. »Haben Sie sich nicht …«

»Ja«, sagte er, »wir haben uns getrennt. Aber …«

Mir wurde warm ums Herz. Ich schien nicht die Einzige in unserer Familie zu sein, die eine komplizierte Liebesgeschichte mit sich herumschleppte.

»Verstehe«, sagte ich. »Haben Sie schon mit Elsa darüber gesprochen?«

»Nein, sie antwortet mir ja nicht. Außerdem würde sie bestimmt sofort versuchen, mir diese Idee wieder auszureden.«

Da war so etwas Herzliches, Sympathisch-Verzweifeltes in Niklas' Art, dem ich mich nicht entziehen konnte. Ob es an seinem leichten holländischen Akzent lag, dem Ton seiner Stimme, wenn er Elsas Namen aussprach, oder an der Tatsache, dass er noch Gefühle für sie hatte, konnte ich nicht sagen. Nur, dass ich diesen Mann mochte.

»Wissen Sie was, Niklas? Sobald es Elsa wieder besser geht, rede ich mit ihr. Vielleicht erreiche ich etwas. Ich würde mich freuen, wenn Sie kämen. Und ich glaube, Elsa auch.«

»Danke, Johanna.«

Nachdem ich das Gespräch beendet hatte, blickte ich nachdenklich über den Rhein, der sich in der Abendsonne durch die dunklen Steilhänge schlängelte. Auf einmal hatte ich wieder Hoffnung.

Es war noch dunkel draußen, als mich das Zuschlagen einer Tür aus dem Schlaf riss. Ich fuhr hoch, spürte das schnelle Klopfen meines Herzens. War das im Traum passiert oder wirklich? Ich nahm mein Smartphone, das neben dem Bett auf einem Stuhl lag, und drückte auf das Display. Viertel vor sechs. Die weißen Leuchtziffern brannten mir in den Augen.

Von einer dunklen Vorahnung ergriffen, knipste ich die

Stehlampe an, sprang auf und rannte barfuß die Treppe hinunter bis zu Elsas Zimmer. Mein Puls raste.

»Elsa?«, rief ich atemlos, stieß die Tür auf und machte Licht. Das Bett war leer, ihr Gepäck fort.

Auf ihrem Kopfkissen lag ein Zettel. Ich entfaltete ihn und las.

KAPITEL 12

Elsa, Sankt Goar 2023

Den Koffer hinter mir herzerrend, eilte ich im fahlen Schein der Straßenbeleuchtung in Richtung Bahnhof. Die kleine Station lag unweit der Stiftskirche, nicht mehr als fünfzehn Minuten zu Fuß von Tonis Haus entfernt. Ich kannte den Weg im Schlaf.

Der Zug nach Koblenz fuhr erst in einer halben Stunde, ich würde ein wenig am Bahnsteig warten müssen. Doch das war mir egal. Jede Minute länger in Tonis Haus hätte nur das Risiko erhöht, dass Mutter von meiner Abreise etwas mitbekam. Sie stand so früh auf in letzter Zeit. Manchmal hörte ich sie schon um halb sechs die Treppe hinuntergehen, um die Zeitung hereinzuholen.

Nachdem es mir gestern Abend endlich wieder besser gegangen war, hatte mich eine panische Energie ergriffen. Weg von hier, war alles, woran ich hatte denken können. Weg von Mutter, Tonis Haus und all den negativen Gefühlen, die in den letzten Wochen hochgespült worden waren. Diese Farce aus Übermutterung, späten Geständnissen und schlechtem Gewissen musste ein Ende haben.

Meine Sachen waren schnell gepackt gewesen, der Zettel für Mutter im Nu geschrieben. Ich hatte ihn so aufs Bett gelegt, dass sie ihn sofort finden würde, wenn sie später nach mir sah.

Ich bog nach links, laut und knirschend rollte der Koffer

über den Asphalt. Die Häuser waren dunkel, die Straßen wie ausgestorben. Feuchte Rheinluft legte sich auf mein Gesicht. Ich zog die Schultern ein und strich mir über die immer noch leicht fiebrige Stirn.

Plötzlich war mir, als hätte jemand nach mir gerufen. Ich blieb wie angewurzelt stehen und lauschte. Alles still. Schon wollte ich weitergehen, da hörte ich Schritte. Verdammt – das konnte nur Mutter sein. Also hatte sie mich doch gehört. Beim Verlassen des Hauses war mir die Klinke aus der Hand gerutscht. Das Zuklappen der Tür musste sie geweckt haben.

»Elsa«, hörte ich aus der Ferne hinter mir. »Bleib stehen!« Ich umklammerte den Griff meines Koffers fester und ging mit langen Schritten weiter. Jetzt bloß keine Diskussion.

»Elsa!«, rief sie erneut.

Ich tat, als hätte ich sie nicht gehört. Am liebsten wäre ich gerannt, doch dazu fehlte mir nach der langen Bettruhe die Kraft.

»Jetzt warte doch!«, schrie Mutter.

Mit einem Mal begriff ich, dass Weglaufen zwecklos war, und wurde langsamer. Sie wusste ja, wo ich hinwollte. Stand alles auf meinem Zettel. Spätestens am Gleis würde sie mich einholen.

Ich drehte mich um und sah, wie sie in Trenchcoat und Nachthemd auf mich zugerannt kam. Die langen Haare hüpften auf ihren Schultern auf und ab.

»Bleib hier«, keuchte sie, als sie mich erreicht hatte. »Bleib. Bitte.«

Ein Schauer lief mir über den Rücken, während ich zügig weiterging. Wie ein verrosteter Nagel bohrte sich das Wort in mein Herz. *Bleib* – der Schmerz meiner Kindheit, in einem einzigen Wort resümiert. Bilder von früher durchzuckten mich. Ich sah mich als Achtjährige, wie ich mich weinend auf Mutter stürzte, wenn sie mit gepacktem Koffer vor der Tür stand, auf dem Weg in den nächsten Krieg. »Bleib, Mama!«, hatte ich geschrien. »Bleib.«

Doch sie war trotzdem gegangen. Jedes gottverfluchte Mal. Und jetzt würde ich dasselbe tun.

»Ich habe deinen Zettel gefunden«, japste sie und griff im Gehen nach meiner Schulter. »Was meinst du damit, dir wird alles zu viel? Lass uns reden.«

Ich stieß ihre Hand fort. »Mit deinem Reden hast du mehr kaputt gemacht als repariert.«

»Mensch Elsa, ich verstehe diese Nacht- und Nebelaktion nicht. Was soll das alles?«

Die Straße wurde uneben. Ich schaffte es kaum, den Koffer durch die Risse und Schlaglöcher zu ziehen. Plötzlich blieb er stecken. Ich stolperte, ließ den Griff los, und der Koffer kippte um.

Mutter packte meinen Arm. »Was habe ich denn bloß falsch gemacht?«

Ich kniff die Augen zusammen und starrte sie an. »Du scheinst es wirklich nicht kapiert zu haben. Deine Liberia-Geschichte. Hast du echt nicht die leiseste Ahnung, was das in mir aufgewühlt hat?«

»Sag es mir«, flüsterte sie, »bitte.« Ihr Ton war stockend, als hätte sie Tränen in den Augen. Doch im trüben Laternenlicht konnte ich ihre Züge kaum erkennen.

Ich hob den Koffer wieder auf, zog das Telefon aus meiner Handtasche und warf einen Blick auf die Leuchtziffern. Noch zwanzig Minuten bis zur Abfahrt. Mutter würde mir nicht von der Seite weichen, bis ich alles erklärt hatte.

»Dann lass mich deinem Gedächtnis auf die Sprünge helfen«, sagte ich halt und ergab mich seufzend meinem Schicksal.

»Nachdem du damals aus dem Bürgerkrieg zurückgekommen bist, lagst du monatelang depressiv im Bett«, begann ich, während ich versuchte, meinen Kummer und die Enttäuschung, die jedes Mal, wenn ich an diese Zeit zurückdachte, auf mein Herz drückten, zu ignorieren.

»Dad hat dich rund um die Uhr gepflegt. Auf Zehenspitzen sind wir durch die Wohnung gelaufen, um dich nicht zu stören. Ich durfte nicht mehr laut lachen, keine Freunde einladen, abends keine Telefonanrufe annehmen. Die Rollläden mussten unten bleiben, die Fenster geschlossen. Fernsehen nur mit Kopfhörer.«

Ich verschränkte die Arme vor der Brust und betrachtete die Häuserzeile vor uns in der Dunkelheit. Wie eine schwarze Wand stand sie am Straßenrand.

»Auf deinem Nachttisch stapelten sich die Medikamente«, fuhr ich fort. »Aufputschmittel, Antidepressiva, Schlaf- und Schmerztabletten, was weiß ich. Manchmal hast du in deinem Wahn ein paar zu viel geschluckt und dann nachts das Bett vollgekotzt. Wer hat sauber gemacht? Um drei Uhr in der Früh alles frisch bezogen? Natürlich Dad.«

Mutter verbarg das Gesicht hinter ihren Händen und wandte sich ab. Ihre Schultern zuckten.

»Wenn ich mit einer guten Note nach Hause kam oder dir von meinem Tag berichten wollte, hast du mich kaum beachtet«, erzählte ich weiter. Endlich bekam sie einen Hauch davon zu spüren, wie es mir damals ergangen war.

»*Schön, Kind*, war alles, was aus deinem Mund kam«, schnaubte ich, »*schön, Kind*. Wie ich diese Worte gehasst habe. Wie ich deine glasigen Augen gehasst habe, die immer nur durch mich hindurchgeschaut haben. Die Hölle.«

Die Straßenbeleuchtung erlosch. Am Horizont zeigte sich ein rosafarbener Streifen Tageslicht.

Ich tauchte tiefer in den Erinnerungsschmerz ab. »Halbe Nachmittage habe ich vor deinem Zimmer gekauert, in der Hoffnung, du würdest vielleicht nach mir rufen«, sagte ich.

»Doch das hast du nicht getan. Nicht ein einziges Mal.« Ich hielt inne und betrachtete Mutter. Ihre Gestalt wirkte zerbrechlich und eingefallen. Es war, als würde sie mit der Dämmerung verschmelzen.

»Und jetzt erfahre ich, dass du damals die ganze Zeit um einen anderen Mann getrauert hast«, holte ich zum nächsten Schlag aus. »Dass du Dad und mir eine grandiose Lügenshow vorgespielt hast.«

Wütend kickte ich einen Stein an den Straßenrand. Dann nahm ich den ausgezogenen Griff meines Koffers und wandte mich zum Gehen. »Posttraumatische Belastungsstörung«, zischte ich über die Schulter. »Schämen solltest du dich. Und zwar gewaltig.«

»Das tut mir alles so leid«, rief sie mit tränenerstickter Stimme, lief mir hinterher und griff erneut nach meiner Schulter. »Lass mich versuchen, es zu erklären.«

»Genug jetzt«, erwiderte ich und schubste sie fort. »Sonst verpasse ich noch meinen Zug.«

Schluchzend stolperte sie neben mir her. »Elsa, bitte. Ich ...« Sie schniefte laut und wischte sich mit dem Ärmel über die Augen. »Selbst wenn ich damals geahnt hätte, wie sehr du gelitten hast«, stammelte sie, »ich hätte dir nicht sagen können, was in mir vorging. Du warst vierzehn. Das ...«

»Ich will nichts mehr davon wissen«, schnitt ich ihr das Wort ab. Der Bahnhof kam in Sicht. Ich nahm den Koffer auf die andere Seite, so dass er zwischen Mutter und mir war.

Sie schien sich wieder gefasst zu haben. »Ich habe versucht, es anders wiedergutzumachen«, fing sie erneut an. »Du weißt doch, dass ich nach meiner Depression den Job gewechselt habe. Dass ich danach nie mehr gereist bin, um für dich da zu sein.«

»Wie aufopfernd«, bemerkte ich und konnte mir den sarkastischen Tonfall nicht verkneifen. »Äußerlich anwesend und innerlich total abwesend. Nicht viel besser als vorher.« Meine Schläfen pochten, die Beine wollten nicht mehr. Noch ein paar Hundert Meter, dann war es geschafft. »Außerdem hast du den Job damals doch nur deshalb gewechselt, weil dein Chef dich nach dem Liberia-Drama nirgendwo mehr hinschicken wollte«, versetzte ich.

Sie trat mir in den Weg. Fast wäre der Koffer in sie hineingerollt. »Was hätte ich denn tun sollen?«, rief sie forsch. Ich blickte sie überrascht an.

»Deinem Vater die Affäre gestehen und von den Plänen, die ich mit Julian hatte, erzählen? Er wäre entsetzt und zutiefst verletzt gewesen.«

»Es wäre *ehrlich* gewesen«, erwiderte ich, schob sie zur Seite und ging weiter.

»Eine Scheidung hätte ich damals nicht überstanden«, sagte sie, als sie wieder neben mir war. »Ich brauchte euch, um weiterzumachen. Die Illusion einer Familie, eines Zuhauses. Das fing mich wieder auf.«

»Wie immer, es ging mal wieder nur um dich«, entgegnete ich kühl. »Was *wir* gebraucht haben, war dir scheißegal.«

»Da irrst du dich«, widersprach sie. »Es wäre damals überhaupt nicht gut für dich gewesen, wenn nicht nur ich, sondern gleich unser ganzes Familienleben zusammengebrochen wäre.«

»Es *war* zusammengebrochen«, sagte ich scharf. »Oder glaubst du, es ist mir damals entgangen, dass eure Ehe am Ende war? Mir die heile Familie vorzuspielen, hat vielleicht für dich funktioniert. Aber nicht für mich.«

Vor uns im Morgengrauen lag das kleine Bahnhofsgebäude. Der breite Treppenaufgang war schwach erleuchtet. Ein einzelnes Taxi stand davor. Der Fahrer lehnte an der geöffneten Autotür und rauchte. Ich steuerte auf die Stufen zu.

»Ich habe dir nichts vorgespielt!«

»Wie kannst du so was behaupten?«, rief ich empört.

»Zwischen Ralph und mir war es vorbei, das war uns beiden klar«, erklärte sie und klang auf einmal wieder ganz beherrscht. »Dass ich in meiner damaligen Verfassung nicht allein leben konnte, allerdings auch. Also sind wir die zweieinhalb Jahre bis zu deinem Schulabschluss noch zusammengeblieben. Natürlich nicht als Paar, sondern freundschaftlich. Wir dachten, wenn du erst einmal von zu Hause ausgezogen wärst und aufs College gingst, würde dich eine Scheidung weniger belasten. Und bis dahin wäre auch ich stabil genug, um allein zu leben. Und so war es dann ja auch.«

Ich hielt einen Augenblick inne. Also hatte sie sich damals *doch* Gedanken über mich gemacht? Mich *doch* wahrgenommen? »Die ewigen Spannungen zu Hause sind mindestens genauso belastend gewesen«, kommentierte ich trotzig, ohne mir meine Überraschung anmerken zu lassen.

Die große Uhr, die über der Treppe hing, zeigte auf sechs Uhr fünf. In zehn Minuten kam der Zug, dann hatte dieser Spuk ein Ende.

»Vielleicht war es falsch, dass Ralph und ich uns nicht früher getrennt haben«, lenkte sie ein. »Aber damals haben wir das getan, was wir für richtig hielten.«

Ich hob den Koffer an, um ihn die Stufen hochzutragen.

Mutter nahm ihn mir sofort aus der Hand. »Komm, lass mich das machen.«

Ich überließ ihn ihr ohne Protest, denn er war viel zu schwer für mich.

»Ich rechne es deinem Vater hoch an, dass er bei mir geblieben ist«, sagte sie. »Immerhin hat er in dieser Zeit Susan kennengelernt. Ich bin froh, dass er am Ende doch noch die Richtige gefunden hat. Eine Frau, die ihm das gibt, was er braucht, und ihn so liebt, wie er es verdient.«

Ich spitzte die Lippen. »Happy End für alle.«

»Vielleicht wirst du es irgendwann verstehen«, gab sie zurück.

Wir erreichten den Bahnsteig. Bis auf zwei junge Männer, die auf ihre Smartphones starrten, war er leer. Ich nahm den Koffer wieder an mich und ließ mich auf die nächste Bank fallen. Mutter blieb vor mir stehen und blickte über die Schienen in Richtung Rhein.

Langsam wurde es heller. Die ersten Sonnenstrahlen fielen auf ihr Gesicht und betonten ihre Falten. Wie müde sie aussah. Wie alt.

Als hätte sie meine Gedanken erraten, zog sie den Kragen ihres Trenchcoats enger und fuhr sich durchs Haar.

Ein scheues Lächeln huschte über ihre Lippen. »Dass es zwischen Ralph und mir nicht funktioniert hat, ist bedauerlich.« Sie setzte sich neben mich. »Dafür ist etwas Einzigartiges, Schönes aus unserer Verbindung hervorgegangen: *du*! Und dafür bin ich zutiefst dankbar.«

Jetzt hatte sie die Grenze des Erträglichen endgültig überschritten. »Hör endlich mit dieser Selbstbeweihräucherung auf«, fuhr ich sie an und rückte von ihr ab. »Ständig lässt du durchklingen, was für unglaubliche Opfer du für mich erbracht hast. Dass du wegen mir auf die große Liebe verzichtet hast. Dass du versucht hast, eine gute Mutter zu sein. Aber so war es doch überhaupt nicht. Deine Karriere ist dir immer wichtiger gewesen.«

Mein Blick sprang kurz zur Anzeigetafel. Noch drei Minuten.

»Selbst später noch, als du deine Depression endlich überwunden hattest und schon lange von Dad geschieden warst.« Ich funkelte sie böse an. »Erinnere dich an Den Haag. Meinen ersten Fall am Strafgerichtshof. Du kamst extra aus New York angereist. Ich hatte mich so auf deinen Besuch gefreut. Die absurde Hoffnung gehegt, dass es uns endlich gelingen würde, die alten Spannungen zu überwinden. Aber dann bist du noch vor meiner ersten Befragung aus dem Gerichtsaal verschwunden.«

Mutter erstarrte. Dann legte sie ihre Hand auf meinen Arm. »Dafür gab es einen Grund, Elsa. Ich ...«

»Jaja, ich weiß«, knurrte ich und entriss ihr meinen Arm. »Du konntest nicht verstehen, dass ich jemanden wie Akerele verteidigt habe. Es gab immer nur *deine* Seite in diesem Fall, die Täter-Seite. Nie die des Opfers.«

»Auf Gleis eins fährt ein: Regionalbahn sechsundzwanzig nach Koblenz«, unterbrach uns eine monotone Lautsprecheransage. Ich stand auf, griff nach meinem Koffer.

»Das ist nicht alles.« Mutter sprang ebenfalls auf. Sie war kreideweiß geworden, ihre Lippen bebten.

Der Zug rollte ein.

»Dank deiner Verteidigung wurde Akereles Strafmaß damals um zehn Jahre verringert«, rief sie gegen das Quietschen der Bremsen an. »Zehn Jahre Freiheit für den Verbrecher, der mein Leben zerstört hat.«

Ich starrte sie verwirrt an. »Was redest du da? Wieso *dein* Leben? Der Fall hat *mich* fast um den Verstand gebracht, nicht dich. Wenn du wüsstest, wie hart ich daran gearbeitet habe ... Jahrelang hatte ich kein Privatleben mehr.«

Nervös beobachtete ich, wie die beiden Männer, die ebenfalls auf dem Bahnsteig gewartet hatten, eine Wagentür öffneten und einstiegen.

»Ich muss los«, sagte ich und rollte den Koffer zur nächsten Zugtür.

»Du kannst jetzt nicht gehen!« Mutter packte mich am Handgelenk und riss mich zurück. Wilde Verzweiflung blitzte in ihren Augen auf. »Ich wollte dir nie sagen, warum ich den Gerichtsprozess verlassen habe«, rief sie. »Warum ich abends im Hotel so aufgelöst war. Aber jetzt sollst ... musst du es erfahren.«

Ich machte mich von ihr los. »Hör auf damit und lass mich endlich gehen.«

Die Wagentüren stießen einen piepsenden Signalton aus.

»Akerele ist Julians Mörder!«, rief sie. Ihre Stimme überschlug sich fast vor Erregung. »Er ist der Junge aus Monrovia.«

Mein Herzschlag setzte einen Moment aus.

»Was? Was sagst du da?«, stieß ich hervor und ließ den Koffer los. »Akerele hat ... Julian? Bist du dir sicher?«

Der Zug setzte sich lautlos in Bewegung.

Mutter nickte. »Absolut sicher.«

Wie betäubt stand ich am Bahnsteig, sah meinem Zug hinterher und versuchte, das eben Gehörte in seiner ganzen furchtbaren Dimension zu erfassen.

Konnte es eine derart groteske Verbindung zwischen Akerele, Julian, Mutter und mir wirklich gegeben haben? Eine Verbindung, die jegliche Versöhnung zwischen uns unmöglich machen würde? Wollte ich überhaupt noch eine Versöhnung?

Der Prozess war so lange her, von unzähligen Daten, Namen und Ländern anderer, neuer Fälle überlagert. Während ich die Liberia-Fakten in Windeseile gedanklich wieder aufrollte, wandte ich mich Mutter zu. »Wie hast du das herausgefunden?«, fragte ich. »Ich nehme an, du hast Akereles Hintergrund und Werdegang bei der LURD gründlich recherchiert? Oder jemanden damit beauftragt?«

Langsam traten Hauptanklagepunkte, Zeugenaussagen und Beweisstücke aus den hinteren Ecken meines Gedächtnisses hervor und setzten sich vor meinem inneren Auge zusammen. Details leuchteten auf, Befragungen spulten sich blitzschnell vor mir ab.

»Recherchiert?« Mutter schüttelte den Kopf. »Das war nicht nötig.«

Ich sah sie stirnrunzelnd an. »Dann bist du also bei der

UNO auf diese Informationen gestoßen? Eure Friedensmission war ab 2004 ja ziemlich aktiv in Liberia.«

»Es war viel einfacher«, sagte sie. »Ich habe Akerele an seinem Tattoo wiedererkannt. Im Gerichtssaal in Den Haag.«

»An seinem Tattoo?«

»Ja, drei rote Quer- und vier Längsstreifen, auf seinem Hals.«

Mein Herz klopfte schneller. »Du meinst ... das Tattoo ist das Einzige, woran du ihn identifiziert hast?«

Sie nickte. »Die Streifen in dieser ungewöhnlichen Anordnung. Das werde ich nie vergessen.«

Ich ging auf sie zu. Ergriffen, erleichtert, als wäre ich in letzter Sekunde einem vorbeirasenden Auto entkommen. »Mutter! Es gab eine ganze Kinderstaffel mit diesem Tattoo. Insgesamt vielleicht an die hundert.«

Sie blieb wie angewurzelt stehen, öffnete den Mund und starrte mich an. In ihrem Blick spiegelten sich Skepsis, Entsetzen und blanker Schock.

Dann wandte sie sich ab. »Ich muss mich setzen«, murmelte sie und schlich zu der Bank zurück, auf der ich noch vor wenigen Minuten meiner Abreise entgegengefiebert hatte. Während ich ihr folgte und mich neben sie hockte, dachte ich weiter fieberhaft über die Details von Julians Mord nach und versuchte immer wieder, sie mit den Tatsachen abzugleichen, die unser Team recherchiert hatte. *Sommer 2003 ... August ...*

Mutter stierte kopfschüttelnd zu Boden. »Hunderte sollen dieses Tattoo gehabt haben? Nein – das kann nicht sein. Das glaube ich nicht.«

»Doch!«, rief ich. Meine Wangen glühten. »Das hat unser Ermittlungsteam herausgefunden. Es war eine Spezialeinheit der LURD, von der niemand wusste. Nur die grausamsten wurden darin aufgenommen, als eine Art Auszeichnung. Das Tattoo war ihr Kennzeichen. Und den Schuss auf Julian ...« Ich machte eine Pause, holte Luft. »Den konnte Akerele gar nicht abgefeuert haben.« Der kurze Schreck, er wäre es tatsächlich gewesen, wich einem Gefühl der Befreiung.

Sie blickte mich mit großen Augen an. »Warum nicht?«

»Im August 2003, als Julian und du in Monrovia wart, befand er sich im Norden des Landes, an der Grenze zu Guinea«, erklärte ich. »Er hat dort ein Massaker angezettelt. Eins seiner schlimmsten Verbrechen überhaupt. Wenige Wochen danach begannen die Friedensverhandlungen.«

Die Sonne wurde stärker, wie ein stiller Versuch, uns aus dem Dunkel der Vergangenheit in einen Morgen zurückzuholen, der ein herrlicher zu werden versprach.

Mutter griff sich an den Hals, nach Atem ringend. »Das heißt ... ich habe die ganze Zeit etwas Falsches geglaubt? Zehn Jahre lang ein Geheimnis gehütet, das es niemals gegeben hat?«

»Ich ... fürchte ja«, flüsterte ich.

Überwältigt und betreten saßen wir nebeneinander und schwiegen. Glutrotes Morgenlicht flutete den Bahnsteig und legte sich wärmend auf mein Gesicht.

»Hast du ein Wasser?«, fragte Mutter nach einer Weile.

»Ich hole uns eins«, sagte ich und sah mich nach einem Getränkeautomaten um. »Dahinten, neben den Fahrplänen, kann man sich was ziehen.«

Wenige Minuten später kam ich mit zwei Bechern Kaffee und einer Flasche Wasser zurück. »Nachher machen wir uns einen besseren«, bemerkte ich, denn mir war klar, dass auch der nächste Zug ohne mich nach Koblenz fahren würde.

Ich setzte mich neben sie und reichte ihr einen der Becher. Hastig führte sie ihn zum Mund. Ihr Blick strich unruhig über die Gleise.

»Warum hast du nie mit mir darüber gesprochen?«, fragte ich mit belegter Stimme. »Wir hätten dieses Missverständnis sofort klären können.« Dann probierte auch ich meinen Kaffee. Er war lauwarm und wässrig.

»Das Tattoo in Den Haag zu sehen, war ein Riesenschock«, antwortete sie zögernd, während sie den Becher in den Händen drehte. »Das ganze Trauma mit Julian kam auf einen Schlag wieder hoch. Ich war so von Akereles Schuld überzeugt, dass ich Angst hatte, du würdest den Fall sofort abgeben, wenn ich dir alles erzählte. Und genau das wollte ich verhindern.«

Sie stellte ihren Kaffee mit einer fahrigen Bewegung auf der Bank ab und begann, an der Gürtelschnalle ihres Trenchcoats herumzufingern. »Eher hätte ich mir den Mund zunähen lassen, als dir diesen Prozess aus persönlichen Gründen wegzunehmen und deine Karriere am Strafgerichtshof in irgendeiner Weise zu gefährden. Stell dir das vor, deine große Chance – wegen meiner außerehelichen Affäre zerstört! Das hätte ich mir nie verziehen.«

Ihre Lippen zuckten. Wie schwer es ihr fallen musste, plötzlich über Dinge zu reden, die sie sich geschworen hatte, niemals auszusprechen. »Ich … ich wollte nicht …«

Sie steckte den Gürtel durch die Schnalle und zog ihn sofort wieder heraus. »… also habe ich den Streit in Den Haag und die wachsende Distanz zwischen uns in Kauf genommen und geschwiegen«, erklärte sie und ließ den Gürtel los. »Versucht, das Ganze zu verdrängen. Und auf einen Tag in ferner Zukunft gehofft, an dem wir uns vielleicht wieder näherkämen.«

Ich dachte an die Bitterkeit und Enttäuschung zurück, mit der ich an jenem Abend aus ihrem Hotelzimmer gestürmt war. An das betäubende Gefühl, meine Mutter für immer verloren zu haben. Dabei hatte sie mich einfach nur schützen wollen. So, wie nur eine Mutter es tun würde.

Die Wut, die seit Jahren in mir hochsprudelte, wenn ich an sie dachte, begann zu schwinden. Stattdessen empfand ich Mitleid. Und zum ersten Mal so etwas wie Verständnis.

Auf dem gegenüberliegenden Gleis rollte ein Zug ein. Fast geräuschlos kam er zum Stehen. Türen klickten.

Mutter griff erneut nach ihrem Kaffeebecher, nippte daran, und stellte ihn wieder auf die Bank zurück. »Als du am Telefon vom ›Akerele-Fall‹ sprachst, kam mir eine eventuelle Verbindung zu Julians Tod überhaupt nicht in den Sinn«, sagte sie. »Es hat so viele Kindersoldaten in Liberia gegeben. Über zwanzigtausend. Akerele hätte jeder dieser Jungen sein können. Auf den Zeitungsfotos kurz vor Prozessbeginn war ein stattlicher Mann im dunklen Anzug abgebildet, der nicht die geringste Ähnlichkeit mit dem abgemagerten Burschen hatte, dem ich vor dem Mamba Point Hotel begegnet war.«

Sie schlug die Beine übereinander und wippte nervös mit dem Fuß auf und ab. »Dann hast du mich zur Verhandlung eingeladen«, erzählte sie weiter. »Eigentlich hätte ich am liebsten sofort abgesagt, um nicht noch einmal mit diesem Bürgerkrieg konfrontiert zu werden. Dass dein Mandant zu den Tätern gehörte, hat mich sehr belastet. Mein Verstand konnte natürlich nachvollziehen, was dich angetrieben hat.«

Ich nickte. »Ja, Akerele war selbst Opfer, man hat ihn als Zehnjährigen entführt und mit Gewalt und Drogen zum Morden gezwungen.«

Mutter strich über die ausgebeulten Taschen ihres Trenchcoats. »Für mich reichte das nicht, um seine furchtbaren Verbrechen zu rechtfertigen«, sagte sie. »Er blieb ein eigenständiger Mensch, hat Befehle erteilt und nie versucht, die LURD zu verlassen.« Sie schaute mich zärtlich an. »Andererseits war ich so unglaublich stolz auf dich und das, was du in deinen jungen Jahren erreicht hattest. Ich wollte dich in deiner Robe im Gerichtssaal sehen, dich reden hören. Deinen Aufstieg und dein neues Leben in Europa mit dir feiern. Also bin ich gekommen. Alles war gut. Bis ich das Tattoo an Akereles Hals gesehen habe – und mein Herz aufhörte zu schlagen.«

»Hast du dich denn nie gefragt, was dieses Tattoo bedeutet?«, wollte ich wissen und strich mir eine Strähne aus der Stirn. »Ob es vielleicht zu einem bestimmten Volksstamm gehörte?«

»Natürlich habe ich das«, sagte sie. »Ich habe alle möglichen Internetseiten und Fachbücher durchkämmt, sämtliche Liberia-Berichte im Büro studiert. Bei der UNICEF nachgefragt, ob es in ihren Auffanglagern Kinder mit diesem Tattoo gegeben hat. Aber niemand konnte mir etwas dazu sagen. Seitdem stand für mich fest, dass es Akereles Streifen nur einmal gegeben hat.«

Ich versuchte, mich zu entsinnen, ob das Tattoo während der Verhandlungen erwähnt worden war. Wir hatten oft von der Spezialeinheit gesprochen, die Akerele angeführt hatte, und von ihrer Brutalität, aber nie von dem dazugehörigen Tattoo.

Während die Sonne langsam höher kletterte, füllte sich der Bahnsteig. Pendler, ein paar frühe Ausflügler, Wanderer mit Trekkingstöcken. Ratternd sprangen die Ziffern auf der Anzeigetafel zur Abfahrtszeit des nächsten Zuges.

»Weißt du, was das Schlimmste an alldem gewesen ist?«, fragte Mutter.

Ich sah sie abwartend an.

»Das Schweigen«, erklärte sie. »Wie eine Kugel aus dem Gewehr des Jungen saß es zwischen meinen Rippen und hat mich bei jedem Atemzug an das Unsagbare erinnert. Jeden verdammten Tag.«

Ein Knoten formte sich in meinem Hals. »Das ist jetzt vorbei«, flüsterte ich.

Sie nahm meine Hand. Langsam schlossen sich ihre Finger um meine. Dieses Mal zog ich sie nicht weg.

»Komm, wir gehen zurück nach Hause«, sagte sie. »Ich möchte dir etwas zeigen.«

Johanna, Sankt Goar 2023

Mit steifen Fingern schloss ich die Haustür auf und betrat den Flur. Trotz des Trenchcoats, den ich eng an meinen Körper gepresst hielt, zitterte ich vor Kälte, Aufregung und Emotion. Doch das kümmerte mich nicht. Nach meiner Schockstarre am Bahnhof war ich jetzt wie im Rausch. Der Kosmos hatte sich neu geordnet, eine zentnerschwere Last war mir vom Herzen genommen worden.

Ich hastete durch den Gang in Richtung Kellertreppe. »Bin gleich wieder da«, rief ich Elsa über die Schulter zu. »Warte oben im Wohnzimmer auf mich.«

Wie auf Watte wandelte ich die knarrenden Stiegen in den Keller hinunter, zog eine meiner Umzugskisten aus der Ecke und nahm den Aktenordner heraus. Mein Herz schlug schneller, aber die Schwermut, die mir sonst immer in den Magen fuhr, sobald ich den schwarz glänzenden Deckel erblickte, blieb heute aus.

Ich ging zu Elsa nach oben. Sie saß auf dem Sofa, den Kopf nach hinten gelehnt, die Augen geschlossen.

»Du musst müde sein nach der kurzen Nacht«, bemerkte ich und ließ mich neben ihr nieder. »Nachher gehst du noch mal ins Bett und ruhst dich aus. Aber erst möchte ich, dass du siehst, was ich in den letzten Jahren zusammengetragen habe.«

Ich legte den Ordner auf meinen Schoß und strich über das Etikett, das sich an einer Ecke vom Deckel gelöst hatte.

Sie öffnete die Augen. »Der Akerele-Fall«, murmelte sie und gähnte. »Als ich da neulich hineinschauen wollte, hast du ihn mir sofort aus der Hand gerissen.«

»Da wusste ich auch noch nicht, dass ...« Bei dem Gedanken, wie viele Jahre ich in einem Irrglauben gelebt hatte, gefror alles in mir.

Elsa zog den Ordner zu sich herüber und schlug ihn in der Mitte auf. Sie überflog ein paar Zeilen, blätterte weiter, stutzte. Ihre Halsmuskeln traten hervor. Sie blätterte vor, dann wieder zurück. Immer schneller schnippten ihre Finger durch die Dokumente. Die Müdigkeit von eben schien wie weggeblasen, ihre Miene war wach und konzentriert.

»Meine Güte«, staunte sie, während sie sich weiter durch die unzähligen Transkripte und Artikel arbeitete. »Da ist ja alles drin, was ich jemals zu diesem Fall gesagt habe.«

»Fast alles«, berichtigte ich sie. »Über das Tattoo habe ich wie gesagt nie etwas gefunden.«

Elsa kräuselte die Stirn. »Ich erinnere mich nicht, dass es jemals Gegenstand der öffentlichen Verhandlungen gewesen ist.« Sie blätterte weiter. »Sogar die internationalen Presseberichte hast du gesammelt. Reportagen, Artikel, Interviews.«

Sie wandte sich mir zu. »Und ich hatte immer geglaubt, du verachtest mich für meine Berufswahl. Für diesen Fall und für das, was ...«

»Im Gegenteil«, fiel ich ihr ins Wort. »Ich bewundere dich und deine Arbeit. Du wusstest schon immer, was du willst. Bist klug, engagiert und zielstrebig. Deine Akerele-Verteidigung war brillant. Das ist mir erst dann so richtig klar geworden, als ich das alles gelesen habe.«

Elsa machte ein ungläubiges Gesicht.

»Im Nachhinein klingt es vielleicht seltsam«, fasste ich meine Ausweglosigkeit von damals in Worte. »Aber für mich waren diese Unterlagen die einzige Möglichkeit, mit dir in Verbindung zu bleiben, ohne mein Schweigen zu brechen.«

Ich senkte den Kopf und dachte an die Zeit nach meiner Scheidung zurück, als Elsa schon in Den Haag lebte. An die langen Abende in meiner Wohnung, die ich damit verbracht hatte, das Netz nach ihr und dem Akerele-Prozess zu durchforsten. Abende voller Verzweiflung und Einsamkeit. Es war, als legte sich eine Schicht Frost über meine Arme.

»Der Ordner hat mir über die schlimmste Zeit hinweggeholfen«, erklärte ich, während ich mir über die Arme rieb. »Wenn ich etwas über dich lesen und darin abheften konnte, war ich innerlich ganz bei dir. Manchmal habe ich mir sogar vorgestellt, du säßest neben mir und würdest mir das, was ich gerade las, erzählen. Dadurch ist der Prozess, der uns so brutal auseinandergerissen hat, nachträglich zu etwas geworden, was mich auf schmerzhafte Weise wieder mit dir verbunden hat.«

Elsa saß reglos da und schwieg. Schließlich klappte sie den Ordner zu und legte ihn auf den Tisch zurück. »Das ... das ist alles ...« Mitten im Satz brach sie ab, stand auf und trat ans Fenster.

Ich kauerte mich in die Sofaecke und spürte der Anspannung und Kälte nach, die in meinem Körper saßen.

»Das, was ich neulich im Streit zu dir gesagt habe«, begann Elsa nach einer Weile. »Dass Dad und ich immer nur zweite Wahl gewesen sind. Dass du rücksichtslos und egoistisch bist ... Das tut mir leid.«

Verblüfft starrte ich auf ihren schmalen Rücken.

Sie drehte sich um. »Ich wollte es nicht wahrhaben, aber eigentlich habe ich schon als Teenager gewusst, dass Dad und du ... dass ihr nicht zusammenpasst.« Sie hob die Schultern. »Er ist viel zu bodenständig für dich, viel zu genügsam. Er konnte nie wirklich verstehen, was dich antreibt.«

Sie ging zum Sofa zurück und setzte sich wieder. »Ich habe mich wie ein trotziges Kind benommen. Und wie du ja selbst schon bemerkt hast: Meine eigenen Beziehungen waren nicht besser.«

Ein Lächeln drängte sich auf mein Gesicht. »Danke, Elsa. Das ist schön, dass du mir das sagst.«

Sie kratzte sich an der Nase. »Wie eingeengt du dich in deiner Ehe gefühlt haben musst. Deine weltweite Erfahrung und Perspektive gegen Dads New-York-Arroganz – als sei der Rest der Welt irrelevant. Und dann bist du Julian wiederbegegnet, dem großen Abenteurer. Ich kann mir deine Zerrissenheit gut vorstellen. Und es steht mir nicht zu, dir daraus einen Vorwurf zu machen.«

Sie sah mich streng an. »Aber es wäre trotzdem besser gewesen, du hättest die Konsequenzen gezogen und uns die Wahrheit gesagt. Früher dachte ich immer, *ich* wäre der Grund für deine vielen Reisen.«

»*Du*?« Ich legte erschrocken meine Hand auf ihre. »Wie kommst du denn darauf?«

Elsa zuckte leicht. »Puh, bist du kalt.« Sie lenkte ihren Blick zum Fenster zurück. »Weil man als Kind die Dinge eben anders wahrnimmt und vieles auf sich bezieht. Damals habe ich geglaubt, dass ...« Ihre Stimme klang auf einmal matt, als sei sie den Tränen nahe. »Dass du dich nicht wirklich für mich interessierst. Dass ich dir nicht gut genug bin und du deshalb dauernd wegfliegst.«

»Das tut mir leid«, sagte ich und rückte etwas näher an sie heran. »Ich dachte immer, dass Dad ja da war und sich um dich kümmert.«

»Aber ich wollte *dich*«, entfuhr es Elsa.

Ihre Worte fegten durch mein Herz wie ein schneidender Wind.

»*Deine* Aufmerksamkeit«, fuhr sie fort. »*Deine* Anerkennung. Also habe ich mich in der Schule und im Ballett noch mehr angestrengt. Du bist dennoch immer wieder gegangen.«

Mein Hals zog sich zu. »Verzeih mir«, flüsterte ich. »Ich ...

ich hatte oft den Eindruck, dass ihr beide ohne mich glücklicher seid.«

Elsas Hand begann leicht zu zittern. Schnell ließ sie sie in ihrer Hosentasche verschwinden. Mittlerweile wusste ich, dass das Zittern bei ihr immer dann einsetzte, wenn sie am Ende ihrer Kräfte war. Ein stiller Hilferuf, der um eine Pause bat.

Ich wollte dieses hochemotionale Gespräch nur ungern unterbrechen. So offen und ehrlich hatte sie noch nie mit mir gesprochen. Das, was seit Kindheitstagen in ihr wühlte und stach, musste endlich aus ihr heraus.

Doch es wäre unvernünftig, die Symptome ihres Körpers zu übergehen. Davon abgesehen, brauchte auch ich eine kurze Unterbrechung. Nur ein paar Minuten, um die Gefühle und Erinnerungen, die ihre Worte in mir hochgeschwemmt hatten, zu verarbeiten und wieder ins Jetzt zurückzugleiten.

Ich zupfte Elsa an der Schulter. »Du, lass uns gleich weiterreden. Ich hole mir nur schnell einen Pulli von nebenan, ja? Seit wir auf dem Bahnsteig gesessen haben, wird mir einfach nicht mehr warm.«

»Ist gut«, flüsterte sie und schloss wie erlöst die Augen.

»Möchtest du irgendetwas?«, fragte ich. »Ein Glas Wasser vielleicht?«

Sie schüttelte den Kopf.

Ich trat ins Esszimmer und warf den Trenchcoat aufs Bett. Als ich nur noch in meinem kurzen Nachthemd dastand, fingen meine Zähne an zu klappern. Schnell schlüpfte ich in meine Hose, nahm ein Sweatshirt vom Stuhl und streifte es über das Nachthemd. *Ich wollte dich*, echoten Elsas Worte in mir, während sich der weiche Baumwollstoff an meinen Körper schmiegte. Doch statt der Wärme des Pullis war es, als legte sich Elsas Schmerz heiß und siedend auf meine kalten Schultern. Meine alten Zweifel erwachten. Ich hatte so viel falschgemacht. Würde Elsa das wirklich jemals vergessen können?

Plötzlich war es mir, als spürte ich Tonis Hand auf meinem Arm. »Nicht aufgeben, meine Hanni«, flüsterte sie. »Jetzt, wo ihr endlich bereit seid, darüber zu reden. Lass diese kostbare Chance nicht an dir vorüberziehen.«

Ich lächelte entschlossen. Ja, wir würden das schaffen. Ich musste nur fest daran glauben.

Nach ein paar tiefen Atemzügen ging ich ins Wohnzimmer zurück und setzte mich zu Elsa. Leise, fast flüsternd durchbrach meine Stimme die Stille: »Das, was du eben über mich gesagt hast ... Hast du das wirklich so empfunden?«

Elsa öffnete die Augen und sah mich unsicher an. »Ja ... Natürlich.«

»Warum bist du dann immer so kalt und abweisend zu mir gewesen?«, fuhr ich vorsichtig fort, in der Hoffnung, sie mit dieser Frage nicht zu verstören. »Als hättest du geradezu darauf gewartet, mich loszuwerden. Dad und du, ihr wart so ein perfekt eingespieltes Duo.«

Ich wartete einen Moment ab, aber sie antwortete nicht, also sprach ich weiter: »Ich sehe euch vor mir, in unserer Wohnung – vom New Yorker Alltag wasserdicht zusammengeschweißt. Neben euch kam ich mir vor wie eine Geduldete im eigenen Zuhause, die aber eigentlich nur stört.«

Elsa knabberte an ihrer Unterlippe. »Es war ein Schutz, glaube ich«, sagte sie schließlich. »Meine Art, mit deiner Abwesenheit umzugehen. Hat mir die Trennung leichter gemacht. Ich wusste ja nie, wann du wieder wegmusstest und wie lange du fortbleiben würdest.«

Ich dachte an meine früheren Kollegen. Ob sie ähnliche Probleme gehabt hatten? Viele Familien waren an der enormen psychischen Belastung und den häufigen Dienstreisen, die unser Beruf mit sich brachte, zerbrochen. Die Bilder des Kriegs nach einem langen Einsatz einfach wegzudrücken und mit den Kindern Lego oder Puppen zu spielen, das schafften nur wenige. Im Büro hatten wir manchmal darüber gesprochen, ohne jemals wirklich persönlich zu werden.

»Weißt du noch, die Ballettaufführung, zu der du nicht kommen konntest?«, fragte Elsa.

Ich nickte. Die vorwurfsvollen Blicke, mit denen sie mich nach meiner Rückkehr aus Sierra Leone empfangen hatte, würde ich nie vergessen.

»Ein halbes Jahr haben wir dafür geprobt«, sagte sie leise. »Und dann habe ich mir ein Band im Sprunggelenk angerissen. Aber ich war so besessen, dass ich trotzdem weitergemacht habe. Es sollte eine besondere Aufführung werden. Ich wollte strahlen. Stolz solltest du auf mich sein.« Sie schnippte an ihrem Fingernagel herum. »Am Ende warst du die einzige Mutter, die nicht erschienen ist. Der leere Platz neben Dad, der hat so weh getan. Und ich hatte meinen Fuß so überdehnt, dass ich mehrere Monate nicht mehr tanzen durfte.«

Sofort wurde die Szene wieder in mir lebendig. Wie Elsa ihre Ballettschuhe in der hintersten Ecke ihres Schranks verborgen hatte, um nicht dauernd daran zu denken. Das schlechte Gewissen regte sich in mir. »Was war mit den anderen Müttern?«, wollte ich wissen. »Fast alle haben einen Beruf und Verpflichtungen.« Sarah kam mir in den Sinn, Elsas frühere beste Freundin. »Sarahs Mutter, zum Beispiel. Sie ist Herzchirurgin, das sind viel härtere und unberechenbare Arbeitszeiten.«

»Sarahs Mutter war da«, gab Elsa unbeirrt zurück. »Davon abgesehen, kommt eine Herzchirurgin abends nach Hause, oder spätestens morgens nach ihrer Schicht. Aber du – du warst wochenlang weg. Ich hatte ständig Angst um dich. Dass du einem Bombenangriff zum Opfer fällst. Dass du entführt wirst. Oder dass dich jemand aus Versehen erschießt. So wie Julian.«

Ich schwieg. Die Risiken und Gefahren, denen ich während

meiner Dienstreisen ausgesetzt gewesen war, waren mir nie wie eine ernsthafte Bedrohung vorgekommen, und ich hatte sie vor meiner Familie immer heruntergespielt. Unser Team hatte gelernt, mit Extremsituationen gelassen umzugehen und sie als Teil unseres faszinierenden Arbeitsumfeldes zu betrachten.

»Auch wenn ich bei der Aufführung nicht dabei sein konnte, ich bin trotzdem wahnsinnig stolz auf dich gewesen und auf das, was du geleistet hast«, wandte ich ein.

»Damals hat es sich nicht so angefühlt«, erwiderte Elsa.

Ich ballte meine Hände, die einfach nicht wärmer werden wollten, zu Fäusten. Mich irritierte diese alte Geschichte. Es war so lange her. »Warum denkst du immer noch daran?«, fragte ich, ohne meine Erregung zu zeigen. »Und nicht an die vielen anderen Male, an denen ich dich trotz Jetlag und wichtiger Termine zur Schule oder zum Ballett gebracht habe?«

Elsa zog die Augenbrauen hoch. »Weil diese Aufführung viel wichtiger für mich war als ein unbedeutender Morgen, an dem du mich auf dem Weg zum Büro irgendwo abgesetzt hast.«

Wie verschieden unsere Erinnerungsfilter doch waren.

»Ich wäre damals gern gekommen, das musst du mir glauben«, verteidigte ich mich. »Aber es ging leider nicht.«

Elsa nickte resigniert. Erst dann wurde mir bewusst, dass das genau die Sätze waren, die sie als Kind wieder und wieder zu hören bekommen hatte. *Mama möchte gern, kann aber nicht.* Wie oft hatten Ralph und ich das wiederholt, wenn ich vom einen auf den anderen Tag aufbrechen musste oder meine Rückreise sich um mehrere Wochen verzögerte. Eine Erklärung so leer wie eine vorgedruckte Grußkarte.

»Tut mir leid, das ist mir gerade so herausgerutscht«, schob ich schnell hinterher. Trotz meiner zusätzlichen Schicht Kleidung kam es mir so vor, als würde die Temperatur im Raum plötzlich sinken. Ich erhob mich, ging zur Balkontür und öffnete sie, um die Sonne hereinzulassen.

Wieso war es mir nicht gelungen, Elsa zu zeigen, wie viel sie mir bedeutete? Der Gedanke betrübte mich. Es ihr oft und gern zu sagen, war wohl leider nicht genug gewesen. Auch meine Versuche, ihr nach den langen Reisen wieder näherzukommen, hatten die verpasste Zeit nicht ersetzen können.

Ich drehte mich zu ihr und betrachtete sie. Sie hatte die Beine ausgestreckt, ihr linker Arm hing schlaff auf der Lehne.

Mein Leben lang hatte ich geglaubt, alles für sie getan zu haben, was in meiner Macht stand. Und mehr. In Amman, als Julian bereit gewesen war, sein Leben für mich aufzugeben, hatte ich mich gegen ihn und für Elsa entschieden.

Dabei hätte alles viel einfacher und besser sein können. Mit Offenheit und Ehrlichkeit wären die größten Probleme und Missverständnisse zu verhindern gewesen.

»Verzeih mir«, flüsterte ich, ging zum Sofa zurück und setzte mich. »Verzeih mir, Elsa.« Ich zog ihre Hand, die immer noch leicht zitterte, sanft aus ihrer Hosentasche und legte sie in meine.

Elsa sah mich halb erstaunt, halb zweifelnd an.

Ich fasste mir ein Herz. »Du hast vollkommen recht. Ich habe Fehler gemacht. Viele Fehler. Unnötige Fehler. Aus Angst, dich zu verlieren, bin ich in einer Ehe geblieben, die nicht erfüllend war, und habe dir Dinge verschwiegen, die du hättest wissen müssen.« Tränen traten mir in die Augen. Ich hielt sie nicht zurück. »Ich kann verstehen, dass du dich immer weiter von mir distanziert hast. Meine Depression nach Julians Tod muss furchtbar für euch gewesen sein. Ich schäme mich zutiefst. Vor allem dafür, dass du das mit den Tabletten mitbekommen hast.« Ich holte Luft. Jetzt würde ich ihr auch dieses Detail sagen. Sie sollte alles wissen. »Es hat lange gedauert, bis ich davon wieder runtergekommen bin. Bis auf die Schlaftabletten – die nehme ich heute noch. Aber nur eine. Ohne die geht es einfach nicht.«

Ein Anflug von Enttäuschung zeichnete sich auf Elsas Gesicht ab. Oder bildete ich mir das nur ein, weil ich mich im Nachhinein dafür schämte?

Doch dann hellte sich ihre Miene wieder auf. »Es ist gut«, meinte sie versöhnlich. »Julians Tod muss entsetzlich für dich gewesen sein. Und um ein Haar hätte der Schütze auch dich erwischt. Kein Wunder, dass du danach den Boden unter den Füßen verloren hast.«

Dankbar drückte ich ihre Hand.

»Aber damals wusste ich ja nichts von alledem«, nahm sie den Faden wieder auf. »Dich so teilnahmslos und traurig im Bett liegen zu sehen, das war einfach schrecklich.«

Die Tränen rannen mir über die Wangen. »Mein Schweigen hat so viel kaputt gemacht«, brachte ich mit brüchiger Stimme hervor. »Wenn ich in der Lage gewesen wäre, zu meiner Beziehung zu Julian zu stehen, wäre alles ganz anders gekommen. Vielleicht hättest du mich verstanden. Vielleicht wärst du sogar mit mir gegangen.«

»Vielleicht«, wiederholte Elsa vage.

»Ich kann die Zeit nicht zurückdrehen«, fuhr ich stockend fort. »Aber eins musst du mir glauben, Elsa. Nichts auf dieser Welt ist so fest und sicher wie dein Platz in meinem Herzen. Und das wird auch immer so bleiben.«

Sie wandte mir ihr Gesicht zu. »Danke, Mama.«

Ein heißes Glücksgefühl durchfuhr mich. *Mama.* Das hatte sie seit einer Ewigkeit nicht mehr gesagt. Am Schimmern ihrer Augen erkannte ich, wie gerührt sie war. Ihre Hand hatte aufgehört zu zittern.

Eine Weile saßen wir still nebeneinander und hingen unseren Gedanken nach. Mein »Verzeih mir« und Elsas leises »Danke, Mama« klangen in mir nach wie die letzten Takte einer großen Symphonie. Worte, auf die wir unser halbes Leben gewartet hatten.

»Endlich habt ihr euch getraut«, wisperte Toni zufrieden. »Ich bin stolz auf euch.«

Elsa richtete sich auf und streckte den Rücken durch. »Jetzt brauche ich dringend einen Kaffee«, sagte sie. »Und zwar einen richtig guten.«

Ich stand sofort auf. »Ich koche dir einen.« Schon war ich auf dem Weg ins Esszimmer. Die kurze Pause kam mir gelegen, um mich wieder zu sammeln.

Während sich das Wasser im Kocher rauschend erhitzte und ich löffelweise Kaffeepulver in den Filter schaufelte, fragte ich mich, was wohl gerade in Elsas Kopf vorging. Würden ihre alten Wunden endlich heilen können? Würde sie bleiben?

Kurze Zeit später saß ich wieder neben ihr auf dem Sofa und reichte ihr den Kaffee. »Hoffentlich ist er nicht zu stark geworden.«

Sie trank in großen Schlucken und schloss genüsslich die Augen. »Genau richtig.«

Nachdem sie die Tasse geleert hatte, sah sie mich an und lächelte. Es war ein Lächeln, das die Kraft hatte, eine Brücke über unsere schwierige Vergangenheit zu schlagen.

Die Mischung aus Angst, Nervosität und Kälte, die mir seit Stunden in den Knochen steckte, löste sich langsam auf. Da, wo jahrelang die Kugel des Schweigens gedrückt hatte, spürte ich nun einen warmen, noch wunden Hohlraum. Ich würde ihn mit Liebe und Nähe füllen. Mit Offenheit und Vertrauen. Endlich hatte der Neuanfang mit Elsa, nach dem ich mich so lange gesehnt hatte, eine echte Chance.

Eine wunderbare Wärme stieg in mir auf. »Komm her, mein Kind.« Ich schlang die Arme um sie und zog sie an mich. Etwas gewaltig Schönes und Friedliches spannte sich über uns. Etwas, das bleiben würde.

KAPITEL 13

Elsa, Sankt Goar 2023

Als ich wieder erwachte, schien die Sonne schräg auf mein Gesicht. Eine Haarsträhne kitzelte meine Nase. Benommen richtete ich mich auf und rieb mir die Augen. Dann zog ich mein Telefon unter der Decke hervor. Schon fünfzehn Uhr – ich hatte tatsächlich mehrere Stunden geschlafen.

Langsam setzte ich ein Bein nach dem anderen auf den Boden, wartete, bis der gewohnte Schwindel nachgelassen hatte, und betastete meine Stirn. Endlich wieder kühl.

Der Zettel, den ich in meiner nächtlichen Rage geschrieben hatte, lag zerknittert auf dem Nachttisch – da, wo Mama ihn heute früh nach dem Lesen hingelegt hatte. Ich zerknüllte ihn und ließ ihn auf den Boden fallen. Nichts davon stimmte noch. Ich wollte nicht mehr weg, ich wollte bleiben. Meinen Koffer wieder auspacken. Noch ein wenig mehr von Mamas zarter, verletzlicher Seite spüren.

Ob wir je wieder so unverstellt und ehrlich miteinander umgehen können würden wie ganz früher, als das Leben noch keine Schatten zwischen uns geworfen hatte?

Ich erhob mich, zog meine Jeans an und ging nach oben ins Esszimmer.

Auf dem Tisch stand ein großer Glasbehälter mit Müsli, daneben eine Flasche Milch. Erst jetzt merkte ich, wie hungrig ich war. Ich schüttete mir etwas Müsli in eine Schale und goss von der Milch dazu.

»Elsa?«, rief Mama aus dem Wohnzimmer. »Ich bin hier.«

Mit der Schale in der Hand ging ich nach drüben. Sie saß in Tante Tonis Lesesessel, die Beine auf dem Hocker, und schaute aus der geöffneten Balkontür über den Rhein.

»Und? Konntest du schlafen?«, fragte sie, wandte sich mir zu und lächelte.

Noch gestern wäre mir diese Frage, das Lächeln, überfürsorglich, ja lästig vorgekommen. Ich hätte den Mund verzogen, wahrscheinlich gar nicht darauf geantwortet.

Doch die Welt war nicht mehr wie gestern – sie hatte sich um hundertachtzig Grad gedreht. Etwas Neues war im Entstehen. Und es lag an mir, es zuzulassen.

»Ja, bis eben«, sagte ich, pickte eine Haselnuss aus dem Müsli und steckte sie in den Mund. »Ich glaube, das war der beste Schlaf seit Wochen.«

Mama kreiste die Füße leicht hin und her. »Wie schön, den hattest du auch dringend nötig.«

Ich verrührte die Flocken mit der Milch, ließ mich auf dem Sofa nieder und begann zu essen. Es tat so gut, nicht mehr alleine in meinem Zimmer vor einem Tablett zu hocken, den Kopf voller Bitterkeit, sondern hier oben bei Mama. Zu fühlen, dass das Schwere, Anklagende zwischen uns Platz gemacht hatte für eine leise, erwartungsvolle Hoffnung. Aber auch etwas Vorsichtiges schwebte dabei mit, denn sie war noch da, diese unterschwellige Angst, ein falsches Wort, eine falsche Geste könnte gleich wieder einen Keil zwischen uns treiben.

»Ich habe vorhin mit Herrn Kuhn telefoniert, dem Heizungsmann, den Milosz mir empfohlen hat«, berichtete Mama. Etwas freudig Erregtes blitzte in ihren Augen auf. »Es gibt gute Nachrichten.«

»Positives von der Heizungsfront?«, gab ich kauend zurück. »Da bin ich aber gespannt.«

Sie stützte die Hände auf die Armlehnen und richtete sich

auf. »Stell dir vor – Herr Kuhn kennt Toni und dieses Haus. Kurz vor ihrem Tod war er sogar noch mal hier, um die Heizung zu warten.«

Ich ließ überrascht den Löffel sinken. »Und?«

»Milosz hat sich geirrt«, verkündete sie strahlend. »Der Kessel ist zwar schon über zwanzig Jahre alt, aber er funktioniert. Wir müssen ihn also vorerst nicht austauschen.«

»Fantastisch!«, rief ich aus. Dann musste ich wieder an Mamas Gespräch mit Milosz zurückdenken, an seine warnenden Worte, und schob die Augenbrauen zusammen. »Aber was ist mit dem neuen Heizungsgesetz, von dem Milosz geredet hat?« Ich spürte, wie ich errötete – jetzt hatte ich verraten, dass ich die Unterhaltung heimlich belauscht hatte.

Doch Mama ging nicht darauf ein. Sie war wohl in Gedanken noch völlig mit ihrem Telefonat beschäftigt. »Herr Kuhn hat mir alles genau erklärt«, sagte sie und strich sich energisch übers Haar. »Solange die Heizung intakt ist, brauchen wir nichts zu unternehmen. Und wenn sie in zwei, drei Jahren dann doch ersetzt werden muss, gibt es eine Reihe von Alternativen, die wesentlich günstiger sind als eine Wärmepumpe.«

»Prima, dann hast du ja jetzt genug Zeit, dich in Ruhe um deine neue Küche und das Bad zu kümmern«, sagte ich und aß weiter.

Eine Weile war nur das Klappern meines Löffels zu hören. Erst dann begriff ich, dass ich mit meiner Bemerkung, ohne es zu wollen, das Gespräch wieder auf die leidige Renovierung gelenkt hatte. Die Erinnerungen, wie sehr ich Mamas Sanierungspläne in den letzten Wochen kritisiert hatte, hingen nun im Raum wie ein fahler Geruch. Sofort flammte meine Angst von eben wieder auf, meine unachtsame Bemerkung könnte sich zwischen uns schieben.

Ich wollte mich nicht mehr streiten. Das Haus gehörte ihr, sie wohnte jetzt darin – ob mir das gefiel oder nicht.

»Tut mir leid«, versuchte ich die Atmosphäre aufzulockern, während ich die letzten Flocken aus der Schale schabte. »Das war überhaupt nicht sarkastisch gemeint. Ich verstehe, dass du eine moderne Küche brauchst.« Ich wagte mich einen Schritt weiter. »Und Tonis Sachen ... die Möbel, die du nicht behalten möchtest, könnte ich irgendwo einlagern. Bis ich einen neuen Platz für sie gefunden habe.«

Mama schürzte nachdenklich die Lippen. »Weißt du was?«, sagte sie schließlich und sah mich liebevoll an. »Ab jetzt entscheiden wir gemeinsam, wie es hier weitergehen soll. Das soll *unser* Haus werden.«

In meinem Magen begann es, angenehm zu flattern. »Aber ...« Verlegen brach ich ab.

»Dieser Ort ist ein Stück Heimat für uns beide«, sagte sie. »Und das soll auch so bleiben.« Ihre Augenlider zuckten leicht. »Ich möchte, dass du dich hier wohlfühlst. Und mich so oft besuchen kommst, wie du magst.«

Mein Herz ging auf. »Eigentlich habe ich nur eine Bitte«, begann ich und umfasste die Müslischale mit beiden Händen.

»Tonis alter Herd?«, erriet Mama meine Gedanken und zwinkerte mir verschmitzt zu. »Der wird morgen früh wieder angeschlossen. Milosz und Andrei übernehmen das. Habe schon mit ihnen gesprochen.«

Meine Augen weiteten sich. »Wirklich?«

Sie nickte. »Der Herd gehört genauso zu diesem Haus wie der alte Flieder im Vorgarten. Es wäre eine Schande gewesen, ihn zu entsorgen.« Ein weicher Zug legte sich um ihre Mundwinkel. »Gott sei Dank hast du mich davon abgehalten.«

Ich grinste. »Ist gar nicht so leicht gewesen.«

Sie hob die Schultern. »Von irgendwem musst du deine Dickköpfigkeit ja herhaben.«

Wir lachten erlöst, dann lenkte Mama ihren Blick wieder nach draußen. »Sieh mal, wie hell Burg Katz gerade in der

Nachmittagssonne leuchtet.« Sie zeigte über den Fluss. »Fast schon silbern.«

Meine Augen folgten ihrem ausgestreckten Finger. »O ja«, gab ich zurück, während ich die leere Schale auf dem Tisch abstellte, »sogar der Hauptturm strahlt heute richtig. Sonst sieht er immer so bedrohlich schwarz aus.«

»Weißt du noch, Tonis Burg-Katz-Geschichten?«, fragte sie. »Die klugen Mägde, die die furchtlosen Ritter ausgetrickst haben?«

»Wie könnte ich die vergessen.«

»Ohne die bin ich früher nicht ins Bett gegangen«, erinnerte sie sich.

Ich musste kichern. »Ich auch nicht. Aber da wusste ich noch nicht, dass die Burg einem Japaner gehört, der sie für einen Spottpreis erworben hat und dann nicht mehr genug Geld aufbringen konnte, um sie in sein groß angekündigtes Hotel zu verwandeln.«

»Gott sei Dank«, erwiderte Mama schmunzelnd, »sonst würden wir jetzt vielleicht auf ein Fünf-Sterne-Resort schauen.«

»Da hast du allerdings recht«, pflichtete ich ihr bei. Der herzhaft frische Geruch von gemähtem Gras drang über den Balkon zu uns herein.

»Hast du Lust auf einen kleinen Spaziergang?«, fragte ich spontan, angeregt von dem Duft. »Bei dem schönen Wetter zieht es mich geradezu nach draußen.«

Sie sah mich verwundert an. »Ein Spaziergang? Gerne.«

Ich deutete mit dem Kopf in Richtung Rhein. »Da wir gerade von Tonis Lieblingsburg sprechen. Was hältst du davon, wenn wir mit der Fähre nach Sankt Goarshausen übersetzen und von dort zur Burg Katz hochlaufen? Es gibt einen kleinen Pfad durch den Wald bis in die Nähe der Burg. Besichtigen kann man sie ja leider nicht.«

Mama krauste die Stirn. »Den ganzen Berg hoch? Traust du dir das denn zu?«

»Natürlich«, sagte ich und nickte bekräftigend. »Mein Mittagsschlaf hat Wunder gewirkt. Außerdem dauert der Weg nicht länger als zwanzig Minuten. Und die Aussicht auf Sankt Goar ist grandios.«

»Du kennst dich aus«, staunte sie, »hat Toni dir diesen Weg gezeigt?«

»Ja. Als sie noch gut zu Fuß war, sind wir manchmal zusammen dort hingelaufen. An klaren Tagen, so wie heute, kann man sogar unser Haus sehen.«

Mama schob das Kinn vor. »Soso, und mir hat sie diesen Traumblick ihr ganzes Leben lang vorenthalten«, sagte sie gespielt eifersüchtig. Dann lächelte sie. »Spaß beiseite, ich freue mich, dass ihr beiden eure eigenen kleinen Rituale hattet. Wenn sie mir früher eine schöne Aussicht zeigen wollte, musste das immer von der Krone irgendeines hohen Baumes sein.« Sie blickte auf ihre Hände. »Du glaubst nicht, was für Risse und Blasen ich jedes Mal hatte, wenn ich bei ihr in den Ferien war. Unserer Toni hat die Kletterei natürlich nichts ausgemacht.«

»Da war sie ja auch noch ein ganzes Stück jünger«, entgegnete ich lachend und trommelte ungeduldig mit den Fingerspitzen auf den Tisch. »Also, was ist jetzt mit dem Spaziergang?«

Mama klatschte in die Hände und stand auf. »Nichts wie los.«

Eine Stunde später liefen wir auf dem schmalen Feldweg, der sich hoch über dem Rhein zwischen Laubbäumen parallel zur Autostraße den Berg hinaufschlängelte, in Richtung Burg Katz.

An manchen Stellen, wo das Blattwerk nicht so dicht war, blitzte das Flusstal vor uns auf. Still. Erhaben. Eine stetige Erinnerung daran, dass es etwas Größeres gab als die Probleme und Ängste, die wir mit uns herumschleppten.

Langsam gingen Mama und ich nebeneinanderher. Hin und wieder blieb sie einen Moment stehen, strich sich die Haare aus dem Gesicht und murmelte so etwas wie »Ich war auch schon mal fitter«.

Ich war mir sicher, dass sie das nur aus Rücksicht auf mich tat. Weil sie glaubte, ich wäre zu stolz, mir trotz Burnout eine kleine Verschnaufpause zu gönnen. Aber vielleicht auch deshalb, um auf keinen Fall den Eindruck zu erwecken, sie würde mich bemuttern. Weil sie wusste, dass Fragen wie »Na, kannst du noch?« überhaupt nicht gut bei mir ankamen. Und dafür war ich ihr dankbar. Denn dieser strahlende Spätsommertag, der Tag, an dem Mama es geschafft hatte, ihre alten Narben zu öffnen, ohne uns dabei erneut zu verletzen, sollte durch nichts getrübt werden.

Wir lächelten befangen, dann gingen wir weiter bis zur nächsten Lichtung.

Jedes Mal, wenn ich das Wasser unter uns erblickte, machte mein Herz vor Freude einen Satz. Bei jedem weiteren Höhenmeter, den wir erklommen, fühlte ich mich freier, leichter. Es war, als hätte ich all das, was mich so lange gebremst und bedrückt hatte, in der kleinen Fähre, die uns am Ufer von Sankt Goarshausen abgesetzt hatte, zurückgelassen.

»Schau, da vorne ist die Bank«, sagte ich und zeigte auf einen schwarzen Punkt etwas weiter oben, da, wo der Weg zu enden schien.

Mama kniff die Augen zusammen. »Gar nicht mehr weit, höchstens zehn Minuten«, bemerkte sie erleichtert.

»Das schaffst du noch, oder?«, gab ich mit einem ironischen Unterton zurück und knuffte sie in die Seite. Sie schaute mich verunsichert an, als könnte sie nicht genau sagen, ob ich das ernst gemeint hatte oder nicht. Dann grinste sie. »Gerade so.«

Kurze Zeit später hatten wir unser Ziel erreicht. Die Bank stand mitten in der Sonne, auf einem breiten, unbewachsenen Felsvorsprung, von dem man einen atemberaubenden Blick über Sankt Goar, Burg Rheinfels und das Loreleytal hatte.

»Wow«, flüsterte Mama und klang dabei fast wieder wie die New Yorkerin, die sie nicht mehr war. »Sollte ich die Entscheidung, nach Sankt Goar zu ziehen, jemals bereuen, werde ich hierherkommen.«

Voller Ehrfurcht setzten wir uns und nahmen die Weite und Romantik dieser Gegend in uns auf. Die Sonne schien warm, aber nicht mehr heiß auf unsere Köpfe, es roch nach trockenem Laub und Erde.

Die Vögel hatten ihren Gesang unterbrochen, und eine andächtige, beinahe schwerelose Stille senkte sich über die Bank. So wie früher, als ich noch mit Toni hier verweilt hatte.

Ich legte die Hand über die Augen und suchte nach ihrem Haus, einem winzigen Viereck auf der anderen Rheinseite, das nun endlich wieder zu dem Ort werden würde, der in meinem Herzen wohnte.

Schade, dass ich nie mit Niklas hierhergekommen war, dachte ich mit einem Anflug von Reue, während mein Blick über das Tal glitt. Wir hatten so oft darüber gesprochen, es aber nie geschafft, den Plan in die Tat umzusetzen. Wie so viele andere Dinge, die unsere Beziehung vielleicht vor dem endgültigen Bruch hätten retten können.

Meine Gedanken schweiften zu unserem Telefonat von neulich zurück. Ich dachte an seine Frage, wann ich nach Den Haag zurückkehren würde. Daran, wie er gesagt hatte, ich hätte dort außer dem Scheveninger Riesenrad nichts verpasst. An sein »Und mich natürlich«, das er etwas leiser hinzugefügt hatte, mehr genuschelt als gesprochen.

Seit Tagen gingen mir diese drei Worte nicht mehr aus dem Kopf. Mit einem kurzen Auflachen hatte er versucht, sie als

Witz zu kaschieren. Doch die traurig schöne Wahrheit, die sich dahinter verbarg, ließ sich nicht zurücknehmen. Er fehlte mir auch.

Eine abgrundtiefe Wehmut erfasste mich und spülte mich mit sich fort, wie ein reißender Strudel. Meine Kehle schnürte sich zu, die Rheinlandschaft verschwamm vor meinen Augen. Und dann brach der ganze aufgestaute Schmerz aus mir heraus. Der Schmerz, den ich seit Monaten genauso unterdrückte wie die Schwächeanfälle meines Körpers.

»Elsa, was ist mit dir?«, fragte Mama erschrocken.

Ich wollte es ihr nicht länger verheimlichen. »Ich hatte eine Totgeburt«, stieß ich hervor, schlug die Hände vor das Gesicht und brach in Tränen aus. »In der vierundzwanzigsten Woche.«

»Du warst schwanger?«, fragte sie tonlos.

Ich drückte das Gesicht tiefer in meine Handflächen. »Niklas und ich … wir hatten schon nach einem kleinen Haus gesucht«, brachte ich schluchzend hervor. »Wir wollten dieses Kind unbedingt haben.«

Meine Knie fingen an zu schlottern. Ich presste sie aneinander. »Aber dann hat sein kleines Herz einfach aufgehört zu schlagen. Einfach so.«

»Mein Mädchen«, rief sie, »mein armes Mädchen.« Sie legte den Arm um meine Schulter, und ich ließ meinen Tränen und dem Kummer freien Lauf. Weinte um mein verlorenes Baby, meine verlorene Liebe und die verlorenen Jahre mit Mama. Während sie leise auf mich einredete, hielt sie mich, und das Einzige, was ich mir in diesem Moment wünschte, war, sie würde mich nie mehr loslassen.

Es dauerte eine ganze Weile, bis ich mich wieder gefasst hatte. Als die Tränen allmählich versiegten, richtete ich mich auf und kramte in meiner Jeanstasche nach einem Taschentuch. Doch da war keins. Denn das hatte ja immer Niklas für mich dabeigehabt. Sofort schossen mir erneut die Tränen in die Augen. Krampfhaft schluckte ich sie hinunter, ich wollte nicht schon wieder weinen.

Da zog Mama ein Papiertuch aus ihrer Tasche und reichte es mir. Dankbar griff ich danach und trocknete mir das Gesicht.

»Wann ist das passiert?«, fragte sie.

Ich stupste die Schuhspitze in den Boden und malte kleine Striche in den Staub. »Vor sechs Monaten ... Hat mein Leben in Stücke gesprengt. Danach ging es bergab – mit meiner Gesundheit und mit Niklas.«

»Sechs Monate erst?« Ihre Stirn legte sich in mitfühlende Falten. »Kein Wunder, dass du noch darunter leidest. So etwas braucht Zeit. Viel Zeit.« Sie schluckte. »Und Niklas? Wie ist er mit eurer Trauer umgegangen?«

»Es war natürlich hart, hat ihn aber nicht so umgehauen wie mich«, sagte ich und schnäuzte mich. »Er hat sich rührend um mich gekümmert. Und war der Ansicht, wir kämen schneller darüber hinweg, wenn wir es gleich wieder probieren. Aber ich konnte nicht einfach so weitermachen wie zuvor.«

Ich knetete das feuchte Taschentuch. »Um mich abzulenken habe ich mich in die Arbeit geflüchtet. Bin bis spätabends im Büro geblieben, auch am Wochenende. Mein Schlafmangel wurde chronisch, meine Laune unberechenbar und jeder Tag zu einem einzigen Kampf. Irgendwann war die ganze Situation so unerträglich, dass ich mich von Niklas getrennt habe.«

»Ich wünschte, ich wäre für dich da gewesen«, flüsterte Mama. Sie nahm mir das Taschentuch aus der Hand und schob ihre Finger in meine. Das Gefühl ihrer warmen Haut war ungewohnt. Schön. Und versetzte mich einen Augenblick lang in jene längst vergangene Zeit zurück, als ihre Hand mir noch Schutz und Sicherheit gegeben hatte. Auf dem Weg zur Schule. Beim Überqueren einer Straße.

»Auch wenn das jetzt kein Trost für dich ist«, sagte sie, »aber du bist noch so jung. Du hast noch ganz viel Zeit, um wieder schwanger zu werden. Mindestens zehn Jahre. Zuerst musst du wieder richtig gesund werden. Bitte gib nicht auf, ja?«

»Ich werde es versuchen«, antwortete ich ohne jegliche Überzeugung. Denn wie mein Leben in zwei, drei oder fünf Jahren aussehen würde, das konnte ich mir im Moment beim besten Willen nicht vorstellen.

Eine Weile saßen wir still nebeneinander, Hand in Hand, und blickten über das Tal.

»Hast du es Dad erzählt?«, fragte Mama.

Ein nagender Zwiespalt regte sich in mir. Ich wollte sie nicht anschwindeln, aber ihr zu sagen, dass sie die Einzige gewesen war, die nichts von meiner Schwangerschaft und deren tragischem Ende gewusst hatte, brachte ich nicht übers Herz.

Nach einem Moment qualvoller Stille drückte sie meine Hand. »Dumme Frage, natürlich hast du es ihm erzählt. Er ist immer für dich da gewesen und hat dir trotz der weiten Entfernung bestimmt auch in dieser schwierigen Zeit beigestanden.«

»Ich konnte es dir nicht sagen«, versuchte ich meine Zerrissenheit von damals in Worte zu fassen, während ich einem langen schmalen Frachtschiff nachsah, das sich flussaufwärts bewegte. »Wir hatten uns zu weit voneinander entfernt.«

Mama seufzte. »Ich weiß.« Sie sah mich von der Seite an. »Glaubst du …« Sie unterbrach sich kurz, als suchte sie nach den passenden Worten. »Meinst du, dass es zwischen uns eines Tages wieder so werden kann wie früher?« Sie scharrte nervös mit dem Fuß auf dem Boden herum. »Dass ich es schaffe, dein Vertrauen zurückzugewinnen?«

Ich drehte den Kopf zu ihr und lächelte. »Ich glaube, das hast du schon«, murmelte ich. Dann zog ich sie an mich.

Und während Mama den Kopf an meine Schulter schmiegte, wanderte mein Blick wieder über den Fluss nach Sankt Goar. Zu unserem Haus am Rhein.

Ein Schwarm Vögel flog kreischend über uns hinweg. Der Sommer war fast vorbei, schon bald würden sie gen Süden ziehen. Und ich zurück in den Norden. Aber ich würde wiederkommen. Oft und bald.

Mama löste sich von mir und räusperte sich. »Darf ich dich etwas fragen?«

Ich nickte.

»Liebst du Niklas noch?«

Liebe – welch ein wuchtiges Wort. Mein Blick heftete sich auf den spitzen Turm der Stiftskirche. Die Sonne schien jetzt warm in unsere Rücken, und die Hügel warfen schon erste Schatten über den Rhein. »Ich ... ich vermisse ihn.«

»Könntest du dir denn vorstellen, noch einmal von vorne mit ihm anzufangen?«

Ich hob die Schultern. »Schwer zu sagen. Es ist so viel passiert.« Der bloße Gedanke, Niklas darauf anzusprechen, ließ mich vor Scham erröten. »Ich glaube nicht, dass er sich noch mal auf mich einlassen würde.«

Mama legte den Kopf schief. »Da wäre ich mir nicht so sicher.«

»Du kennst ihn doch gar nicht«, entgegnete ich und verschränkte die Finger ineinander.

»Stimmt.« Sie hob die Augenbrauen und lächelte. »Aber wir haben gestern miteinander telefoniert. Er hat mich angerufen.«

Ich sah sie verwirrt an. »Dich? Wieso das denn?«

»Er macht sich Sorgen, weil du ihm nicht zurückgeschrieben hast.«

Ich verstand immer noch nicht. »Und woher hat er deine Nummer?«

»Na, von Dad natürlich.«

Niklas' Anteilnahme und seine Bemühungen, herauszufinden, wie es mir ging, sandten warme Ströme durch meinen Körper. Doch dann drängte sich mir sofort ein anderer Gedanke auf und erstickte die aufkeimende Freude. »Wahrscheinlich hat er das nur aus einer alten Verbundenheit heraus getan«, brummte ich. »Weil er sich mir irgendwie noch verpflichtet fühlt.«

»Sei nicht so negativ«, meinte Mama und kniff mir in den Arm. »Er möchte dich besuchen kommen. Hier in Sankt Goar.«

In meinem Kopf wurde es heiß. »Mich besuchen? Hier?«

Ihr Lächeln verwandelte sich in ein Grinsen. »Also, wenn du mich fragst, wie pures Pflichtgefühl hört sich das nicht an. Ich habe den Eindruck, er vermisst dich genauso sehr wie du ihn.«

Ich griff mir mit beiden Händen ins Haar und schüttelte den Kopf. »Er kann doch nicht einfach ...« Meine Gedanken überschlugen sich. »Du hast ihm hoffentlich gesagt, dass das nicht geht.«

»Ich habe ihm noch gar nichts gesagt«, erwiderte sie weich, »nur, dass ich mit dir darüber reden werde.«

»Aber ... ich weiß doch gar nicht ...«, stammelte ich völlig überfordert. Niklas zu vermissen, war eine Sache. Ihn hierherkommen zu lassen eine ganz andere.

»Lade ihn ein, finde es heraus«, redete Mama mir zu. »Und warte nicht zu lange, so wie ich.« Sie strich mir über den Kopf. »Wir haben nur ein Leben. Nur eine Chance, das Beste daraus zu machen.«

Während ich über ihre Worte nachdachte, glätteten sich die Wogen in mir langsam wieder. Ich stellte mir vor, wie es wäre, mit Niklas auf dieser Bank zu sitzen. Mit ihm in Bacharach Stroopwaffeln zu essen. Und dabei in seinen Gesten, Blicken und Worten Stück für Stück den Menschen wiederzuerkennen, in den ich mich einmal Hals über Kopf verliebt hatte.

Neue Zuversicht spannte sich in mir auf, getragen von einer wachsenden Gewissheit, dass mein Leben endlich wieder im Fluss war.

Ich sah Mama entschlossen an. »Heute Abend rufe ich ihn an.«

Johanna, Sankt Goar 2023

»Apfelpfannkuchen«, stieß Elsa hervor, als ich am nächsten Morgen mit zwei Tassen Kaffee ihr Zimmer betrat. »Kannst du mir einen Apfelpfannkuchen backen? So wie früher, nach Tante Tonis Rezept?« Sie saß mit zusammengebundenen Haaren auf der Bettkante und sah mich erwartungsvoll an. »Ich habe einen Riesenhunger.«

»Natürlich«, gab ich beschwingt zurück, reichte ihr eine Tasse und setzte mich auf die Bettkante.

Elsa fasste sich an die Stirn. »Ach, wir haben ja nur die Camping-Kochplatte. Die ist bestimmt zu klein für eine Pfanne.«

»Die Campingplatte brauchen wir nicht mehr«, verkündete ich, »Tonis Herd steht jetzt nämlich wieder an seinem alten Platz.«

Sie sah mich verwundert an. »Wie denn das?«

»Milosz und Andrei waren schon hier heute, ganz früh, noch bevor sie nach Boppard zu ihrer neuen Baustelle gefahren sind.«

»Aber ich habe überhaupt nichts gehört.«

»Schau selbst nach«, sagte ich lachend.

Sie strahlte. Dann schüttete sie den Kaffee in sich hinein, als handelte es sich um warmes Wasser.

»Äpfel und Mehl habe ich da«, überlegte ich laut und trank einen Schluck. »Die Eier sollten noch gut sein.«

»Worauf warten wir noch?«, rief sie und sprang auf. Sofort schlug sie die Hand über die Augen und setzte sich wieder. »Puh, das war ein wenig zu schnell. Mir ist ganz schwarz geworden.«

»Nur mit der Ruhe«, sagte ich und strich ihr über den Rücken. Elsa atmete ein paar Mal tief durch. »So, jetzt geht's wieder.«

Eine Viertelstunde später hatten wir den Esstisch gedeckt, und auf Tonis Herd brutzelte ein saftiger Pfannkuchen.

Ich griff nach dem Pfannenwender. »Das Geheimnis ist ...«

»... ein großzügiger Schuss Sprudelwasser«, beendete Elsa meinen Satz mit einem Kichern.

»Toni lässt grüßen«, sagte ich amüsiert und wünschte mir, sie wäre hier bei uns.

»Macht euch nur lustig über mich, ihr beiden«, hörte ich sie leise schelten, bevor der Klang ihrer Stimme wieder verflog.

Ich wendete den halb durchgebratenen Teig und ließ ihn zurück in die Pfanne fallen. Zischend spritzte das Fett auf den weißen Emaillerand.

Elsa starrte mit hungrigen Augen auf den Fladen, der unruhig in der schäumenden Butter schwamm und sich dabei langsam bräunlich färbte. Einen Moment lang war sie wieder meine Kleine, die mit halb geöffnetem Mund in unserer engen New Yorker Küche stand und es kaum erwarten konnte, sich ein Stück der knusprigen Masse in den Mund zu stecken.

Als die Ränder dunkelbraun und fest gebacken waren, schnitt ich den Eierkuchen in zwei Teile und legte sie auf unsere Teller.

Wir gingen ins Esszimmer zurück und setzten uns. »Zimt habe ich leider nicht«, sagte ich.

»Egal«, antwortete Elsa, streute großzügig Zucker über ihren Teller und begann mit einem Appetit zu essen, der mich beglückte. Fasziniert sah ich ihr zu.

»Hmmm«, machte sie. Ihre Augen leuchteten. »Genauso wie früher.« Sie zeigte auf meinen Teller. »Wenn du nicht gleich anfängst, esse ich deine Hälfte auch noch.«

»Kommt gar nicht in Frage«, entgegnete ich, obwohl ich

kaum Hunger hatte. Um Elsa nicht den Spaß zu verderben, spießte ich ein Stück Teig auf meine Gabel und aß es. Es schmeckte köstlich. Nach Tante Tonis tiefem Lachen, nach Lavendelsäckchen, Geschichten von Burg Katz und Ferien, die nie hätten vorübergehen sollen.

Während unbeschwertes Vogelgezwitscher durch das geöffnete Fenster drang und ich mir den Geschmack meiner Kindheitstage auf der Zunge zergehen ließ, wurde auch ich wieder für ein paar Augenblicke das Mädchen von damals. Die kleine Hanni, die neben Tante Toni in der Küche saß, barfuß und im Nachthemd, so wie Elsa jetzt neben mir, und mit verklärten Augen den ersten von vielen zimtsüßen Pfannkuchen verspeiste.

»Hast du Toni in den letzten Jahren eigentlich oft besucht?«, fragte ich. »Ich habe im Wohnzimmerregal das Carla-del-Ponte-Buch entdeckt, das du auch mir geschenkt hast. Zusammen mit einem Zeitungsartikel über den Akerele-Prozess.«

Elsa schüttete noch etwas Zucker über den Rest ihres Pfannkuchens. »Das Buch habe ich ihr geschickt, als ich den Job am Gerichtshof bekam. Toni war außer sich vor Freude, dass ich nach Den Haag gezogen bin. Endlich hatte sie eine von uns in ihrer Nähe. Ich musste ihr versprechen, sie oft zu besuchen. Und am Anfang habe ich das auch getan.«

Elsas Miene verdunkelte sich. Sie schob das letzte Stück Eierkuchen lustlos auf dem Teller herum, als sei ihr plötzlich der Appetit vergangen. »Aber dann wurde die Arbeit immer mehr«, sagte sie. Ihre Stimme klang hohl.

Sie stützte den Ellenbogen auf den Tisch und legte den Kopf in ihre Hand. »Und wie du weißt, bin ich nicht einmal bei Tonis Beerdigung dabei gewesen. Das war kurz nach der Totgeburt. Ich war innerlich komplett ausgebrannt.«

»Toni hätte das verstanden«, sagte ich leise. »Sie hat das Leben gefeiert, nicht den Tod. Mach dir keine Vorwürfe.«

Elsa schwieg und zog mit dem Finger buttrige Zuckerspuren auf ihrem Teller. »Ungefähr zwei Monate bevor sie gestorben ist, habe ich das letzte Mal mit ihr gesprochen«, sagte sie nach einer Weile. »Damals …« Sie stockte und kaute auf ihrer Lippe. Ich blickte sie gespannt an.

»Also, an jenem Tag sagte sie, sie wünsche sich nichts sehnlicher, als dass du und ich wieder zueinander finden.«

Eine leichte Melancholie stieg in mir auf. »Wenn sie uns beide jetzt sehen könnte … hier bei ihr.«

Elsa lächelte verzagt. »Vielleicht war das ja von Anfang an ihr Plan gewesen. Warum hätte sie sonst so ein Testament geschrieben?«

Ich nickte nachdenklich. »Das sähe ihr ähnlich.«

Wir schwiegen einen Moment, während die Erinnerungen an Toni im Raum nachschwangen.

Schließlich gab ich mir einen Ruck und stellte ihr die Frage, die mir schon lange auf der Zunge brannte. »Was hast du jetzt vor? Du bist ja noch eine Weile krankgeschrieben.«

Elsa spießte den letzten Bissen auf ihre Gabel. »Robert, mein Chef, hat mir geschrieben. Er hofft, dass ich in drei, vier Monaten wieder arbeiten kann und freut sich schon auf meine Rückkehr. Ich soll nach Bangui fliegen und eine wichtige Zeugin vernehmen, die sich weigert, mit uns zu sprechen. Er glaubt, dass ich die Einzige im Team bin, die die Frau dazu bringen kann, eine offizielle Aussage zu machen.«

Ich runzelte die Stirn. »Und möchtest du das denn auch? Dich wieder diesem ganzen Stress aussetzen?«

»Auf jeden Fall«, versicherte sie. »Ich kann mir keinen schöneren Beruf vorstellen, auch wenn ich einige Dinge werde ändern müssen. Und bis dahin möchte ich eine Therapie machen. Zuerst habe ich mich dagegen gewehrt. Aber seit ich Silvia kenne, glaube ich, dass mir das wirklich helfen könnte. Sie kennt eine ganzheitliche Klinik hier in der Nähe, die sich auf Burnout-Patienten spezialisiert hat. Die werde ich mir nächste Woche anschauen, wenn Niklas da ist.«

Ich konnte mein Glück kaum fassen. »Elsa!«, rief ich freudestrahlend. »Das ist ja wunderbar. Dann können Silvia und ich dich am Wochenende besuchen.«

Sie nickte grinsend. »So schnell wirst du mich nicht wieder los.«

Sie steckte sich das letzte Stück in den Mund und schob den leeren Teller von sich.

Ein leichter Windhauch strich durchs Fenster. Ich richtete mich auf und schnupperte. »Es riecht nach Ernte.«

Elsa zog die Augenbrauen zusammen. »Ernte?«

Ich stand auf und trat ans Fenster. »Diese satte, süßliche Luft. Riechst du das nicht? Die Mirabellen sind reif.«

Wieder sah ich Toni vor mir, wie sie vor vielen Jahren genau hier an diesem Fenster gestanden hatte, die Hände in den Taschen ihres Morgenrocks vergraben, und genau dasselbe verkündete. Natürlich hatte sie den perfekten Reifegrad ihrer Früchte nicht wirklich gerochen. Aber mit ihrem theatralischen Schnüffeln war es ihr jeden Sommer gelungen, mich davon zu überzeugen, dass wir auf der Stelle mit dem Ernten beginnen mussten. Dann schlüpften wir in unsere Gartenschuhe, schnappten uns die Bastkörbe im Flur und marschierten im Stechschritt nach draußen.

»Für Toni und mich war die Ernte ein Fest«, erzählte ich, in Nostalgie schwelgend. »Wir holten die Leiter aus der Garage und kletterten auf die Obstbäume, bis ganz nach oben. Da, *wo die Luft nach Freiheit schmeckt*, wie sie oft gesagt hat. Dabei aßen wir so viele Früchte, dass wir Bauchschmerzen bekamen, und spuckten die Kerne um die Wette. Sie gewann immer.«

Bei dem Gedanken, wie viel Spaß ich dabei gehabt hatte, mich trotz Blasen und Rissen von Ast zu Ast zu hangeln, musste ich lächeln. »Abends half ich ihr dann in der Küche«, erinnerte ich mich. »Wir kochten gläserweise Marmelade ein und backten ein ganzes Blech Mirabellenkuchen, den wir am nächsten Tag mit einer großen Portion Sahne vertilgten.«

Von den lebhaften Bildern angetrieben, drehte ich mich zu Elsa. »Komm, lass uns ernten.«

Elsa lachte. »Zum Klettern fühle ich mich noch zu schwach. Aber ich schaue dir gerne dabei zu.«

»Keine Sorge, nach Klettern ist mir auch nicht zumute«, gab ich zurück. »An die unteren Früchte kommen wir auch so ran.« Ich sah mich nach einem von Tante Tonis Körben um, den ich zum Einkaufen benutzte, und erspähte ihn neben der Tür zum Flur. »Los!«, rief ich. »Das Wetter könnte nicht besser sein.«

Doch Elsa machte keine Anstalten aufzustehen.

»Was ist?«, fragte ich. »Ich stelle dir einen Gartenstuhl auf die Wiese, dann kannst du dich ausruhen, wenn dir das Stehen zu anstrengend wird.«

Elsa schüttelte den Kopf. »Bevor wir ernten können, müssen wir noch etwas anderes erledigen«, sagte sie, erhob sich und ging ins Wohnzimmer. Einen Augenblick später kam sie mit dem schwarzen Ordner zurück und legte ihn auf den Esstisch.

»Was willst du denn damit?«, fragte ich. »Noch einmal die alten Transkripte durchgehen?«

»Auf keinen Fall. Ich möchte, dass dieser Ordner aus unserem Leben verschwindet. Ein für alle Mal.« Sie schlug ihn auf und zerrte einen Packen Seiten aus den Stahlringen.

Ich erschrak. »Was soll das? Dein erster Fall. Willst du das nicht aufheben?«

Mit zackigen Bewegungen und einem Gesichtsausdruck, der zwischen Zorn und Schadenfreude hin und her schwankte, zerriss Elsa die herausgelösten Seiten. Dann zerriss sie sie ein weiteres Mal und noch einmal, bis sie nur noch kleine Schnipsel in der Hand hielt, die sie auf den Tisch rieseln ließ.

»Akerele und seine Männer haben immer nur zerstört«, stieß sie aus, während sie einen weiteren Stapel Seiten aus dem Ordner rupfte. »Das Leben Tausender unschuldiger Liberianer.« Ratsch, hatte sie das Papier entzweigerissen. »Deine große Liebe.« Ratsch. »Meine Beziehung zu dir.« Ratsch, ratsch, ratsch. Sie warf die Fetzen in die Höhe, lachte wild und dunkel. »Weg mit dir. Weg aus unserem Leben. Aus diesem Haus.«

Mit einem Mal sprang der Funke auf mich über. Ja, er musste fort, dieser Mann und sein Prozess. Jahrelang hatte ich diese Papiere gehortet. Den Tag von Julians Tod damit immer wieder heraufbeschworen. Genug.

Aus dem Funken wurde eine Flamme. Wie ein Lauffeuer erfasste mich Elsas Rage. Meine Starre löste sich. Mit einem Satz war ich am Tisch, zog eine Handvoll Papier aus den Ringen und zerriss sie. Wieder und wieder, bis die Schnipsel so klein waren, dass ich sie in die Luft werfen konnte. Es fühlte sich befreiend an.

»Weg mit dir«, echote ich vergnügt. Die Papierfetzen flogen über unsere Köpfe, bevor sie zu Boden glitten. Meine Finger streckten sich erneut nach dem Ordner. Wollten mehr Blätter fassen. Zerrten, rissen und warfen. Elsa schnalzte mit der Zunge, dann stürzte auch sie sich wieder auf die Akten.

»Weg«, jauchzten wir im Chor, während wir durch das Zimmer tanzten. »Weg mit dir.«

Als der gesamte Akerele-Prozess zerstückelt auf dem Boden lag, bückten wir uns, langten nach den Schnipseln und warfen sie abermals in die Höhe. Ließen sie uns gegenseitig über die Köpfe rieseln. Über Tisch und Stühle. Die Wörter »Verfahren«, »Opfer« und »Strafmaß« wirbelten an mir vorbei.

Schließlich nahm Elsa den leeren Ordner, klatschte ihn auf

das Parkett und trampelte darauf herum. Doch der dicke Plastikeinband war unnachgiebig, die Eisenringe stärker als die Kraft ihrer Beine.

»Wir werfen ihn in die Mülltonne«, rief ich und schnappte nach Luft. »Und die Schnipsel, die verbrennen wir im Garten.«

»Machen wir«, antwortete Elsa aufgedreht und versetzte dem Ordner einen letzten, kräftigen Tritt. Ihr Gesicht war rot angelaufen, die Haare hingen ihr strähnig im Gesicht.

Ich holte Tante Tonis Einkaufskorb. Wir lasen die Papierstücke vom Boden auf und füllten den Korb damit.

»Streichhölzer sind in der Esstischschublade«, rief ich ihr über die Schulter zu, ging die Treppe hinunter und hinaus in den Garten.

Ein ruhiger, sonniger Morgen empfing mich. Die Luft war noch feucht von den Nebelschwaden, die bei Tagesanbruch vom Rhein über uns hinwegzogen. Ich hielt mein Gesicht in die Sonne, genoss die warmen Strahlen auf der Haut und schnupperte. Duftete die Luft tatsächlich süßer als sonst, oder bildete ich mir das ein? Wer weiß, vielleicht hatte Toni die reifen Früchte damals ja doch gerochen.

Mit knirschenden Schritten ging ich über den Kiesweg hinter das Haus bis zur Obstwiese und lief durch das hohe Gras. Ein Windzug blies ein paar Schnipsel über die Wiese. Schnell sammelte ich sie wieder auf und warf sie in den Korb zurück.

Die Obstbäume bogen sich unter den überreifen Früchten. Pflaumen, Mirabellen und schon bald die ersten Äpfel. Wer sollte das alles ernten und essen? Wie hatte Tante Toni diese Fülle früher bewältigt?

Ich brauchte endlich einen Gärtner. Es gab noch so viel anderes zu tun, außer die Sturmschäden zu beseitigen. Die Hecken mussten geschnitten, das Gras gemäht, ein Stück Zaun repariert werden.

Ich stellte den Korb ab und schaute mich nach einer geeigneten Feuerstelle um.

Hinter mir näherten sich Schritte. Ich drehte mich um und sah, wie Elsa mit wehendem Haar auf mich zugelaufen kam. Sie trug meine alten Gartenschuhe und hatte sich einen dünnen Pulli über das Nachthemd gezogen.

»Und?«, fragte sie, als sie neben mir stand. »Wo sollen wir den Prozess verbrennen?«

Ich zeigte auf ein Stück Kiesweg unweit des Gatters. »Am besten dort«, meinte ich. »Da ist der Weg etwas breiter und die Flammen können nicht aufs Gras übergreifen.«

Ein paar Minuten später hockten wir im Kies, vor uns ein säuberlich aufgeschichteter Schnipselhaufen. »Du oder ich?«, fragte sie und schüttelte sich die Haare aus dem Gesicht.

»Wir beide natürlich«, entschied ich. Elsa nickte zustimmend. Sie zog ein Streichholz aus der Schachtel, reichte es mir und nahm sich ebenfalls eins. Wir entzündeten sie kurz nacheinander und steckten sie mit feierlicher Miene in den Haufen.

Eine helle Flamme loderte auf, wurde breiter, gelb und gierig, während sie sich knisternd durch das Papier fraß. Gebannt starrte ich auf das Feuer und sah zu, wie Vernehmungen, Behauptungen und Bekenntnisse mit rasender Geschwindigkeit verschlungen wurden. Ein paar Schnipsel stoben auf, tanzten in der Luft, bevor sie sich auflösten und zu Asche zerfielen. Ich fühlte mich leicht und unbesiegbar, als tanzte auch ich über der Asche.

Noch einmal leuchtete Julians Gesicht im Schein des Feuers hell und klar vor mir auf, noch einmal sah ich sein strohblondes Haar, spürte seinen zärtlichen Blick. Dann legte sich schwarzer Rauch über das Bild. Der Qualm wurde dichter, reizte meine Augen, bis sie tränten. Die letzten Tränen, die ich jemals wegen dieses Prozesses vergießen würde. Und die ersten, die keine Schmerzenstränen waren. Als ich wieder sehen konnte, war vom Akerele-Fall nur noch ein Häufchen Asche übrig.

»Alles okay?«, fragte Elsa.

»M-hm«, machte ich. Ein paar letzte Funken leuchteten auf, dann verglühten auch sie. Ein herrlicher innerer Friede erfasste mich. Und endlich begriff ich, wie es sich anfühlte, wirklich angekommen zu sein. In mir. Im Jetzt. Daheim.

Da trat Richard aus seinem Haus und auf die Terrasse, einen Becher in der Hand. Er stellte ihn auf seinem Gartentisch ab und winkte uns von Weitem zu. Ich hob die Hand und erwiderte seinen Gruß. Auch Elsa wedelte fröhlich mit dem Arm.

Meine Gedanken wanderten zu dem Abendessen bei ihm zurück, wie wir im Schein der Kerzen an jenem Tisch gesessen hatten. *Und dann kamst du*, hatte er gemurmelt. *Zum ersten Mal habe ich den alten Schmerz nicht mehr gespürt.* Mein Herz zog sich zusammen. Alles hätte so einfach sein können.

Das Gatter, das unsere Grundstücke voneinander trennte, stand immer noch weit offen. So, wie ich es neulich zurückgelassen hatte. *Mein Zeichen ...* Er schien es gar nicht bemerkt zu haben.

Richard blickte sich kurz um, lief aber nicht wie sonst auf mich zu, sondern machte sich an seinen Blumentöpfen zu schaffen. Bestimmt wollte er unsere traute Zweisamkeit nicht stören. Immerhin war es das erste Mal, dass Elsa und ich uns zusammen im Garten aufhielten.

»Weißt du, Elsa«, begann ich, »ich habe oft darüber nachgedacht, wie mein Leben mit Julian wohl ausgesehen hätte. Mit einem Mann, der nirgends lange war und niemals ganz. Ob ich mit ihm glücklich geworden wäre? Auch wenn wir uns in New York eine gemeinsame Wohnung gesucht hätten, wären wir weiter von einem Krieg zum nächsten gezogen – manchmal zum selben, manchmal nicht. Wir hätten uns weiterhin Gefahren ausgesetzt und sie stolz ignoriert, getrieben von der Illusion, etwas zu verändern.«

Elsa hob einen abgebrochenen Zweig auf und schob damit die Asche zusammen. »Genau das, wovon du jahrelang geträumt hast, oder?«

Ich zuckte mit den Achseln. »Ich weiß nicht. Ich glaube eher, dass mir dieses Vagabunden-Leben eines Tages zu viel geworden wäre. Dass ich mich mit dem richtigen Mann an meiner Seite nach einem dauerhaften Zusammensein gesehnt hätte. Nach einem ganz gewöhnlichen Alltag, so wie ich ihn mit Ralph hatte. Nach dem Leben, das Julian so verachtet hat.«

Ich sah zu Richard hinüber, dachte daran, wie sehr ich das Kleine, das Alltägliche mit ihm genoss – unsere Kaffeestunden auf dem Balkon, den Duft von Flieder, sogar das gemeinsame Studieren der Küchenkataloge – und zog die Luft ein. Beim Ausatmen wirbelte ich eine kleine Aschewolke auf. »Julian brauchte immer das Abenteuer, die Unbeständigkeit«, fuhr ich fort. »Jegliche Art von Routine engte ihn ein. Er hätte sich nicht festhalten lassen, auch nicht von mir. Aber die Schuld an seinem Tod ...« Ich glaubte, Asche auf meiner Zunge zu schmecken, und spuckte. »Ob ich die jemals loswerde ...«

Elsa warf den Zweig fort. »Jetzt hör mir mal gut zu, Mama«, sagte sie mit einer Bestimmtheit, die keine Widerrede duldete. »Du trägst keine Schuld an Julians Tod. Die Rebellen waren überall. Es hätte jeden treffen können.«

»Aber genau das ist es ja«, entgegnete ich. »Die Lage war äußerst gefährlich. Trotzdem habe ich darauf bestanden, ihn sofort treffen zu müssen.«

»Mama, du trägst keine Schuld«, wiederholte Elsa etwas lauter. »Julian hat dem Treffen zugestimmt. Davon abgesehen zählte das Mamba Point Hotel während des Krieges zu einem der sichersten Orte in ganz Liberia. Fast alle internationalen Journalisten und viele Diplomaten wohnten dort.«

Da war er wieder, ihr altbekannter Anwaltston, dessen Existenz ich in den letzten Tagen völlig vergessen hatte. Nur, dass er nun nicht mehr gegen mich gerichtet war.

»Ich weiß«, sagte ich leise und schaute erneut zu Richard hinüber. Er trug jetzt einen Schlauch in der Hand, ging damit durch seinen Garten und richtete den Wasserstrahl abwechselnd auf Büsche, Beete und Rosensträucher.

»Auch *du* solltest nicht länger in der Vergangenheit stecken bleiben«, fuhr Elsa fort. Sie nahm ein paar Kieselsteine und warf sie in die Asche.

»Ich versuche es«, erwiderte ich leise, »und jeden Tag wird es ein bisschen leichter.« Ich stand auf. »Darf ich Richard schon erzählen, dass du dich für eine Therapie entschieden hast?«

»Klar«, meinte Elsa.

Ich schritt durch das offene Gatter. Als er mich bemerkte, stellte er das Wasser ab, ließ den Schlauch ins Gras fallen und ging mir entgegen.

Unsere Blicke trafen sich, glitten ineinander. Seine Augen waren voller Wärme und Verständnis. Ich sah ein Leben, das nicht in einem weit entfernten, untergehenden Land stattfand, sondern hier, in meinem Haus am Rhein. Und ich sah eine Freundschaft, die keine Opfer und keine Entscheidungen verlangte, die einfach nur da war.

Nur noch wenige Meter trennten uns voneinander. Richard schnupperte. »Riechst du das? Diese süße Luft?«

Ich lächelte. »Die Mirabellen sind reif.«

Danksagung

Mein tief empfundener Dank geht an diejenigen, die mich beim Schreiben dieses Buches begleitet haben:

Benjamin Dürr, Autor, Völkerrechtler und Politikwissenschaftler – Niemand schreibt besser und spannender über den Internationalen Strafgerichtshof als du. Ohne dich hätte ich mich in dieser Organisation nicht zurecht gefunden.

Rema Jamous Imseis, UNHRC Representative to Canada – Thank you so much for your patience with all my questions about the UN and its operations. The importance of your work is recognized in my novel thanks to your support, which I greatly appreciate.

Henriette von Kaltenborn-Stachau, Weltbank-Repräsentantin in Libyen – Dein Leben und deine Arbeit in Krisengebieten sind immer eine Inspiration für mich gewesen. Wie schön, dass wir uns in Jerusalem begegnet sind und ich dich eine Zeit lang auf deinem Weg begleiten konnte.

Katharina Dittes, meine Lektorin beim Suhrkamp/Insel Verlag – Ich danke dir für die harmonische Zusammenarbeit. Es ist so schön und selten, wenn alles stimmt.

Eva Semitzidou, meine Agentin bei der Literarischen Agentur Gaeb & Eggers – Welch eine Freude, mit dir zu arbeiten. Danke für deine großartige Unterstützung.

Nina Hübner, meine »erste Leserin« – Ich habe so viel von dir gelernt. Danke für alles!